Iridologie 2

# Methodik, Phänomene, Erkrankungen

Willy Hauser • Josef Karl • Rudolf Stolz

Gerlingen, 2006

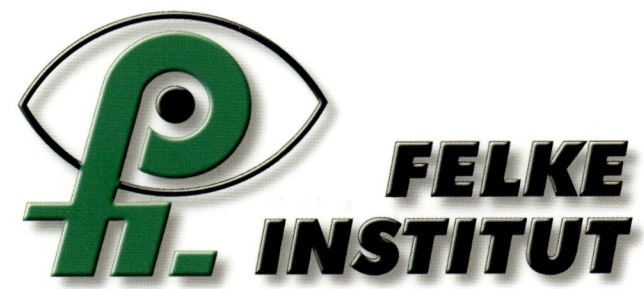

**ISBN 3-933422-05-1**

Copyright © 2006 Verlag Joachim Geiger, Postfach 10 05 62, D-70829 Gerlingen.
Alle Rechte vorbehalten. Hergestellt in Deutschland.

Kein Teil dieser Veröffentlichung darf ohne vorherige schriftliche Genehmigung auf irgendeine Art und Weise reproduziert, übersetzt, in elektronischen Medien oder fotomechanisch gespeichert oder übertragen werden.

Verlag, Herausgeber und Autoren sowie an dieser Veröffentlichung beteiligte Personen übernehmen weder eine juristische Verantwortung noch irgendeine Haftung für fehlerhafte Angaben, Ungenauigkeiten und deren Folgen.

Die gewerbliche Nutzung der in dieser Veröffentlichung gezeigten Modelle, Zeichnungen und Texte ist nicht zulässig.

Herausgeber, Idee, Gestaltung, Zeichnungen, Bildbearbeitung, Satz: Joachim Geiger.

www.felke-institut.de
info@felke-institut.de

Es gibt viel mehr Realitäten
als die Realisten ahnen.

Ludwig Marcuse

# Inhalt

**Vorwort** ........................................................................................................................................ 7

**1. Methodik und Möglichkeiten** (Willy Hauser) ........................................................................ 9
    1.1.   Konstitutionsdiagnostik .................................................................................................. 21
    1.2.   Mesenchymdiagnostik ................................................................................................... 30
    1.3.   Neurologische Diagnostik .............................................................................................. 39
        1.3.1.   Mydriasis ............................................................................................................ 40
        1.3.2.   Myosis ................................................................................................................ 42
        1.3.3.   Die partielle Abflachung .................................................................................... 44
    1.4.   Funktionsdiagnostik (Die Iriskrause in der Iridologie) .................................................... 46
        1.4.1.   Die Größenordnung als genetische Anlage ...................................................... 47
        1.4.2.   Die Struktur der Iriskrause ................................................................................. 52
        1.4.3.   Die Verlaufsform der Iriskrause ......................................................................... 58
        1.4.4.   Die Pigmentierung und farbliche Veränderung der Iriskrause .......................... 58
    1.5.   Organdiagnostik ............................................................................................................. 68
    1.6.   Stoffwechseldiagnostik .................................................................................................. 74
    1.7.   Genetische Regulationsdiagnostik ................................................................................ 76
    1.8.   Gefäßdiagnostik ............................................................................................................. 80

**2. Der Pupillarrand** (Josef Karl) ................................................................................................. 83
    2.1.   Vorbetrachtung .............................................................................................................. 84
    2.2.   Einteilung und Bilderfolge ............................................................................................. 85
    2.3.   Der vollständig oder teilweise verdickte Pupillenrand .................................................. 86
    2.4.   Der sogenannte Neurolappen ....................................................................................... 92
    2.5.   Der Asthenikerring ......................................................................................................... 95
    2.6.   Der unregelmäßige, partiell hypertrophe Pupillenrand ................................................. 98
    2.7.   Der total oder partiell abgebaute Pupillenrand ........................................................... 107

**3. Die Linsenphänomene** (Josef Karl) ..................................................................................... 113
    3.1.   Vorbetrachtung ............................................................................................................ 114
    3.2.   Die Katarakt ................................................................................................................. 120
    3.3.   Besondere Formen des Grauen Stars ........................................................................ 130

# Inhalt

**4. Erkrankungen** (Rudolf Stolz) .................................................................. **155**
    4.1. Das Pterygium ............................................................................. 157
    4.2. Dermoid ...................................................................................... 160
    4.3. Neuroepithel umgeschlagen ...................................................... 161
    4.4. Membrana pupillaris persistenz ................................................. 163
    4.5. Koch'sche Zeichen ...................................................................... 165
    4.6. Synechie ...................................................................................... 167
    4.7. Herpes Zoster ophthalmicus ...................................................... 171
    4.8. Katarakt ...................................................................................... 177
    4.9. Sektorale Depigmentation ......................................................... 185
    4.10. Pigment Nävus der Konjunktiva ................................................. 187
    4.11. Malignes Melanom der Iris ........................................................ 193
    4.12. Kolobom ..................................................................................... 197
    4.13. Varizen ........................................................................................ 198
    4.14. Keratoglobus .............................................................................. 199
    4.15. Konjunktivale Zyste .................................................................... 202
    4.16. Zystadenom ................................................................................ 203
    4.17. Leberstaketen ............................................................................. 205
    4.18. Das Pinguekula .......................................................................... 207
    4.19. Konjunktivitis ............................................................................. 209
    4.20. Episkleritis .................................................................................. 211
    4.21. Noduläre Skleritis ....................................................................... 213
    4.22. Verfärbungen der Sklera ............................................................ 214
    4.23. Embryotoxon .............................................................................. 215
    4.24. Arcus lipoides corneae ............................................................... 217
    4.25. Ablagerungen ............................................................................. 218
    4.26. Kayser-Fleischer-Kornealring ..................................................... 221
    4.27. Morbus Wilson ........................................................................... 223
    4.28. Neurofibromatose ...................................................................... 225
    4.29. Iris Bicolor .................................................................................. 226

**A.** Literaturangaben ................................................................................ **227**
**B.** Index / Stichwortverzeichnis ............................................................. **228**

# Bisher erschienene Titel:

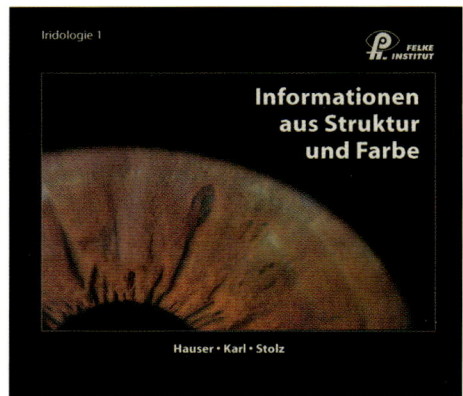

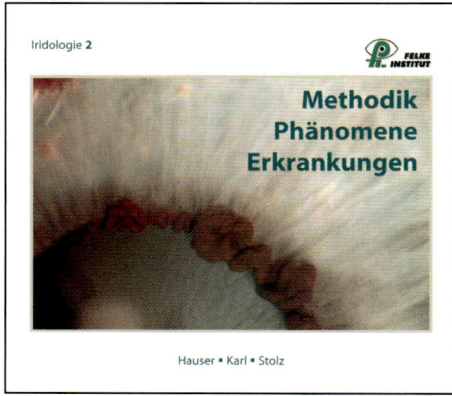

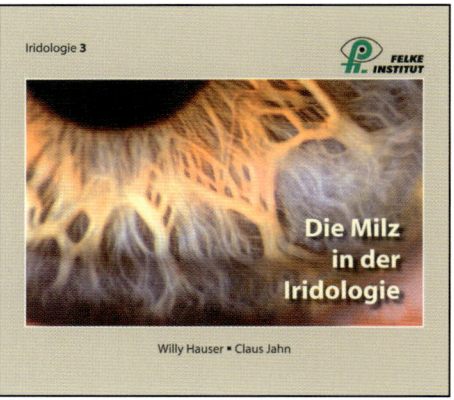

**Informationen aus Struktur und Farbe**
Iridologie 1

Auf 264 Seiten erläutern Willy Hauser, Josef Karl und Rudolf Stolz leicht verständlich die Themen Topographie, Konstitutionen-Dispositionen-Diathesen, Strukturzeichen und Pigmente, auf Basis der Neuordnung von 1996-1997.

Nicht nur die jeweils über 30-jährige Praxiserfahrung von jedem dieser erfolgreichen Praktiker, sondern auch die Erläuterungen anhand von ca. 180 farbigen Abbildungen (davon ca. 120 hervorragende farbige Irisfotos), machen dieses hochwertig verarbeitete Buch zu einem eindrucksvollen und einmaligen Lehr- und Nachschlagewerk.
Der Titel ist auch in englischer Sprache erhältlich.

**Methodik, Phänomene, Erkrankungen**
Iridologie 2

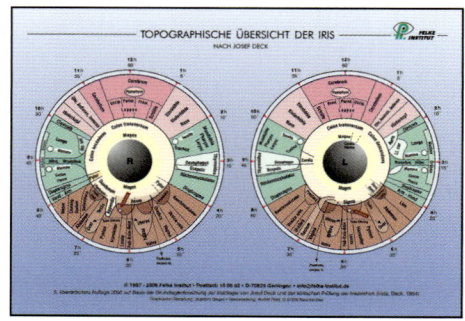

**Topographische Übersicht der Iris**
Lehrtafel, erhältlich in DIN A4 und DIN A1 (ca. 80x60 cm).

**Die Milz in der Iridologie**
Iridologie 3

Die Milz wird innerhalb der Medizin schon seit jeher als „Stiefkind" behandelt. Es existieren zur Milz weitaus weniger Facharbeiten und -bücher, als zu jedem anderen Organ des Menschen.
Durch die Erkenntnisse der Psychoneuroimmunologie stellt sich die Milz als eines unserer wichtigsten Immunorgane dar. Bisher galt die Meinung, ein Organ, das nicht lebenswichtig ist, d.h. ohne welches der Mensch leben kann, verdiene keine besondere Beachtung. In Zukunft wird der Milz sicherlich weitaus mehr Beachtung zu schenken sein, als dies in Therapie und Diagnostik bisher der Fall war.

Auf 120 Seiten geben Willy Hauser und Claus Jahn leicht verständlich Einblicke in Anatomie, Physiologie und Pathologie der Milz. Die iridologischen Grundlagen werden ausführlich erläutert und Zeichensetzungen anhand vieler großformatiger Fotos aus der täglichen Praxis veranschaulicht.

## Vorwort

Dieses Buch soll aufzeigen, welche diagnostischen Bereiche die Iridologie erschließt und wie eine Befunderhebung aufgebaut werden kann. Darüber hinaus enthält es eine umfassende Zusammenstellung von Veränderungen in Iris und Auge, deren Bedeutung keinem Diagnostiker fremd sein sollte. Handelt es sich um eine im Sinne der Iridologie interpretierbare Veränderung, um ein iridologisch beachtenwertes Phänomen, eine angeborene oder gar krankhafte Veränderung des Auges?

Unsere geistigen Väter, nämlich Josef Deck und Josef Angerer, vollbrachten großartige Pionierleistungen. Viele empirische Beobachtungen, aber auch klinische Erhebungen, führten zu weltweiter Anerkennung ihrer Arbeit. Wir Autoren widmen dieses Buch unseren großen Lehrern, auf deren Erkenntnissen wir aufbauen und dadurch erst den heutigen Stand erreichen konnten. Dafür sind wir sehr dankbar.

Wir hoffen dass Ihnen dieses Buch bei Ihrer täglichen Arbeit eine wertvolle Stütze ist und wünschen Ihnen viel Erfolg.

Gerlingen im September 2006.


Willy Hauser
Josef Karl
Rudolf Stolz

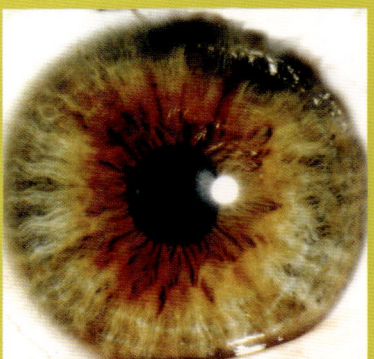
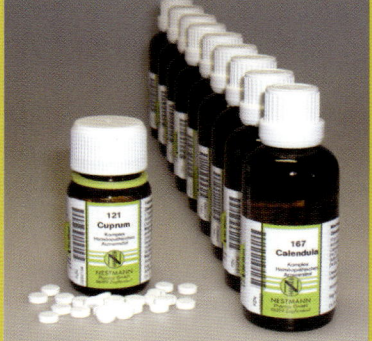
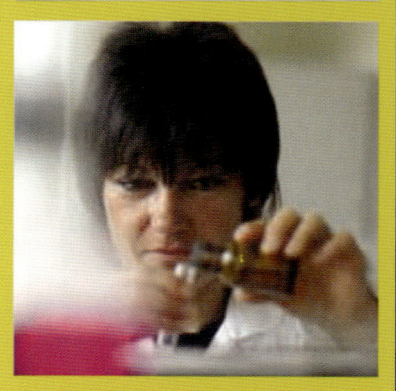
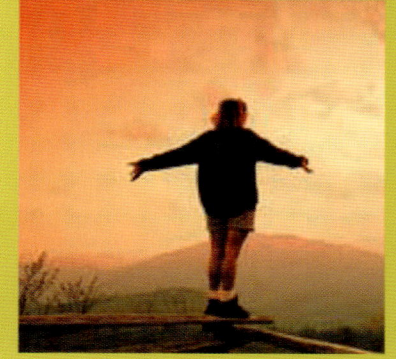

# NESTMANN Komplexmittel

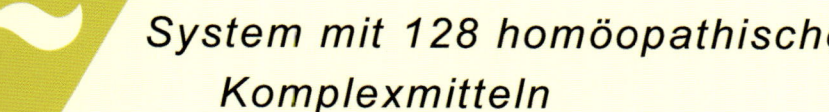

... für die Irisdiagnose

~ System mit 128 homöopathischen Komplexmitteln

~ 100-jährige Tradition

~ zielgerichtete Therapie nach der Konstitution, Disposition und Diathese.

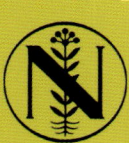

NESTMANN Pharma GmbH
Weiherweg 17 · 96199 Zapfendorf
Telefon 09547 - 92210 · Fax 09547 - 215 · www.nestmann.de

WILLY HAUSER

# 1.
## METHODIK

## 1. Methodik und Möglichkeiten

Das Gesundheitssystem in unserem Lande steckt in einer tiefen Krise.
Viele Menschen leiden darunter, dass nicht mehr alles bezahlbar ist.
Es ist hier nicht der Platz zu jammern, Fehlverhalten anzuprangern
oder gar gute Ratschläge für die Zukunft abzugeben.
Viel mehr betrachten wir es als unsere Aufgabe Wege aufzuzeigen, die
dem einzelnen Patienten eine echte Hilfe darstellen. Die Zukunft braucht
Methoden, die kostengünstiger und effizienter diagnostische Vorinformationen ermöglichen.

Die Iridologie besitzt dafür beste Voraussetzungen und erfüllt die hohen
Ansprüche einer Hinweisdiagnostik im Einzelnen sowie der
Präventivdiagnostik im Besonderen.

In diesem Kapitel sollen in einer vorwiegend praxisgerechten Weise die
Methodik sowie die Möglichkeiten der angewandten Iridologie dargestellt
werden. Die vorgetragenen Informationen und Erkenntnisse beruhen im
Wesentlichen auf der Forschungsarbeit von Josef Deck und eigener
iridologischer Praxiserfahrung aus 40 Jahren.

Die Vielfalt der diagnostischen Möglichkeiten aus dem genetischen
Prägbild der Iris möge jedem Leser die Notwendigkeit des intensiven
Studiums verdeutlichen.

**Die Methodik der Irisanalyse**

Die Befunderhebung aus dem Auge ist ein Teil der gesamten Diagnosefindung. Sie ermöglicht etwaige Zusammenhänge zu erkennen und zu definieren und weist den Weg für die weiteren Schritte abklärender Maßnahmen.

Es ist von immanenter Wichtigkeit, dass die Durchführung einer Irisanalyse immer den gleichen Abläufen systematisch folgt. Nur so kann relativ sichergestellt werden, dass Wichtiges nicht vernachlässigt oder gar übersehen wird.

In der Regel geht man folgendermaßen vor:

1. Allgemeine, persönliche und direkte Anamnese (bei Kindern oder sprachgestörten Patienten auch als Fremdanamnese)

2. Familienanamnese

3. Irisanalyse mit Irisanamnese

4. Weiterführende diagnostische Schritte

    a. Klinisch-körperliche Untersuchungen
    b. Laborchemische Untersuchungen
    c. bei Bedarf: weiterführende diagnostische Maßnahmen

**Möglichkeiten der iridologischen Analyse**

Die Möglichkeiten dieser Orientierungsmethode sind im Sinne einer Ganzheitsdiagnostik sehr umfassend. Folgende Bereiche können bei guter Schulung diagnostisch erfasst werden:

**1. Konstitutionsdiagnostik**

Erfassung der Grundkonstitution sowie die Individualkonstitution bestehend aus Disposition und Diathese

**2. Mesenchymdiagnostik**

Erfassung durch die Gesamtstruktur der Iriden

**3. Neurologische Diagnostik**

Erfassung von Zustand und Funktion der Pupille und des Pupillarsaums

**4. Funktionsdiagnostik**

Erfassung von Größe, Struktur und Verlaufsform der Iriskrause

**5. Organdiagnostik**

Erfassung von genetisch festgelegten Irisphänomenen wie Lakunen, Krypten und Defektzeichen

**6. Stoffwechseldiagnostik**

Erfassung von Imprägnationen und Einlagerungen in Iris und Sklera

**7. Genetische Regulationsdiagnostik**

Erfassung der Pigmentation der Iris

**8. Gefäßdiagnostik**

Erkennung und Wertung der Skleral- und Konjunktivalgefäße

**Anamnese**

Das Patientengespräch stellt die wichtigste Quelle der Informationen über das Befinden des Patienten dar. In der Regel kann sich der Iridologe schon durch die verbale Darstellung der Symptome ein gutes, diagnostisch orientiertes Zustandsbild des Patienten machen.

In der Anamnese ist neben der Symptomatik des Patienten auch seine gegenwärtige Medikation zu erfragen. Dies ist vor allem deshalb wichtig, weil einige Medikamente Irisphänomene verändern können. So können z.B. gegen das Glaukom eingesetzte ß-blockierende Augentropfen eine Miosis vortäuschen ohne, dass diese tatsächlich existiert.

Die vorangehende Anamnese gibt auch die Möglichkeit Zusammenhänge zwischen den vorhandenen Iriszeichen und den Beschwerden des Patienten zu erkennen.

**Familienanamnese**

Die Familienanamnese stellt einen sehr wichtigen Parameter zur Beurteilung der genetischen Schwachpunkte dar. Sie kann aufzeigen, wo ein besonderes Augenmerk von Nöten ist. So sollte z.B. der Magen eines Mannes dessen Vater an einem Magen-Ca verstarb im weiteren diagnostischen Vorgehen in diesem Punkt sorgfältiger abgeklärt werden.
Zeigen sich z.B. noch zusätzliche Schwächezeichen im Magen-Areal der Iris und sind auch noch additiv entsprechende Beschwerden vorhanden, so muss die Abklärung mit besonderer Vorsicht und Aufmerksamkeit erfolgen.

**Schritt für Schritt durchs Auge**

Um eine Befunderhebung aus dem Auge wirklich effizient und professionell erarbeiten zu können, ist ein Irismikroskop notwendig (s.u.). Für die Durchführung der Irisanalyse ist es von besonderer Wichtigkeit, dass mit einem immer gleich bleibenden Ablauf gearbeitet wird. Dies schafft Sicherheit bei der Arbeit und verhindert, dass man durch besonders auffällige Phänomene so abgelenkt wird, dass andere u.U. sehr wichtige, aber kleine Zeichen nicht wahrgenommen werden.

Die systematische Irisanalyse beginnt immer zuerst mit der genauen Bestimmung der Individualkonstitution. Erst nachdem diese ermittelt ist geht man weiter Schritt für Schritt durch das Auge.

**Folgende Reihenfolge hat sich dabei besonders bewährt:**

### 1. Pupille und Linse
Reaktion? Größe? Pupillenform? Koch'scher Faden (mit oder ohne Reiter)? Linse: Katarakta? Chakrinierung?

### 2. Pupillensaum
Verdickt? Dünn? Sehr zart angelegt (Asthenikerring)? Abbauprozesse? Neuronenlappen? Umschlag des Uvealblattes?

### 3. Magen-Darm-Zone
Krypten? Pigmente? Stauungszeichen? Radiäre oder zirkuläre Furchenbildungen? Defekte? Hellungen? Abdunklungen?

### 4. Iriskrause
Verlaufsform? Größe? Hellungen? Abdunklungen? Pigmentationen? Eindrückungen? Torbögen? Abrisse? Vorhandensein oder Fehlen?

### 5. Ziliarfeld (3 – 6. kleine, zirkuläre Zonen)
Lakunen? Krypten? Pigmente? Stauungszeichen? Radiäre oder zirkuläre Furchenbildungen? Defekte? Hellungen? Abdunklungen? Faserbündel? Tophi? Farbveränderungen? Transversalen? Aberrate Fasern? …

Bei der Betrachtung des Ziliarfeldes geht man in der Regel zudem noch entlang der einzelnen Regionen:
- Kopf-Hirn-Region
- Herz-Lungen-Schilddrüsen-Sektor
- Urogenital-Trakt und Abdomen

Allgemein gilt, dass ein einzelnes Zeichen allein, im Sinne eines solitären Zeichens eine besondere Beachtung verdient. Großes Augenmerk verlangen auch Zeichenadditionen auf ein einzelnes Organsystem.

## Die Irisanamnese

Wenn mehrere Zeichen auf ein bestimmtes Organsystem hinweisen, dieses jedoch im anamnestischen Gespräch noch keine Erwähnung gefunden hatte, so muss gezielt danach gefragt werden. Dies nennt man die Irisanamnese.

Da in der Iridologie häufig genetische Grundlagen und Schwachpunkte erkannt werden können, kommt es das eine oder andere Mal zu einer Verneinung einer irisanamnestischen Frage.
Doch oftmals wird sofort der familiäre Bezug vom Patienten erläutert. So kann ein Schilddrüsenzeichen vorhanden sein, doch der Patient hat noch nie an einem Schilddrüsenproblem gelitten, wohl aber die Mutter. Hier zeigt sich ein genetischer Schwachpunkt auf. Dieser muss präventivmedizinisch erkannt und mit entsprechender Behandlung vor einem pathologischen Einbrechen geschützt werden.

## Weiterführende diagnostische Maßnahmen

Die Iridologie stellt nur einen Teil der Diagnosefindung dar. Sie dient vor allem dem Erkennen von Zusammenhängen und dem Festlegen von weiteren diagnostischen Maßnahmen und dem Einstieg in die Therapie.

Die wichtigsten Schritte nach der iridologischen Anamnese sind:
1. klinische Untersuchung
2. laborchemische Untersuchung
3. weitere abklärende Maßnahmen
   (z.B. Überweisung an den Facharzt, bildgebende Verfahren …)

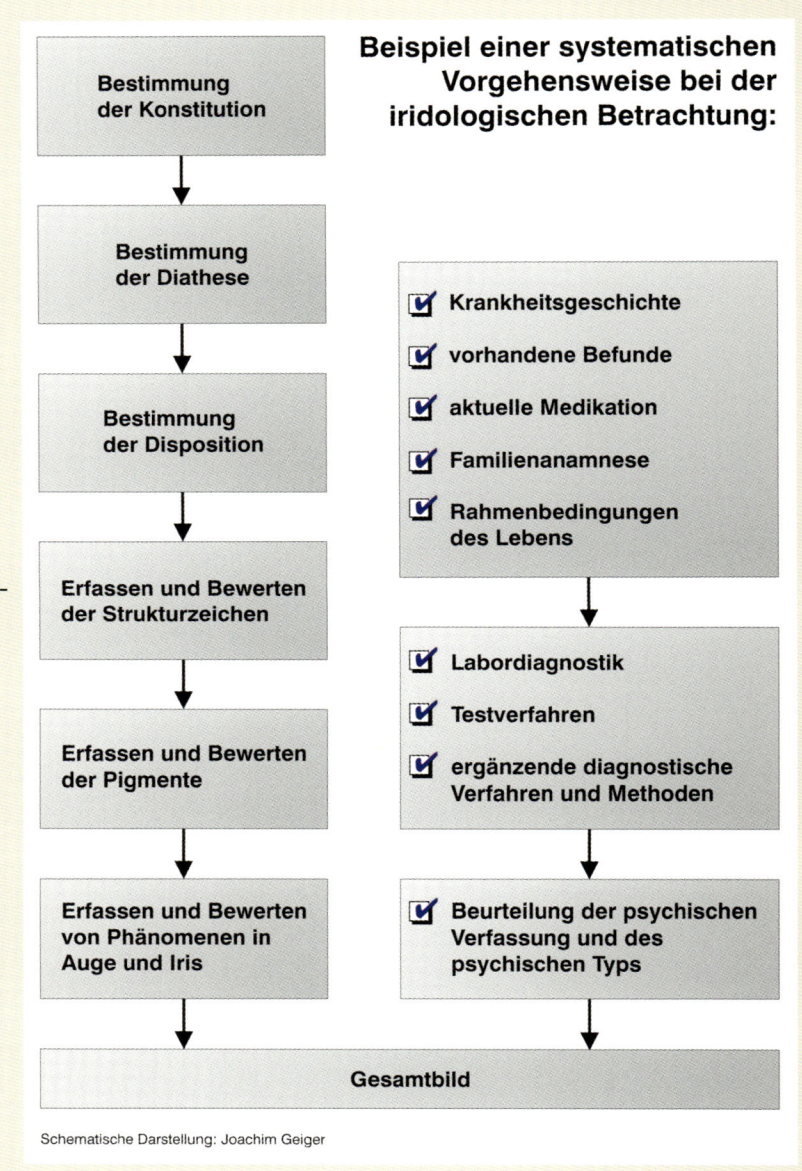

Schematische Darstellung: Joachim Geiger

**Organisation der Therapie:**

- Vollständige Diagnose
- ↓
- Setzen von Prioritäten
- ↓
- Erstellen eines Gesamtbehandlungsplans
- ↓
- Erstellen eines Behandlungsplans für die einzelnen Therapieetappen
- ↓
- Besprechen von Therapieziel und Einzeletappen mit dem Patienten
- ↓
- Verordnung und Informationsmaterial
- ↓
- Zeitplan Terminabstimmung

Schematische Darstellung: Joachim Geiger

## Die klinische Untersuchung

Die Maßnahmen der klinischen Untersuchung sollten sehr gut von jedem Iridologen beherrscht werden. Inspektion, Palpation, Perkussion, Auskultation und die (grobe) Funktionsprüfung (IPPAF) müssen nach jeder iridolgischen Untersuchung, gewichtet nach dem entsprechenden, vorgefundenen Irisbild, durchgeführt werden. Hierzu gehören unter anderem auch die Untersuchung des Blutdruckes, die Herzauskultation und die Betrachtung der Wirbelsäule.

## Die laborchemische Untersuchung

Hier ist es besonders wichtig zu prüfen, wie alt die aktuellsten Befunde des Patienten sind und vor allem welche Parameter gemessen wurden. Ist das bisher Veranlasste ausreichend, so genügt die Interpretation. Finden sich jedoch im Auge entsprechende Zeichen, ohne dass eine dahingehende Abklärung (laborchemisch) erfolgte, sollte eine weitere Analyse auf jeden Fall durchgeführt werden. Hier sollte der Iridologe immer auf dem aktuellsten Stand der Wissenschaft und der Medizin sein.

## Weitere abklärende Maßnahmen

Sind die beklagten Beschwerden und die Zeichensetzung im Auge nicht in einen entsprechenden Einklang zu bringen, oder sind die Beschwerden so akut, dass eine weitere Behandlung durch den Iridologen nicht mehr möglich sein kann, so muss der Patient zu weiteren abklärenden Maßnahmen geführt werden. Hierzu zählen die Überweisung an den Facharzt, die apparatemedizinische Abklärung (Koloskopie, Endoskopie, MRT, CT etc).
Dem Iridologen kommt hier eine ganz besondere Verantwortung zu!

**Technische Voraussetzungen**

**Die Lupe**

Primäre Arbeitsmittel des Iridologen sind Lupe und/oder Mikroskop. Für die ersten Gehversuche, vor allem wenn man sich noch nicht sicher ist, die Iridologie konsequent einzusetzen, ist eine Lupe sicher sinnvoll und auch preiswert. Eine 7 ... 10-fache Vergrößerung ist ausreichend und sie sollte eine Lichtquelle eingebaut haben.

Beachten Sie, dass Sie die Lupe in aller Regel freihändig benutzen. Je höher die Vergrößerung, um so mehr Details lassen sich zwar theoretisch erkennen, allerdings wird der vordergründige Vorteil schnell wieder zunichte gemacht, da sich bei zunehmender Vergrößerung auch die Bewegungen der Hand stärker auswirken.

**Das Mikroskop**

Für ein langfristiges, qualifiziertes Arbeiten ist ein Mikroskop unverzichtbar. An einem fest eingerichteten Arbeitsplatz lässt sich einfach entspannter arbeiten. Feine und kleine Zeichen lassen sich mit einer Lupe unter Umständen überhaupt nicht, oder nur sehr schwer erkennen. Darüberhinaus gibt es Zeichen die nur unter einem bestimmten Beleuchtungswinkel erkennbar sind oder sogar unter Lichteinfall fluktuieren (J. Karl). Um die Iris im Gesamten, bzw. in Details zu betrachten bietet sich ein Mikroskop mit Zoomoptik (stufenlose Vergrößerung) an.

Die Betrachtung des Auges am Mikroskop bedarf zum Einen der Dynamik des Auges, z.B. um Pupillenreflexe zu betrachten, zum Anderen des Stereoeffektes eines Stereomikroskopes um die nötige Plastizität für das Erkennen und Beurteilen difiziler Zeichensetzungen zu haben.

Immer wieder hört man Behauptungen Iridologie wäre auch ohne einen Mikroskoparbeitsplatz, oder gar durch eine fotografische Aufnahme möglich. Solche Aussagen können mit Sicherheit nicht von jemandem kommen, der seriös mit Iridologie arbeitet, bzw. über ausreichende Kenntnisse auf diesem Gebiet verfügt.

**Zoomoptik oder feste Brennweiten**

Vergrößerungswechsler, oder Revolveroptiken mit verschiedenen, auswählbaren, festen Brennweiten finden sich beim Mikroskop häufig dann, wenn es darum geht, Größenverhältnisse in einem gleichbleibenden und reproduzierbaren Maßstab abzubilden. Optiken mit festen Brennweiten lassen sich wesentlich präziser realisieren als eine Zoomoptik. Theoretisch müssten Sie jede Brennweitenverstellung neu berechnen und optisch anpassen. Dieses Nachteil nimmt man bei der Zoomoptik aber zugunsten des Komforts und des günstigeren Preises in Kauf.

### Die Lichtquellen

Bei der Irisbetrachtung, wie auch bei Aufnahmen, ist es wichtig, dass das Licht nicht senkrecht auf die Iris fällt, sondern leicht von der Seite kommend. Dadurch erhöht sich die Plastizität. Manche Zeichen sind bei senkrechtem Lichteinfall unter Umständen auch garnicht sichtbar.

### Bauarten von Mikroskopen

Bei den Mikroskopen unterscheidet man Binokular und Triokular. Das Binokular hat zwei Strahlengänge für das Licht, die in den Okularen enden, durch welche Sie mit beiden Augen schauen. Das Triokular verfügt über einen zusätzlichen, dritten Strahlengang, z.B. für den Anschluss einer Video- oder Digitalkamera. So ein dritter Strahlengang, kann - je nach optischer Qualität und Genauigkeit der Anpassung - so viel kosten wie ein einfaches preiswertes Mikroskop.

### Die Spaltlampe

Eine Sonderform finden wir im Zusammenhang mit der Beleuchtung, die sogenannte Spaltlampe. Fälschlicherweise wird immer gleich das ganze Mikroskop als Spaltlampe bezeichnet. Es handelt sich dabei aber wirklich nur um eine besondere Bauform der Lichtquelle. Diese Spaltlampe ist eine Lichtquelle mit einer präzisen Optik und Lichtfiltern und wird eigentlich nur für Untersuchungen des Augenhintergrundes, wie z.B. beim Augenarzt benötigt. Da für Sie dieser Bereich ohne rezeptpflichtige Lokalanästhetika ohnehin nicht zugänglich ist, brauchen Sie ein solches Gerät eigentlich auch nicht.

## 1.1. Konstitutionsdiagnostik

Die Lehre der Iriskonstitutionen ist im Band 1, Informationen aus Struktur und Farbe umfassend dargestellt. Einige Leitsätze sollen zum besseren Verständnis hier folgen.

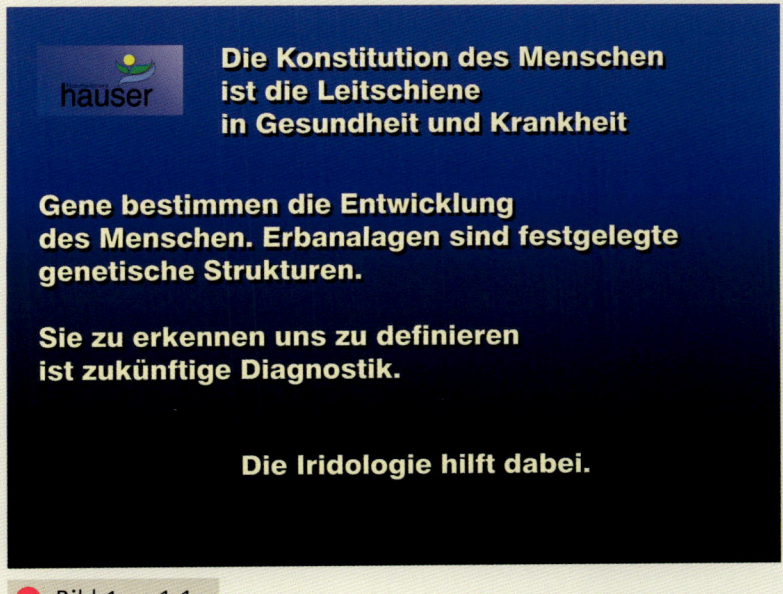

● Bild 1 zu 1.1.

Das Erarbeiten der Iriskonstitution ist die Basis einer jeden Befunderhebung aus dem Auge. Allein schon die daraus gewonnenen Erkenntnisse befähigen den Iridologen den einzelnen Patienten in seiner Reaktionslage einzustufen, seine konstitutionellen Stärken und Schwächen zu erläutern und den therapeutischen Ansatz zu bestimmen.

**Wir unterscheiden dabei 3 Grundkonstitutionen:**

1. lymphatisch (blau-graue Iris)
2. hämatogen (braune Iris)
3. Genmischkonstitution mit wechselnder Dominanz der Irisfarbe

Danach bestimmen wir die Disposition aus den 5 Dispositionstypen. Diese sind strukturgebunden und grundsätzlich angeboren.

Im Anschluss bestimmen wir die Diathese aus den 5 Diathese-Typen. Diese ist regulationsgebunden und kann sowohl angeboren als auch erworben sein.

Die Zielsetzung der Konstitutionsdiagnostik ist die Bestimmung der Individualkonstitution des einzelnen Menschen.

Im ersten Fallbeispiel (Bild 2) sehen wir das linke Auge einer 48jährigen Patientin.
Ihre Individualkonstitution lautet: lymphatisch – exsudative Diathese.

Betrachten wir nun die Erkrankungstendenzen einmal der lymphatischen Grundkonstitution und danach der exsudativen Diathese (früher hydrogenoid).

Endogene Noxen liegen im Ektoderm als Zeichen heller Flocken, Wattebäuschchen. Diese genetisch festgelegten Informationen lenken unser diagnostisches Suchen auf den richtigen Weg. In der ausführlichen Irisanamnese, bzw. Familienanamnese erfahren wir dann auch die familiär vorkommenden rheumatischen Erkrankungen. Im weiteren Verlauf der Befunderhebung aus dem Auge registrieren wir noch die Verlaufsform und Pigmentation der Iriskrause sowie das Solitärpigment im Pankreassektor. Die Patientin durchlebte einige Jahre zuvor eine Pankreatitis.
Die Gefäßzeichnung im nasalen Sektor der Konjunktiva und Sklera sowie die Lipoproteineinlagerungen (Müllhalde) weisen auf fortgeschrittene Stoffwechselanomalien sowie Gefäßstauungen hin. Da keine ausgeprägten Allergiegefäßbildungen zu erkennen sind steht das rheumatoide Geschehen im Mittelpunkt.

Die aktuelle Diagnose lautet:

1. Enzymatische Verdauungsstörungen mit wechselnden Stühlen (Pankreopathie, Vorschädigung).

2. Weichteilrheumatismus mit wandernden Schmerzzuständen im Rücken und den Extremitäten.

3. Hypercholesterinämie, Hyperlipidämie.

4. Nephropathie bei nicht ausreichender Nierenentgiftung und leichter Albuminurie.

Der therapeutische Ansatz beginnt somit bei der Nierenfunktion (Entgiftung), der biologisch antirheumatischen Therapie sowie der Ernährungsumstellung auf pankreasgerechte Kost.

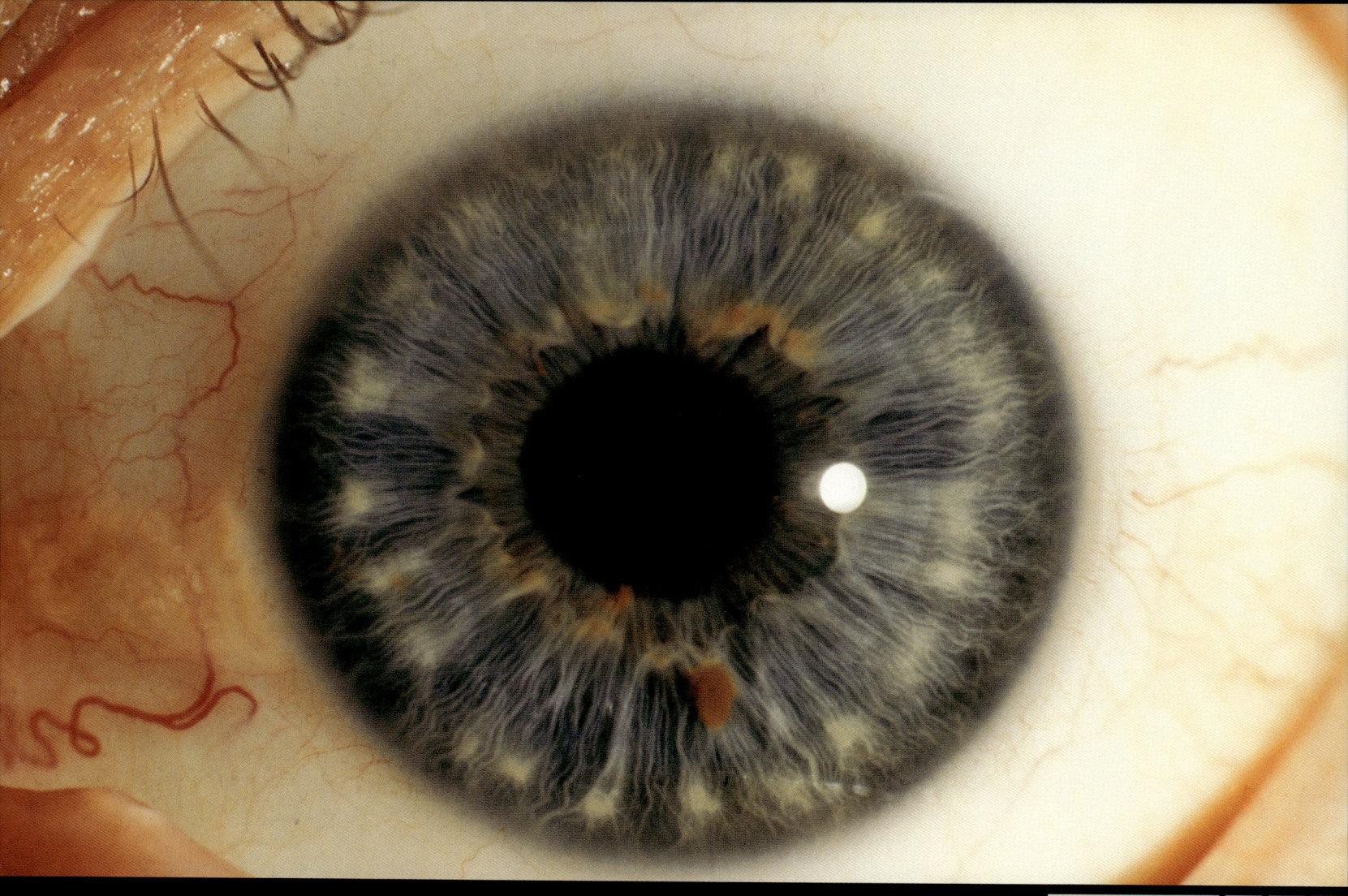

Bild 2 zu 1.1. ♀ 48 L

Der neurogene Typ ist überwiegend bei der lymphatischen Konstitution anzutreffen. Bei der hämatogenen Konstitution ist der neurogene Typ stärker nervenanfällig einzustufen (Depression).

Bild 3

| | |
|---|---|
| Patient: | männlich, 36 Jahre, linkes Auge |
| Konstitution: | lymphatisch |
| Disposition: | neurogen |
| Irisstroma: | straffe Stromaanordnung |
| Charakteristika: | feinstrukturierte Iris |

**Merke**: je feiner strukturiert und dichter die Iris, desto sensibler und störanfälliger, sowohl psychisch, wie auch somatisch ist der Iristräger.

**Erkrankungstendenz:**

➡ hier stehen bei somatischen Erkrankungen vorrangig neurologische Aspekte im Vordergrund

➡ erhöhter Verbrauch an Nervenenergie führt oft zu frühen Erschöpfungsphasen aller Systeme

Positiv: viele psychisch leistungsbetonte Menschen kommen aus diesem Gen-Muster.

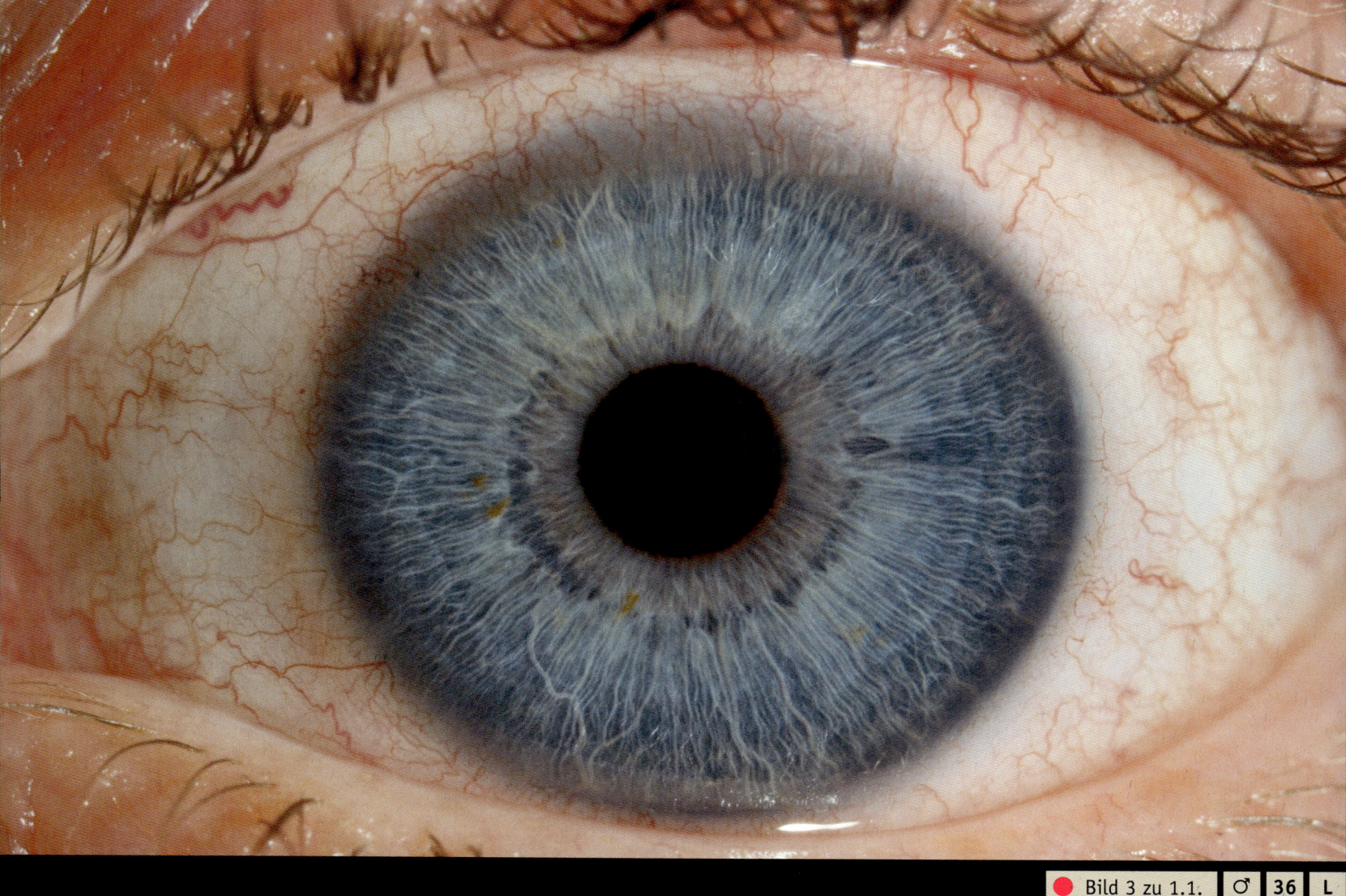
Bild 3 zu 1.1. ♂ 36 L

Zum Zeitpunkt der Erstuntersuchung stand der Patient unter starken Psychopharmaka (Stangyl 100 mg und Ludiomil 25 mg). Im Vordergrund des Geschehens steht bei diesem Konstitutionstyp grundsätzlich das Nervengeschehen. Jede Erkrankungsentwicklung ist damit eng gekoppelt. Kommt dazu noch, wie im vorliegenden Fallbeispiel, die kortikale Asthenie (siehe Hirnsektor), so sind Nervenleiden bei entsprechender Belastung vorprogrammiert.

Die multiple Stressgefäßbildung in der Konjunktiva (keine Konjunktivitis) weist auf die hohe Belastung hin, welcher der Patient über längere Zeit ausgesetzt war. Zerebrale Minderbelastbarkeit und hoch sensible Disposition führten letztlich zu der Diagnose reaktive Depression im fortgeschrittenen Stadium.

Am Anfang der biologischen Therapie war der Patient nicht fähig auch nur einige Minuten in der freien Natur zu laufen. Nach einigen Wochen, bei kontinuierlicher Steigerung, waren es täglich 2 bis 3 Stunden. Durch diese hohe Sauerstoffaktivierung kam es zu einer signifikanten Besserung der zerebralen Situation.

Mit den weiteren biologischen Therapiemaßnahmen konnten auch die starken Psychopharmaka behutsam reduziert werden. Arbeitsfähigkeit sowie ordentliche Lebensqualität stellten sich wieder ein.

Bild 4

Patient: männlich, 62 Jahre, linkes Auge
Konstitution: Genmischkonstitution (biliärer Typ)

Bei der Mischkonstitution treffen zwei genetische
Urwelten mit wechselnder Dominanz aufeinander.

Augenfarbe: blau-grau, mit verstärkter Brauneinlagerung
Charakteristika: das Basisblatt der Iris ist stets blau-grau,
das Kryptenblatt ist mehr oder weniger braun,
die 1. und 2. Zone sind stets braun

**Erkrankungstendenz:**

➡ Störungen des Leber-Galle-Systems (biliäre Anlage)

➡ Verdauungsstörungen durch genetische Enzym-, bzw. Fermentschwäche

➡ vermehrt intestinale Immundefizienz

➡ erhöhte Verkrampfungsneigung

➡ spastische Durchblutungsstörungen

➡ vermehrt zirkuläre Kontraktionsfurchen (Kreuzungsphänomen)

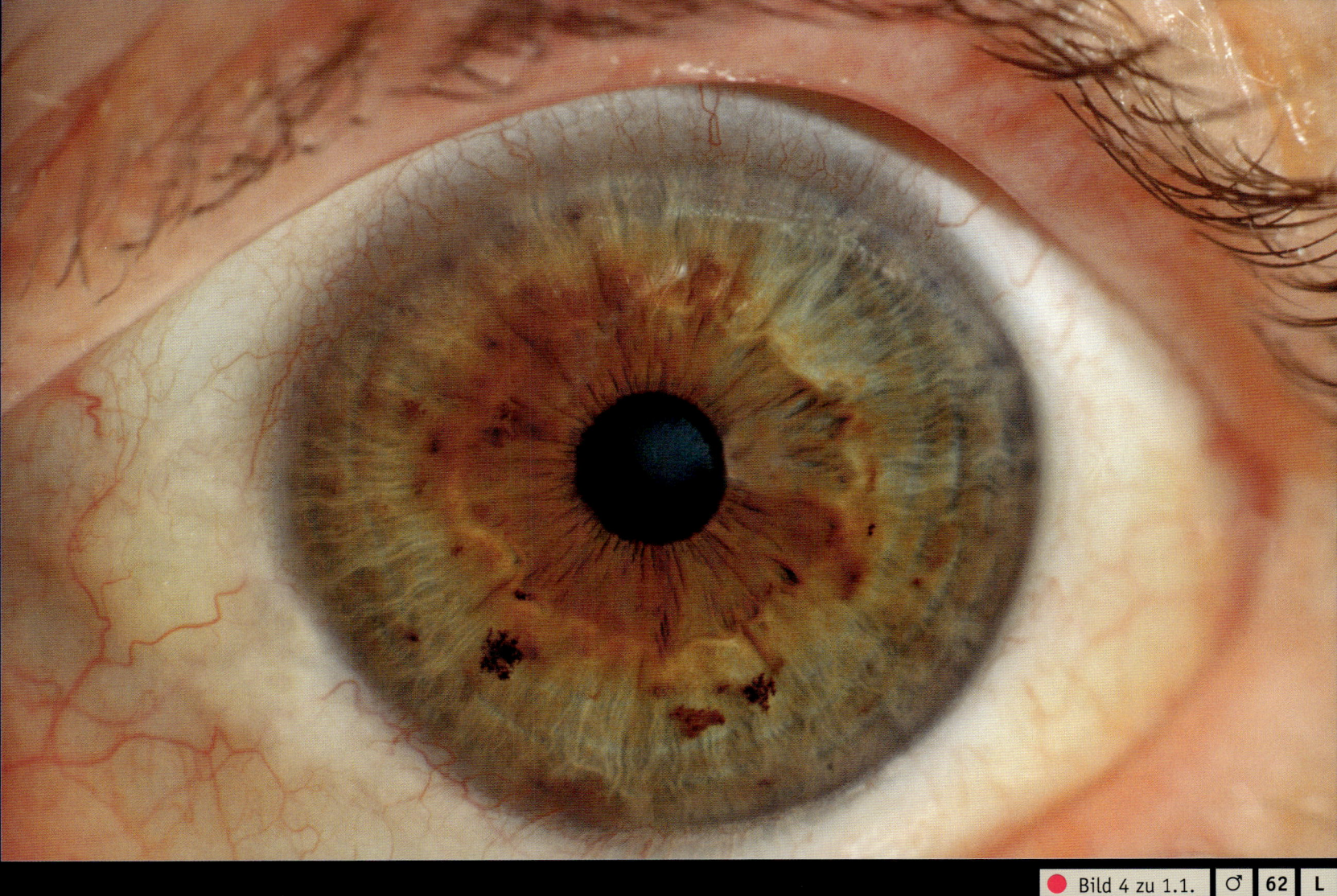

Bild 4 zu 1.1. ♂ 62 L

Die chronisch rezidivierenden Störungen im Verdauungsbereich sind unschwer zu erkennen. Das vermehrte Auftreten des hepatotropen Pigments Melanin sowie die ausgeprägte Lipoproteineinlagerung außerhalb der Iris passt gut zu diesem Konstitutionsbild. Eine intestinale Immundefizienz sollte bei entsprechender Symptomatik über das Immunglobulin A (fötal) stets abgeklärt werden.
Der therapeutische Ansatz beginnt hier mit der Entgiftung über das Leber-Gallesystem, bzw. die Magen-Darmpassage.

**Weiterführende Diagnostik**

Blutwerte:
Transaminasen (Leber, Galle), Lipase, Amylase (Pankreas),
Koloskopie (notwendige Krebsvorsorge)

## 1.2. Mesenchymdiagnostik

### Erfassung der Gesamtstruktur der Iris

Der Begriff Mesenchymdiagnostik in der Iridologie ist relativ neu. Entstanden ist er aus der Matrixforschung, bzw. der Grundregulation nach Pischinger. Das Irisbild des Menschen ist danach das einzige Fenster durch das man Einblick auf Struktur und Funktionsfähigkeit, bzw. Vitalität des menschlichen Bindegewebes erhält. Das Mesenchym als multipotentes Muttergewebe mit Nerven und Gefäßen ist embryonal aus allen 3 Keimblättern entstanden. Es ist Funktionsträger der Grundregulation und Matrix (Mutterboden) für alle Zellgewebe.

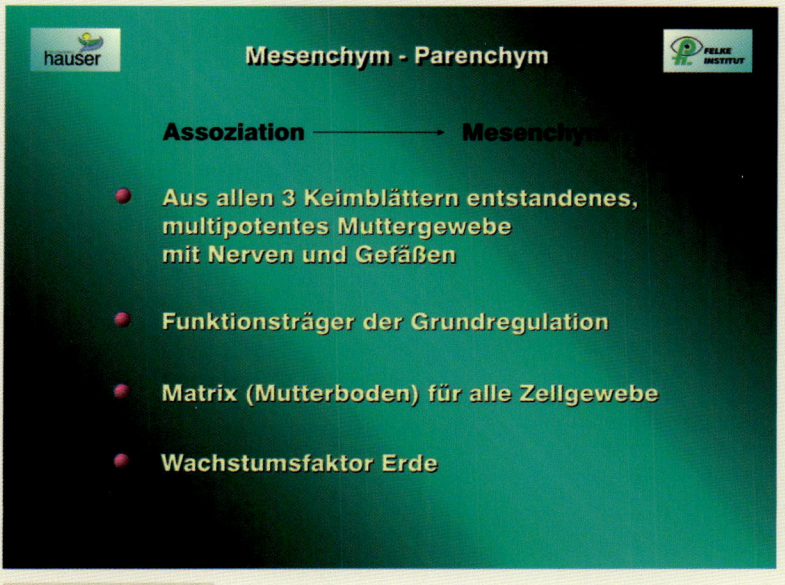
● Bild 5 zu 1.2.

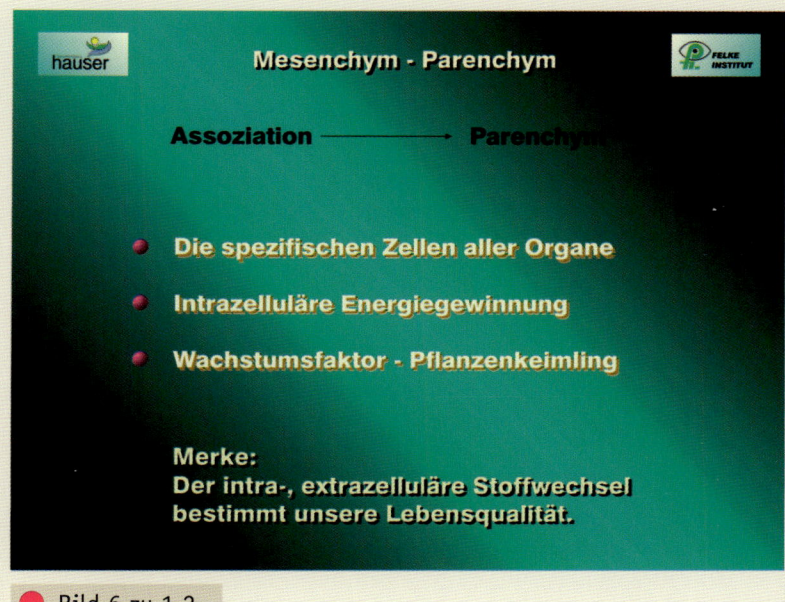
● Bild 6 zu 1.2.

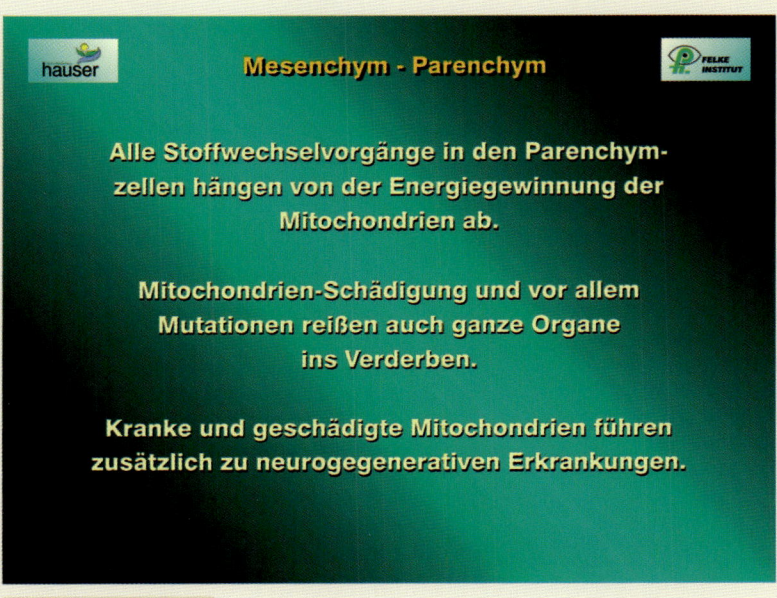
● Bild 7 zu 1.2.

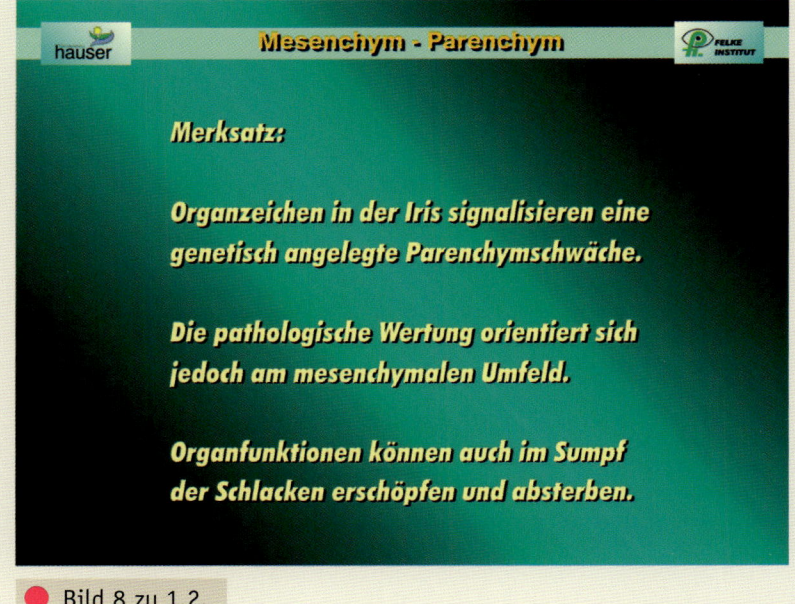
● Bild 8 zu 1.2.

Es folgen nun 2 Fallbeispiele mit sehr unterschiedlichen Konstitutionen. Was sie gemeinsam haben: Es handelt sich um ein Ehepaar und Eltern von 3 schwerst geistig behinderten Kindern. Nach dem ersten Kind, einem Mädchen, folgten Zwillinge, ebenfalls zwei Mädchen und ebenfalls schwerst geistig behindert.

Seit langem bin ich auf der Suche nach Informationen, welche genetischen Defekte hier mitspielen. In meinem Bildarchiv finden sich 4 solcher Familien mit geistig behinderten Kindern und ähnlicher Irisbeschaffenheit.

Das folgende Bild 9 zeigt das linke Auge der 38jährigen Mutter und Ehefrau.

| | |
|---|---|
| Individualkonstitution: | Genmischkonstitution |
| Disposition: | vegetativ spastischer Typ |
| Irisstroma: | meist dichte Irisstruktur |
| Charakteristika: | zirkuläre Kontraktionsfurchen (Krampfringe) |
| | + radiäre Furchen |
| | + nicht strukturierte Iriskrause (I.K.) |
| Besonderheit: | diese Disposition ist meist bei braun betonten Iriden vorzufinden |

**Merke**: Menschen mit dieser Anlage neigen zur Über- oder Untersteuerung der Organfunktionen durch geschädigte Sympathikus-Parasympathikus-Anlage.

**Erkrankungstendenz:**

➡ die Somatisierung psycho-vegetativer Störungen auf spastisch schmerzbetonter Ebene steht hier im Vordergrund

➡ Erkrankungen des Stoffwechsels, der Leber und Galle, des Immunsystems

➡ Adaptionsstörungen im Bereich Sympathikus-Parasympathikus

Entsprechend dem Konstitutionsbild stehen bei der Patientin intestinale Probleme im Vordergrund. Gynäkologisch war sie in Behandlung wegen ovarieller Störungen (siehe dazu die Hellungen und Reizzeichen bei 5 h). Auch der Uterussektor ist deutlich belastet. In beiden Sektoren finden wir perifokal Melaninimpregnationen.

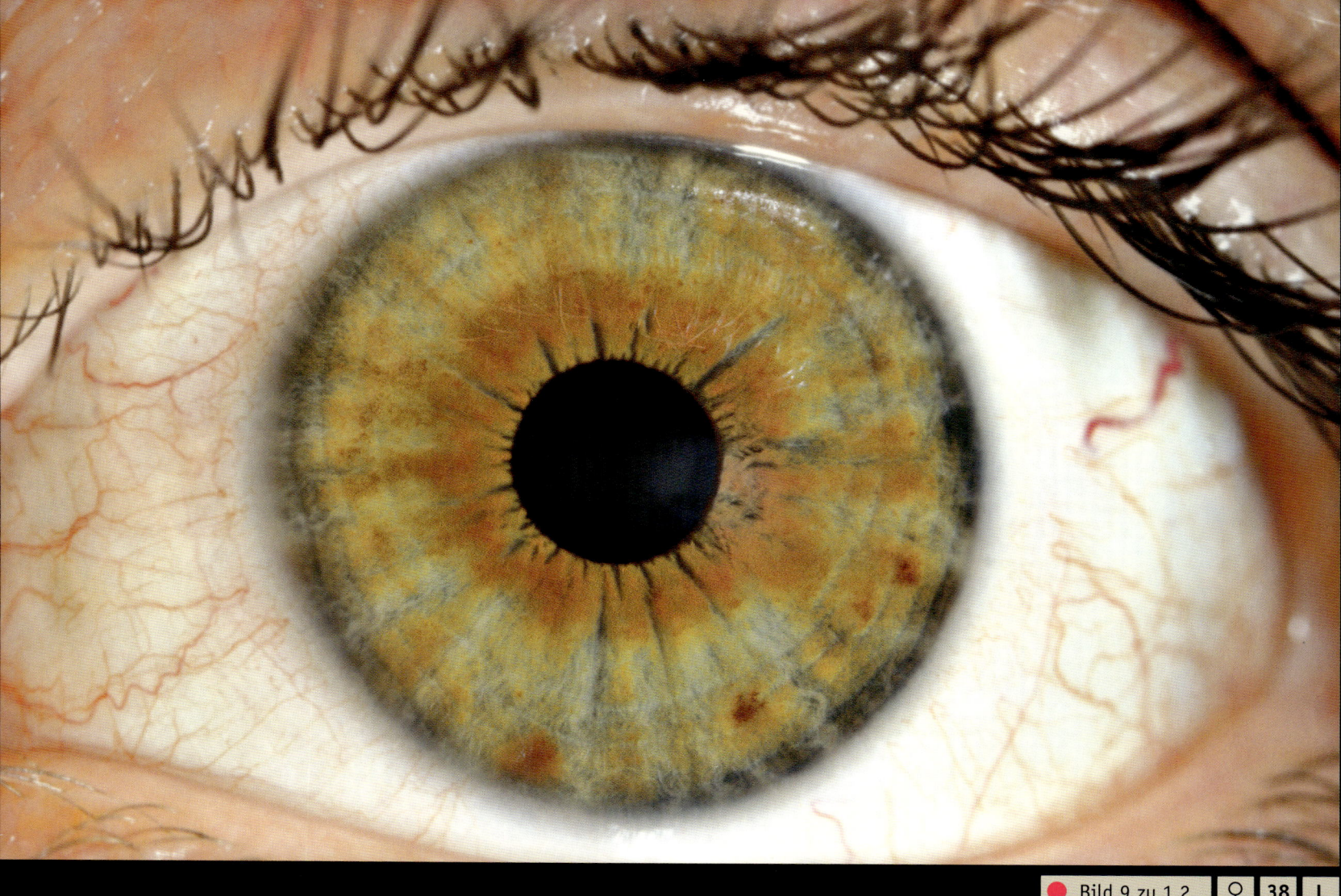

Bild 9 zu 1.2. ♀ 38 L

Wenn im vorhergehenden Fall die Matrixbelastung und die mesenchymalen Blockaden im Vordergrund standen, so finden wir nun bei dem Ehemann (Bild 10, linkes Auge), 39 Jahre alt, eine komplett andere Disposition.

Dass bei dem 39jährigen Mann einiges schief läuft, sehen wir schon an den massiven Gefäßzeichen, sowie der Lipoproteinbelastung nasal in der Konjunktiva.

| | |
|---|---|
| Individualkonstitution: | lymphatisch |
| Disposition: | glandulär (belastet) schwacher Typ |
| Irisstroma: | normal bis dichte Irisstruktur |
| Charakteristika: | multiple Lakunenbildung an die Iriskrause (IK) angelagert |

**Beachte**: dieser Typ darf nicht mit der sogenannten Maßliebcheniris verwechselt werden.

**Merke**: Therapeutisch beginnt hier alles beim Hormonsystem.

**Erkrankungstendenz:**

- Erkrankungen des endokrinen Systems stehen hier im Vordergrund
- Hypo-, Hyperthyreose
- Pankreopathie
- Dysmenorrhöe
- Diabetes mellitus
- Nebennierenschwäche
- Hypophysenschwäche
- frühe Prostataerkrankungen
- Hyperlipidaemie, Hyperurikaemie

Bild 10 zu 1.2. ♂ 39 L

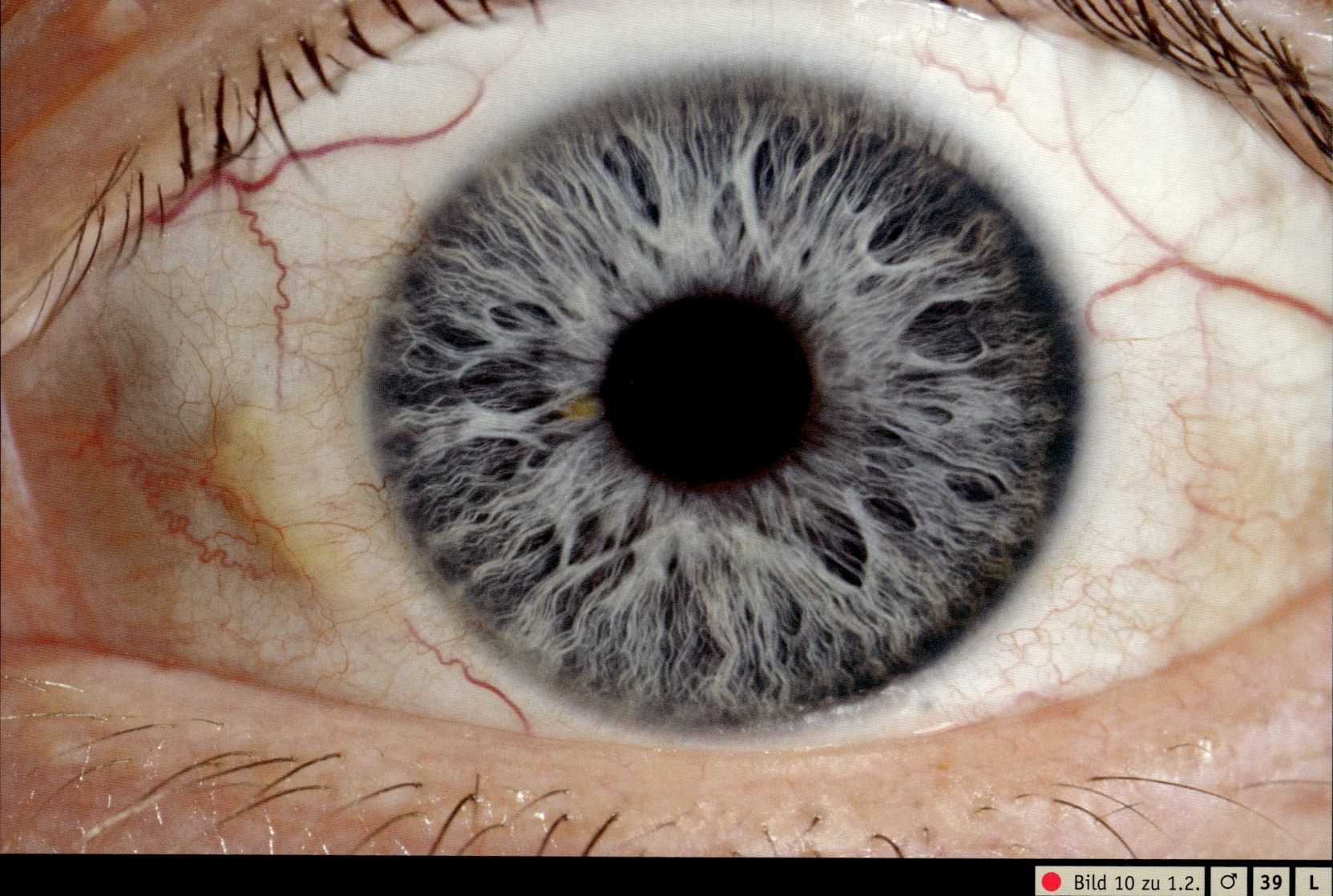

Die Hinweisdiagnostik aus der Iris lenkt sofort in Richtung glanduläre Funktion, z.B. Hypophysenzeichen, Schilddrüsenbelastung, vor allem jedoch große Pankreaslakunen im caudalen Bereich. Dies spricht für eine erbliche Diabetesbelastung. Familienanamnestisch erklärte der Patient, dass sein Vater zuckerkrank ist und zudem an Gichtschüben leidet.
Die Parenchymstabilisierung und vor allem die glanduläre Schwäche zeigt uns hier den therapeutischen Ansatz.

Im folgenden Fallbeispiel (Bild 11) stelle ich einen 12jährigen Jungen vor. Im Vordergrund steht dabei die insgesamt labile Mesenchymstruktur. Dies weist auf eine ebenfalls labile Matrixfunktion hin, wobei das Zusammenspiel zwischen Nervensystem, Hormonsystem und Immunsystem, vor allem in den späteren Lebensjahren, Probleme aufweisen können.

Auffällig ist in diesem Fall noch die große Hirnlakune in Verbindung mit der Entrundung der Pupille. Dies signalisiert schon im Vorfeld diagnostischer Erhebungen Störungsanfälligkeit im vegetativen, bzw. neurologischen System.

Ausgezeichnete therapeutische Erfolge sind hier mit der Schüssler Biochemie zu erzielen. Dieser Methode gebe ich schon seit Jahren in der Kinderheilkunde mit großem Erfolg den Vorrang.

Bild 11 zu 1.2. ♂ 12 L

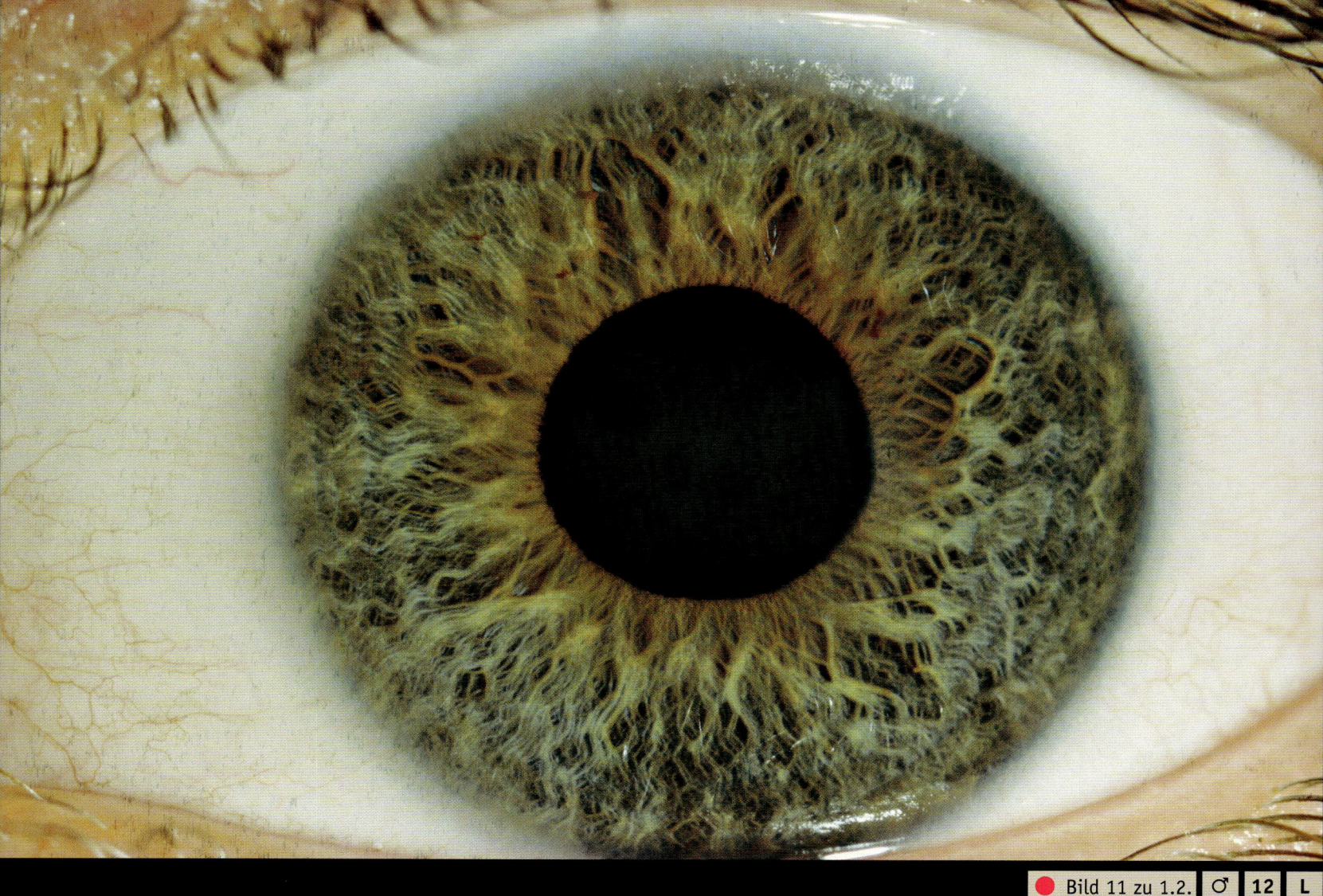

# 1.3. Neurologische Diagnostik

**Erfassung von Zustand und Funktion der Pupille und des Pupillensaums**

Die neurologische Diagnostik ist ein sehr dankbares Gebiet für den geschulten Iridologen. Die Befunderhebung aus dem Auge ermöglicht einen schnellen und umfassenden Einblick in eine ganze Reihe neurologischer Aspekte beim Krankheitsgeschehen unserer Patienten.

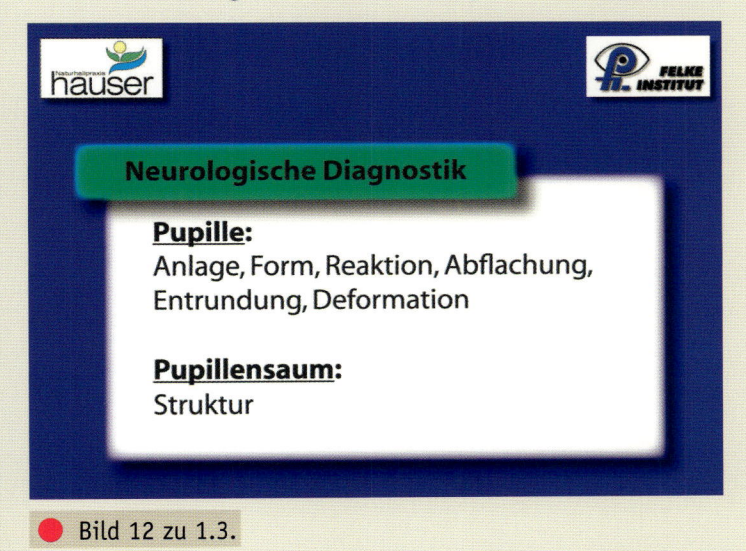

In meiner täglichen Arbeit am Irismikroskop nimmt dieser Teil der Diagnostik einen besonderen Platz ein.
Wer gelernt hat die Informationen von Pupille und Pupillarsaum richtig einzustufen, hat generell große Vorteile in der Behandlung der einzelnen Erkrankungsarten.

**Neurologische Diagnostik**

**Pupille:**
Anlage, Form, Reaktion, Abflachung, Entrundung, Deformation

**Pupillensaum:**
Struktur

● Bild 12 zu 1.3.

Die Untersuchung beginnt für mich stets mit der Kontrolle der Pupillenreflexe. Schon dabei finden wir oft deutliche Unterschiede zwischen rechten und linken Auge, bzw. Verlangsamung der Reaktion, durch den kurzen Lichtimpuls den wir ins Auge senden. Besonders auffällig sind dabei die sogenannten Pupillenstarren, d.h. die Pupille reagiert überhaupt nicht auf die Veränderung des Lichteinfalls. Dies ist für uns sofort ein Hinweis auf tiefergreifende neurologische Störungen, die möglicherweise im Nachhinein durch den Facharzt abgeklärt werden sollten.

### 1.3.1. Die Mydriasis

In diesem Fallbeispiel (Bild 13) sehen wir eine 26jährige Patientin, welche sich wegen ihrer immer wiederkehrender massiven Migränebelastung bei uns vorstellte. Betrachten wir zunächst die Grundkonstitution: lymphatisch mit zentraler Heterochromie, vegetativ spastische Disposition (zirkuläre Furchen und radiäre Furchen ergeben diese Disposition).

Neurologischer Hinweis:
Mydriasis (Großpupille) sowie Schwachanlage des Pupillarsaums.

Bei Jugendlichen begegnet uns die Mydriasis häufiger bei vegetativen Übersteuerungen. In Verbindung mit den zerebralen Furchen, den zirkulären Krampfringen und den Reizradiären im Zerebralsektor erkennen wir den Hintergrund der Migräneerkrankung.

So baut sich also die Therapie der Migräne in diesem Fall auf drei Säulen auf, nämlich 1. Therapie von Konstitution und Disposition, 2. Therapie der neurologischen Disharmonie mit Pupillenvergrößerung und 3. einer spezifischen Migränetherapie.

Wir sehen also, dass gerade durch die Befunderhebung aus dem Auge eine viel effizientere Therapie erfolgen kann.

Bild 13 zu 1.3.1. ♀ 26 L

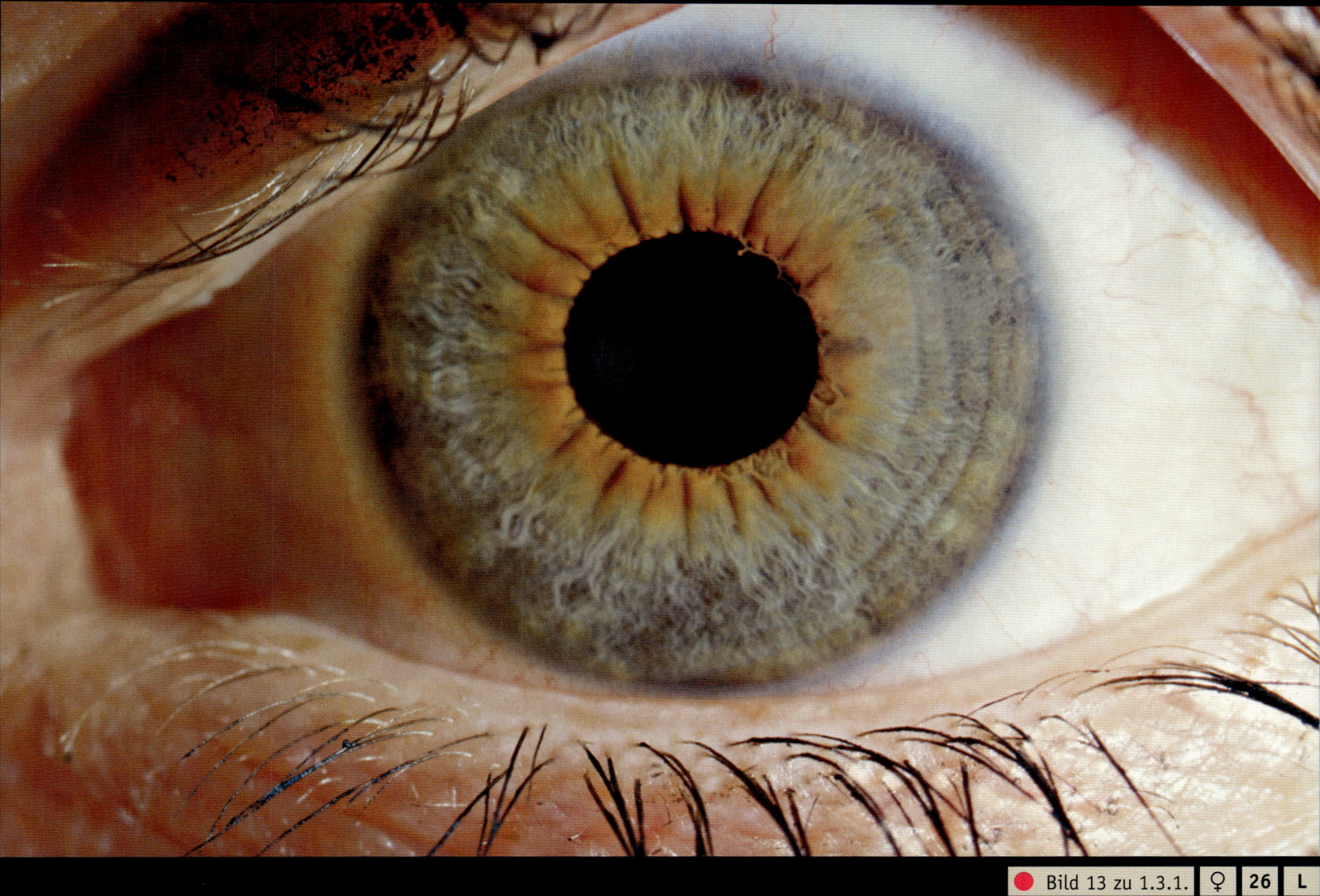

### 1.3.2. Die Myosis

Im Gegensatz zur Mydriasis betrachten wir nun die enggestellte Pupille (Myosis). Die beiden Begriffe Mydriasis und Myosis lassen sich leicht auseinander halten wenn man bei dem langen Begriff Mydriasis an die Großpupille und bei dem kürzeren Begriff Myosis an die Kleinpupille denkt.

Im vorliegenden Fall (Bild 14) sehen wir einen 80jährigen Patienten einige Monate vor seinem Tod. Begegnen wir einer solch kleinen Pupille ist immer die erste anamnestische Frage an den Patienten, ob Augentropfen gegen das Glaukom (Grüner Star) verwendet werden. Wird dies bejaht, so hat diese Engpupille für uns keine weitere diagnostische Wertigkeit.

Häufig begegne ich älteren Menschen die sich von der Welt zurückziehen und sich nach außen eher verschließen. Dabei finden wir dann häufig auch die Engstellung der Pupillen.

Generell sollten wir bei der Myosis an die Balance, bzw. Ausgeglichenheit zwischen den Nervensystemen Sympathikus und Parasympathikus achten. Entsprechende biologische Mittel, bzw. Therapieformen bringen gerade bei älteren Menschen häufig eine Verbesserung der Lebensqualität.

Myosis.

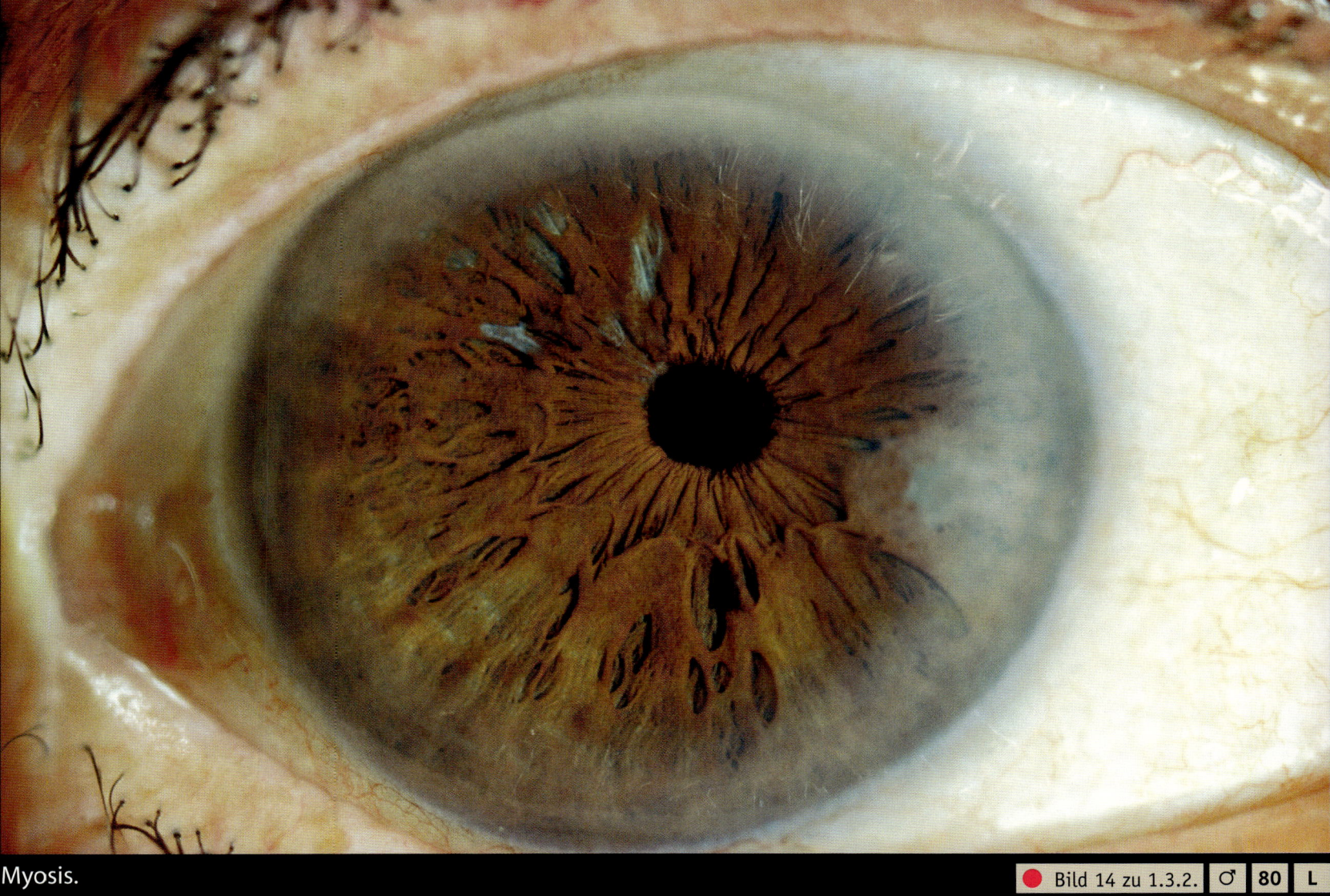

### 1.3.3. Die partielle Abflachung

Als nächstes Beschreiben wir die partielle Abflachung der Pupille und ihre Beziehung zum spinalen System und Rückkopplungen aus Rücken-, bzw. Bandscheibenproblemen.

Im vorliegenden Fall (Bild 15) sehen wir einen männlichen Patienten mit ca. 60 Jahren. Die Grundkonstitution ist lymphatisch mit neurogener Disposition. Wir sehen im Bild die rechte Iris. Auffallend sind 1. die massive Abflachung der Pupille temporal oben, 2. die verstärkten zirkulären Furchen im temporalen Bereich der Iris, 3. lakunäre Belastung mit Defektsetzung im Zerebellumbereich (Kleinhirn), 4. massive Hinweiszeichen in Konjunktiva und Sklera auf diesen Sektor.

Schon die ausgeprägte Gefäßbildung außerhalb der Iris zeigt uns die hohe stressorische Belastung des Patienten. Er hatte ein chronisches Rückenschmerzsyndrom und war deshalb häufig in orthopädischer Behandlung. In letzter Zeit klagte er zunehmend über eine gestörte Motorik der Beine sowie über sporadisch auftretende Gleichgewichtsstörungen. Die Befunderhebung aus dem Auge zeigt deutlich eine höhere Beteiligung des neurologischen Geschehens bei dem Leiden dieses Patienten.

Der therapeutische Ansatz ist hier das zerebro-spinale System. Je nach Praxismöglichkeiten beginnen wir im Kopf-, Zerebellumbereich, bzw. den intraspinalen Nervenbahnen. Eine osteopathische Begleitung ist hierbei besonders zu empfehlen. Aus dem hier dargestellten Fallbeispiel erkennen wir die Notwendigkeit, gerade bei scheinbar orthopädischen Grundproblemen, immer durch den geschulten Blick ins Auge die Hintergründe des Leidens zu eruieren.

Partielle Abflachung.

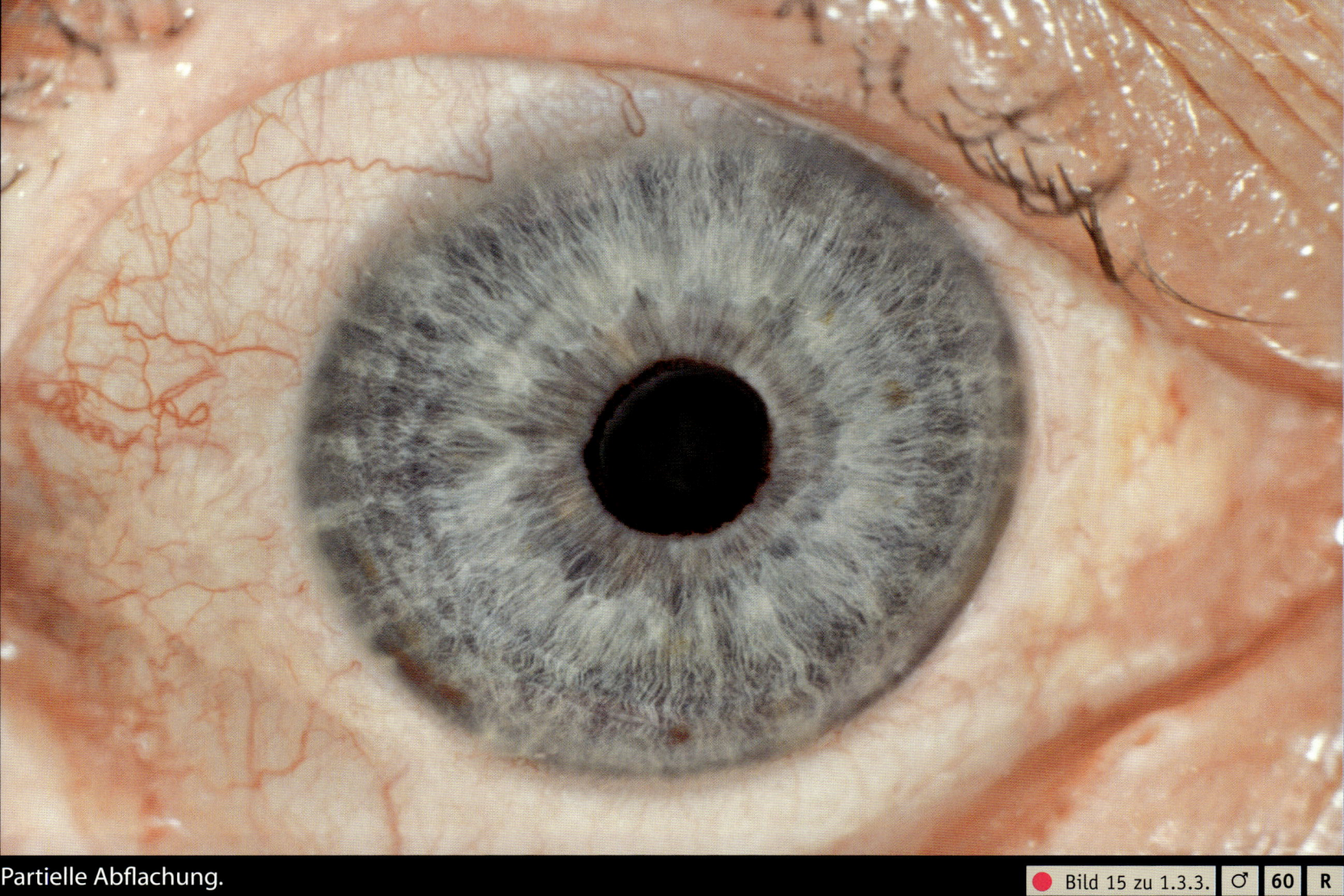

## 1.4. Funktionsdiagnostik (Die Iriskrause in der Iridologie)

Erfassung von Größe, Struktur und Verlaufsform der Iriskrause

**Kriterien der diagnostischen Bewertung:**

1. Die Größenordnung als genetische Anlage.

2. Die Struktur der Iriskrause

3. Die Verlaufsform

4. Die Pigmentierung bzw. farbliche Veränderung der Iriskrause

Die Erforschung und Dokumentation der Iriskrause war für mich von Anfang an ein zentrales Thema. Leider gibt es bis heute keine namhaften wissenschaftliche Untersuchungen und Abhandlungen über die Iriskrause und Ihrer Einflussnahme auf die einzelnen Funktionssysteme des menschlichen Körpers.

Die von mir durchgeführten Forschungen gründen sich auf jahrzehntelanger Dokumentation von Praxisfällen und bewegen sich ausschließlich im empirischen Bereich.

Aus der täglichen Arbeit heraus wurden Praxisfälle dokumentiert und eine Langzeitbeobachtung eingerichtet, die sich oft über Jahrzehnte erstreckte und zusammengehörige familiäre Generationen mit einbezog. Die nachfolgenden Aufzeichnungen sollen dem Praktiker die Möglichkeit eröffnen, weitere Forschungen auf diesem unglaublich interessanten Gebiet weiter zu führen.

### 1.4.1. Die Größenordnung als genetische Anlage

a) Wertung der Balance bzw. Inbalance
   Sympaticus- Parasympaticus- Systems

b) Resonanzraum reflektorischer Abläufe einzelner Systeme

c) Grundordnung der Psychogenetik

**Merksatz:** Das Größenverhältnis der Iriskrause signalisiert Balance und Harmonie im Ablauf des sympatischen und parasympatischen Nervensystems.

## Die stark ektasierte Iriskrause

Bild 16

| | |
|---|---|
| Patient: | weiblich, 40 Jahre |
| Konstitution: | hämatogen (braune Iris) |
| Disposition: | glandulär schwach bei gleichzeitig schwacher Mesenchymstruktur |
| Besonderheiten: | Struktur der Iriskrause mit teilweise Koch´schen Anomalien (tuberkulinbelastete Genstrukturen) |

Die Patientin, ein absoluter Helfertyp, litt vor allem unter psychosomatischen Störungen. In Ihrem Umfeld wirkte sie als Anlaufstelle für problembelastete Mitmenschen (Großherzigkeit). Organisch litt sie unter einer atonischen Obstipation sowie einer spezifischen Nahrungsmittelunverträglichkeit.
Hormonell war sie stets im Ungleichgewicht.

Arbeitsdiagnose: hypophysäre Belastung mit endokriner Dysfunktion.

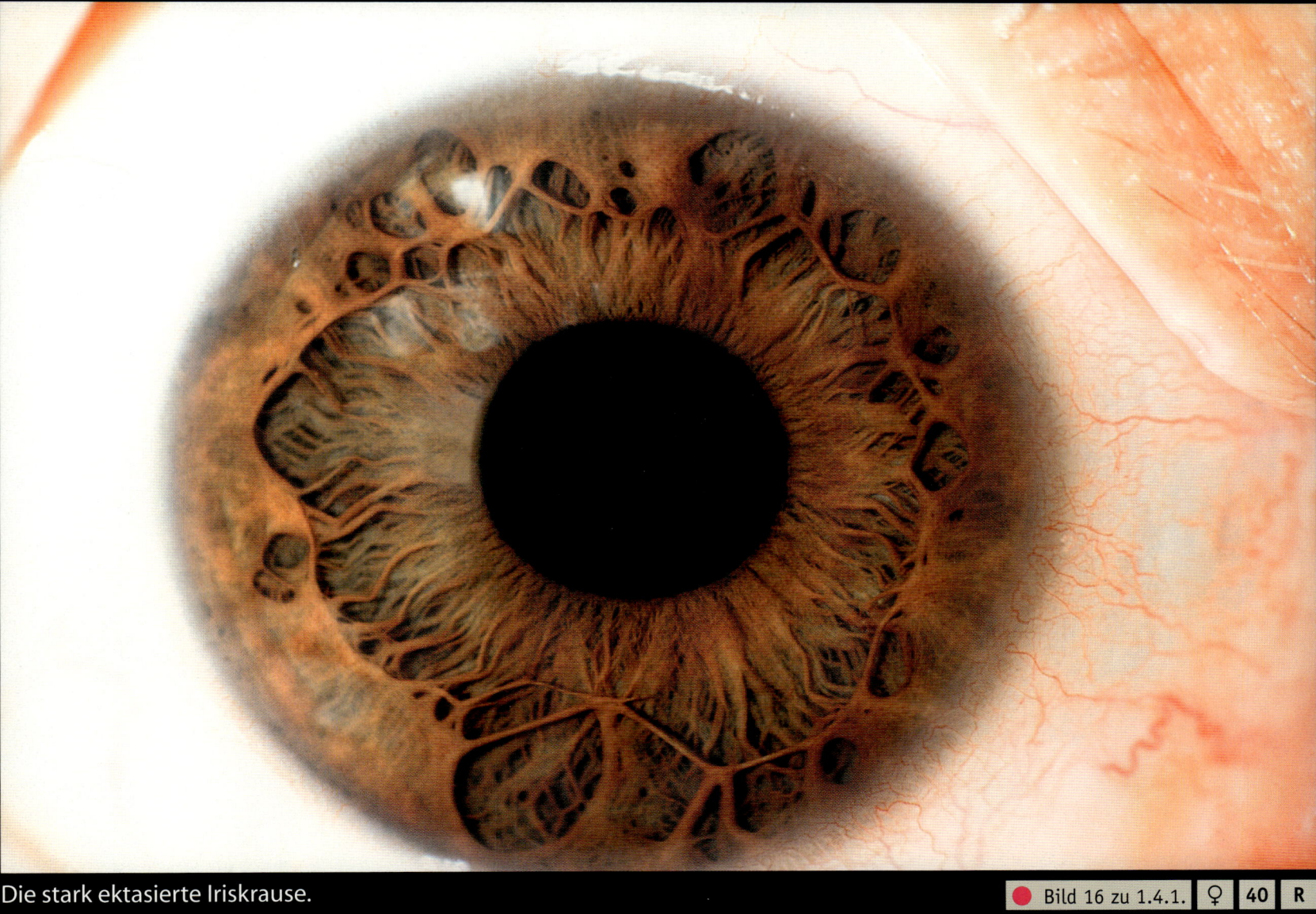

Die stark ektasierte Iriskrause.

Bild 16 zu 1.4.1. ♀ 40 R

## Die stark eingeengte Iriskrause

Bild 17

Patient: weiblich, 55 Jahre
Konstitution: lymphatisch
Disposition: neurogen

Besonderheiten:
Bis zum Pupillarsaum eingeengte Iriskrause mit Mehrfachunterbrechungen sektoraler Hyperemisierung (starke Hellung). Zusätzlich dominiert noch eine corticale Asthenie (zerebrale Minderbelastbarkeit).

Die Patientin durchwanderte über viele Jahre einen absoluten Leidensweg. Ihr „kranker Bauch" beschäftigte viele Ärzte und Kliniken und Dutzende von Röntgenuntersuchungen, Computertomographien und Ultraschalluntersuchungen brachten nie ein klares diagnostisches Bild. Die vorwiegend introvertiert ängstliche Patientin litt unter großer Erwartungsangst. Alles, was ihr fremd erschien, verursachte sofort schmerzhafte Bauchsymptomatik.

Nie brachten ärztlich verordnete Medikamente eine längerfristige Besserung. Meistens hieß es, Reizdarmsyndrom unklarer Genese. Erst die gründliche Aufklärung nach dem Bild der Iris öffneten der Frau das Verständnis für ihre Situation. Später sagte sie, man hätte ihr am meisten damit geholfen, dass sie endlich weiß, wo die Ursachen für ihre Schmerzen und Beschwerden lagen und dass sie nicht krebskrank sei. Sie lernte, mit ihrer Situation umzugehen. Das war ein großer Erfolg.

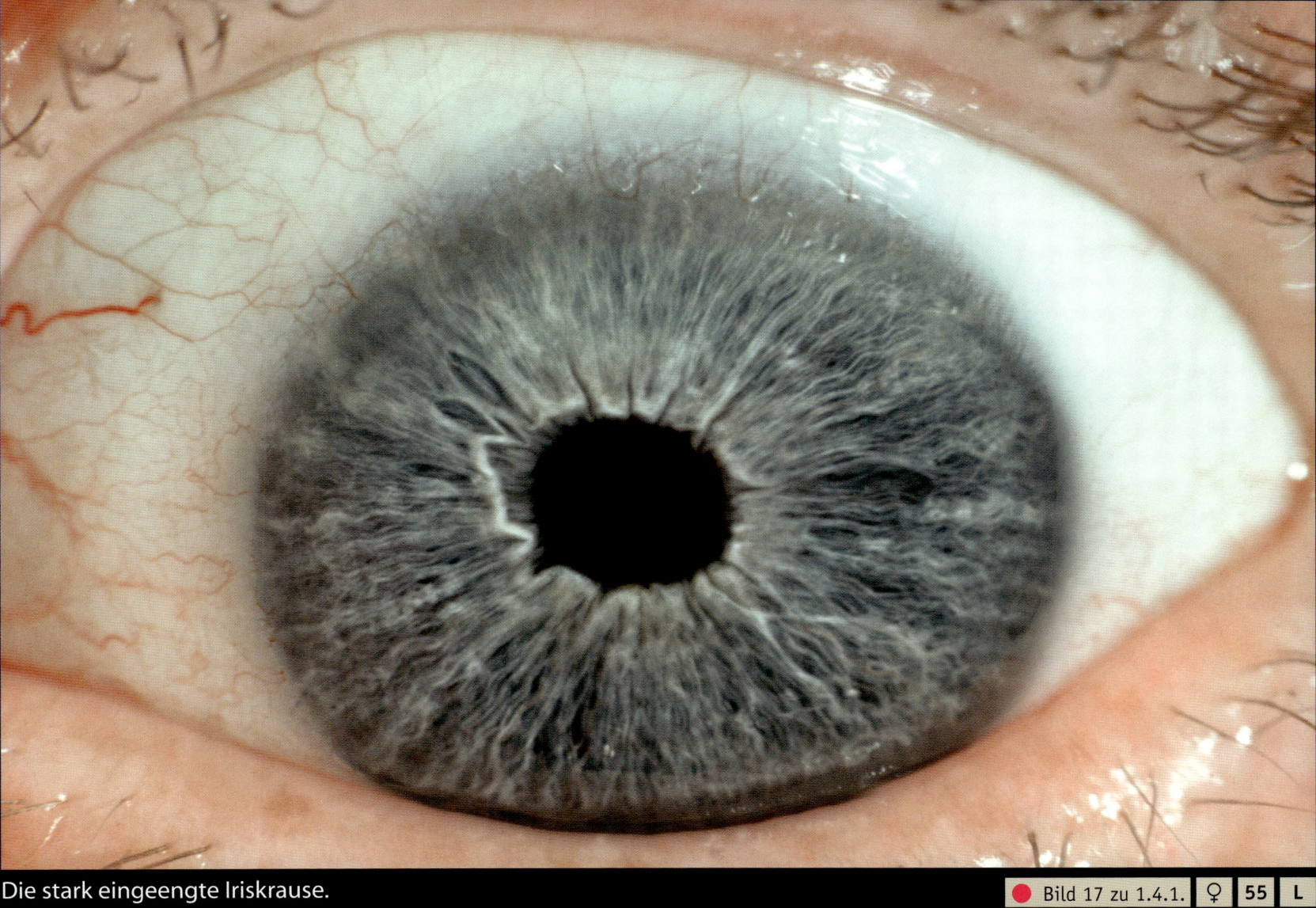

Die stark eingeengte Iriskrause.

Bild 17 zu 1.4.1. ♀ 55 L

## 1.4.2. Die Struktur der Iriskrause

a) Wertung der Anlage des ZNS (zentrales Nervensystem)

b) Erkennung von Adaptionsanomalien des zentralen sowie des vegetativen Nervensystems.

c) der zerebrospinale Status


### Eingeengte, schwach bis nicht strukturierte Iriskrause

Bild 18

Konstitution:       lymphatisch
Diathese:           Übersäuerungsdiathese

Durch die mehrfach unterbrochene bzw. nicht strukturierte Iriskrause zeigt sich die psychosomatische Schwachanlage vor allem im Verdauungsbereich.

Die Diskrepanz zwischen einer labilen Magenfunktion (abgedunkelte Sektoren) sowie der generellen Übersäuerungsdiathese bestimmen in diesem Fall den therapeutischen Ansatz.

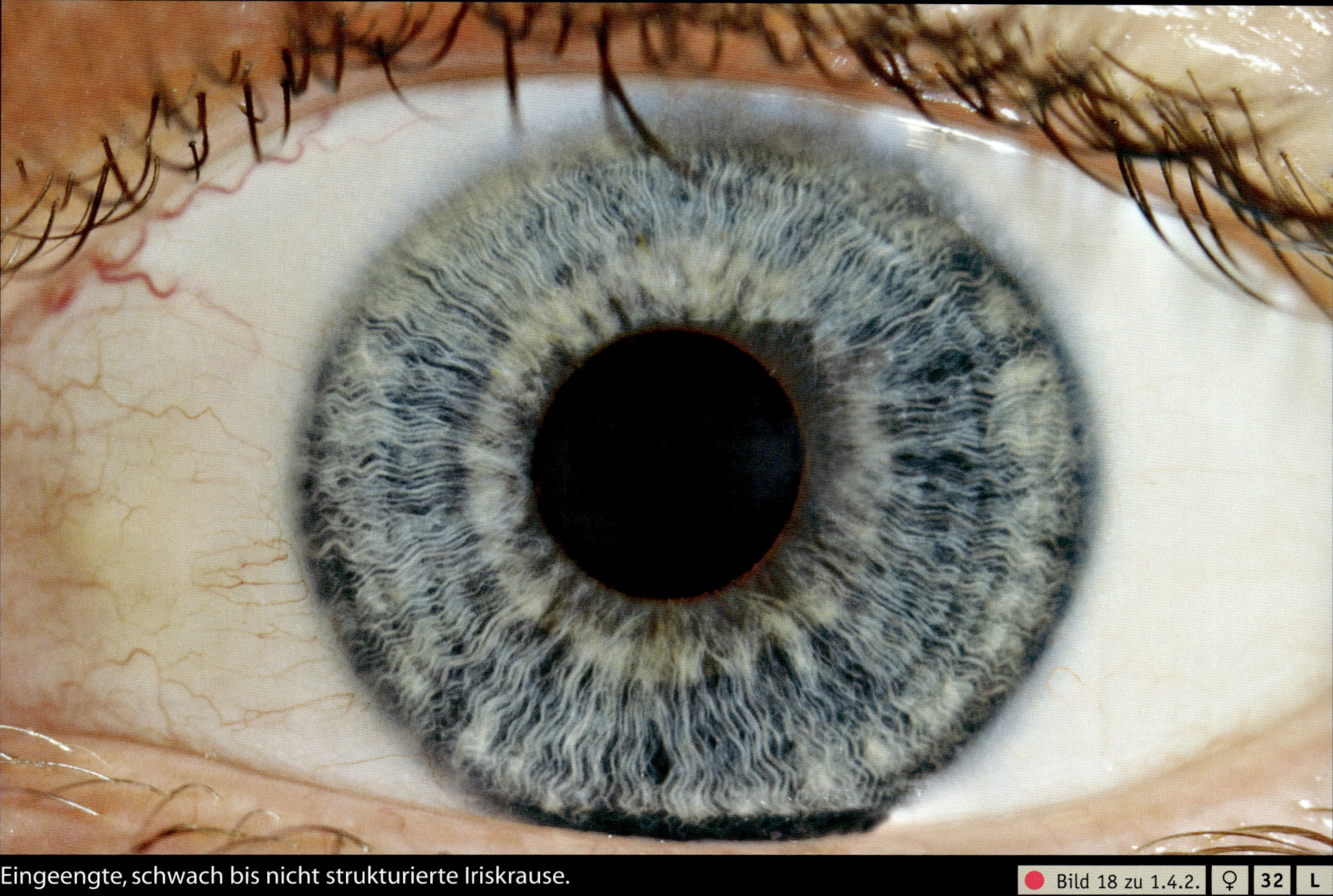

Eingeengte, schwach bis nicht strukturierte Iriskrause.

## Normale Iriskrause mit unterschiedlicher Struktur

Bild 19

15jähriger Junge, Grundkonstitution hämatogen (braune Iris).
Iriskrause mit Normalgröße jedoch unterschiedlicher Struktur.

Besonderheiten:
Ausgeprägte zirkuläre Kontraktionsfurchen als
Hinweis auf erhöhte Verkrampfungstendenz.

Der sensible leicht introvertierte Junge klagte vor allem bei erhöhten
Stresssituationen in der Schule über abdominale Schmerzen.
Die schwach strukturierte Iriskrause im nasalen Bereich gibt in Verbindung
mit dem stark neurogenen Pupillarsaum Hinweise auf dieses Geschehen.

Der therapeutische Ansatz insbesondere bei heranwachsenden jungen
Menschen liegt hier wiederum im Bereich der Schüssler Biochemie.

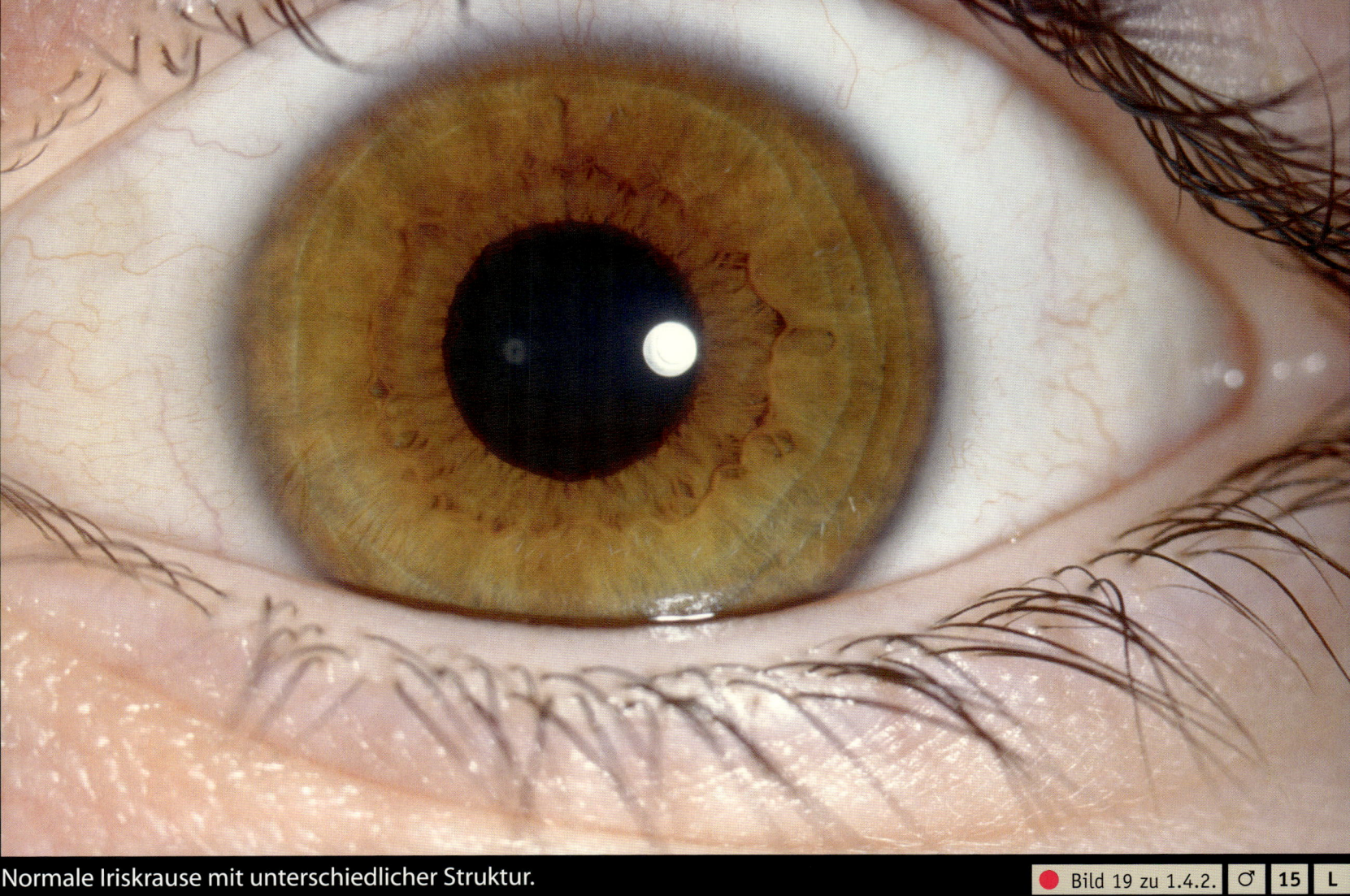

Normale Iriskrause mit unterschiedlicher Struktur.

**Nicht strukturierte Iriskrause**

Bild 20

Patient:            weiblich, 45 Jahre
Konstitution:       Gen-Mischtyp biliärer Typ
Disposition:        vegetativ spastisch

Besonderheiten:
Zerebrale Abflachung der Pupille sowie exzentrische Anlage der Pupille.

Die nicht strukturierte Iriskrause mit den vielfachen radiären Furchen und den ausgeprägten zirkulären Furchen ist immer ein Hinweis auf erhöhte abdominale Spastik. Im vorliegenden Fall ging es der Patientin in jungen Jahren immer recht ordentlich. Als sie jedoch im Berufsleben sowie auch in der Partnerschaft in schwierigere Lebensumstände geriet, entwickelte sich eine hohe Krankheitssymptomatik mit einer ausgeprägten Migränebelastung (siehe cerebrale Reizfasern) sowie einem ausgeprägten prämenstruellen Schmerzsyndrom.

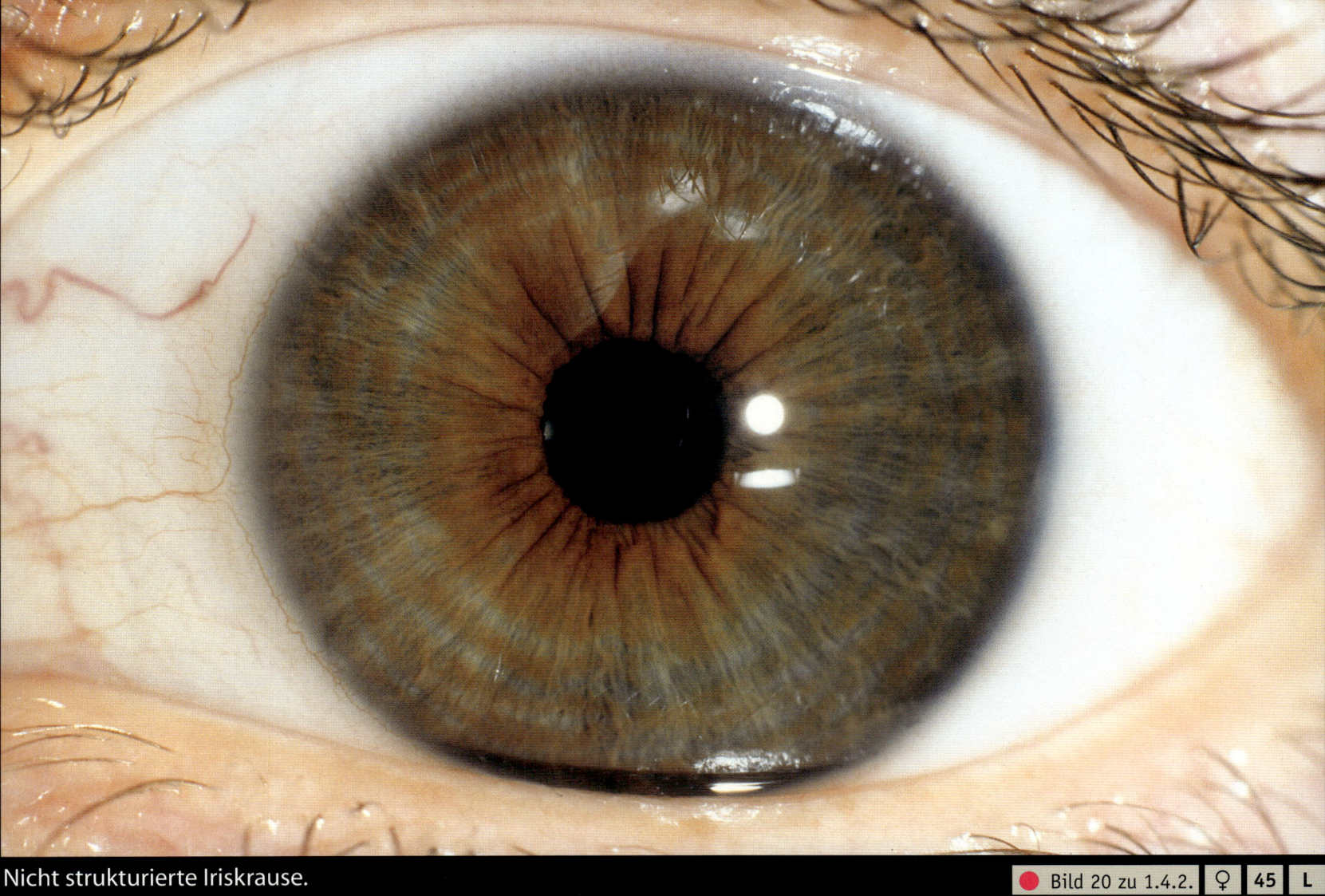

Nicht strukturierte Iriskrause.

Bild 20 zu 1.4.2. ♀ 45 L

### 1.4.3. Die Verlaufsform der Iriskrause

a) genetisch festgelegte Regulationsmuster der Systeme

b) Bestimmung lokaler organbezogener Regulationsstarren

c) Erkennung von spinal- segmentalen Defekten mit Funktionsstörung der Bezugsorgane

**Merksatz**: Die Verlaufsform der Iriskrause ist eine, für jedes Individuum einmalige genetische Prägform. An ihr sind Funktion, Adaption und Regulation wie an einem Programmablaufplan abzulesen.

### Eingeengte Iriskrause mit bizarrer Verlaufsform

Bild 21

Bei dem 13 jährigen Jungen fällt als erstes die Diskrepanz zwischen der Grundkonstitution und der genetischen Anlage des Verdauungsbereichs auf. Die vor allem im cerebralen Bereich sehr stark eingeengten Iriskrause signalisiert in ihrer Verlaufsform eine enorme Imbalance zwischen dem sympatischen und parasympatischen Nervensystem. Als Kleinkind litt er unter einer Neurodermitis. Später kamen Entzündungen des Darmsystems hinzu, wobei sich Haut- und Darmsymptomatik in ihren entzündlichen Phasen abwechselten.

Bei jeder erhöhten Stressaktivität kam es zur verstärkten Symptomvermehrung. Die cerebralen Reizfasern signalisieren die erhöhte Stressaktivität mit Einflussnahme auf die genetischen Schwachpunkte Haut (dunkler Hautring) sowie den Darm. Der therapeutische Ansatz liegt hier grundsätzlich in einer sehr gezielten Ernährungsumstellung sowie Stressabbautherapie mit Homöopathie.

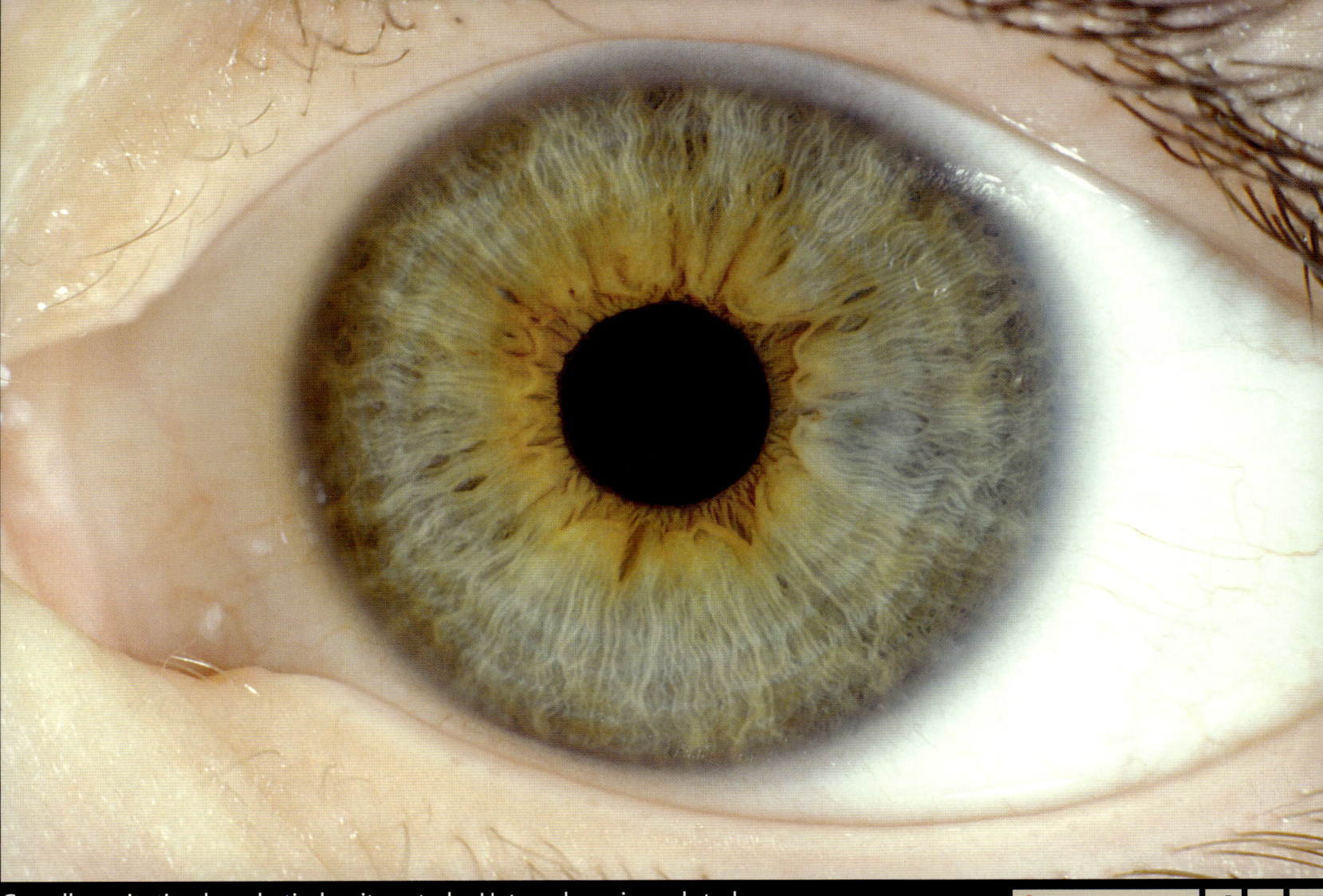

Grundkonstitution lymphatisch mit zentraler Heterochromie und stark eingeengter Iriskrause sowie einer bizarren Verlaufsform.

● Bild 21 zu 1.4.3. | ♂ | 13 | L

## Bizarre Verlaufsform der Iriskrause

Bild 22

Grundkonstitution: lymphatisch mit zentraler Heterochromie

Disposition: glandulär belastet bei insgesamt mesenchymal schwacher Struktur

Diathese: lipämisch

In diesem Fall handelt es sich um einen Schmerzpatienten, der über viele Jahre hinweg Scharen von Ärzten und Therapeuten meist erfolglos konsultierte. Zentrale Schwerpunkte seiner Schmerzen waren Kopf/ Hinterkopf (Cerebellum), HWS- Bereich, LWS-Bereich sowie abdonimale Schmerzzustände. Neben der total bizarren Verlaufsform der Iriskrause fällt hier die große Hirnlakune links bei 1 Uhr mit massiver Eindrückung der Iriskrause und starker Aufhellung im Krausenbereich auf.

Die überstarke Gefäßzeichnung im Conjunktivalbereich war nicht eine Conjunktivitis sondern Ausdruck seiner jahrelangen Stress- und Schmerzzustände. Der Patient war während seiner Berufszeit sowie mehrerer aufwendiger Ehrenämter tatsächlich in einem totalen Permanentstress. In der Langzeitbeobachtung fiel auf, dass sich nach seinem 70. Lebensjahr nach Ablegung aller Ämter und Aufgaben sowie einem Umzug in ein Feriendomizil die gesamte Schmerzsymptomatik zurückentwickelte.

Therapeutischer Ansatz ist hier die Aufklärung über die genetischen Schwachpunkte, vor allem im Cerebellumbereich sowie die ausgeprägte Diskrepanz im Nervenablauf zwischen Sympathikus und Parasympathikus.

Bizarre Verlaufsform der Iriskrause.

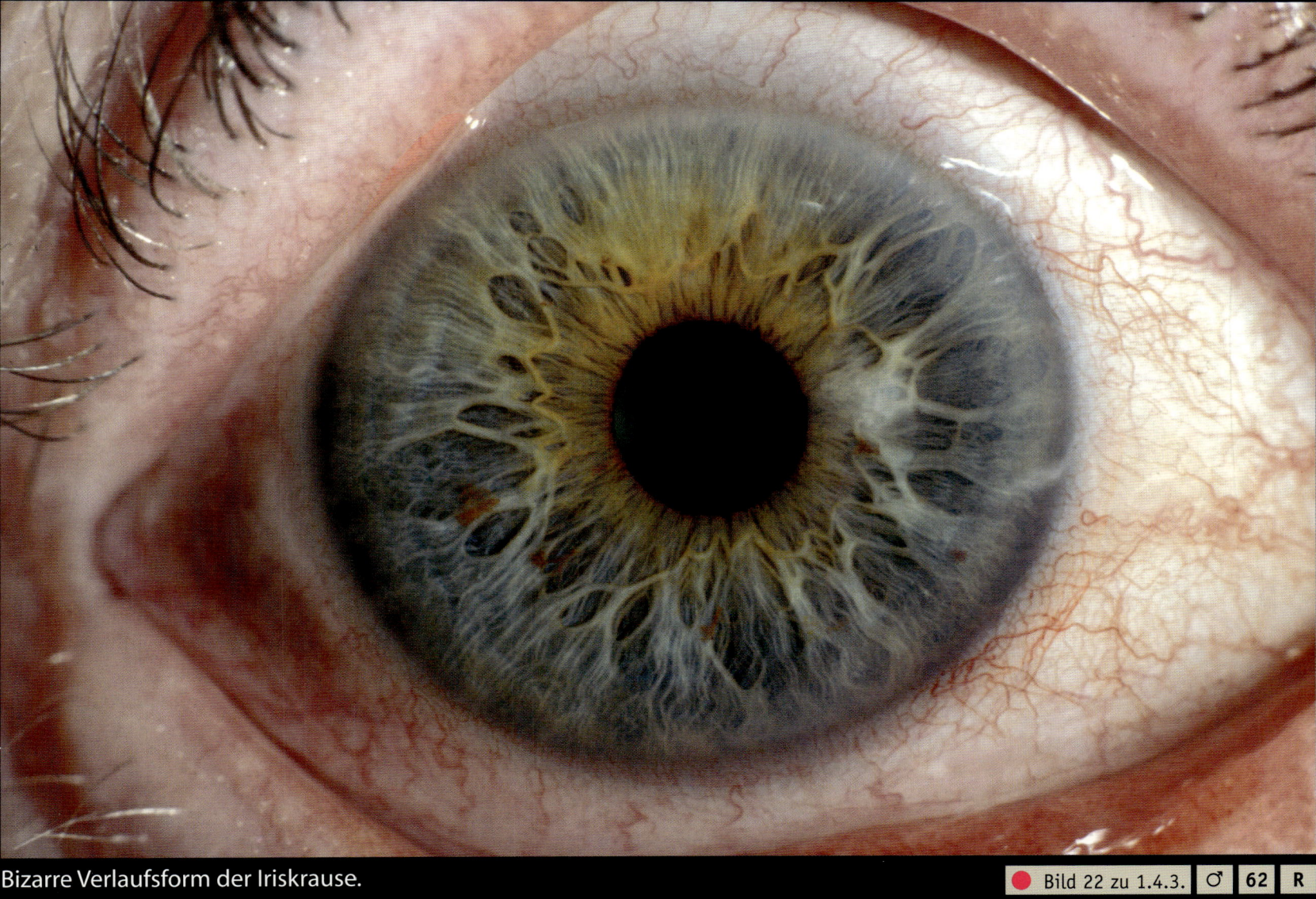

## 1.4.4. Die Pigmentierung bzw. farbliche Veränderung der Iriskrause

a) Erkennung genetisch disponierter Defekte im ZNS Bereich

b) Wertung der Entzündungstendenzen des ZNS

c) Hauptkriterium der Präventivmassnahmen neurologischer Erkrankungen

### Stark pigmentierte Iriskrause

Bild 23

Patientin 42 Jahre, Grundkonstitution Genmischtyp. Die Patientin bemerkte nach einer längeren Phase von Permanentstress (familiär) Sensibilitätsstörungen im Bereich der Extremitäten. Diese verschwanden jedoch wieder nach einiger Zeit. Nach Wiederauftauchen viele Monate später begannen die ersten neurologischen Untersuchungen. Dabei stellten sich entzündliche Herde im intraspinalen Bereich heraus (Kernspinntomographie). Weiterführende diagnostische Untersuchungen bestätigten schließlich eine schwache Form der Enzephalomyelitis diseminata (MS). Die zunächst durchgeführte Intensivtherapie mit Corticoiden konnte nach einiger Zeit wieder abgesetzt werden. Durch biologisch begleitende Behandlung wie gezieltem Stressabbau ging es der Patientin längerfristig wieder recht gut.

Anmerkung: Bei meinen vielen Erfahrungen mit MS Patienten konnte ich häufig die farbliche Veränderung der Iriskrause feststellen.

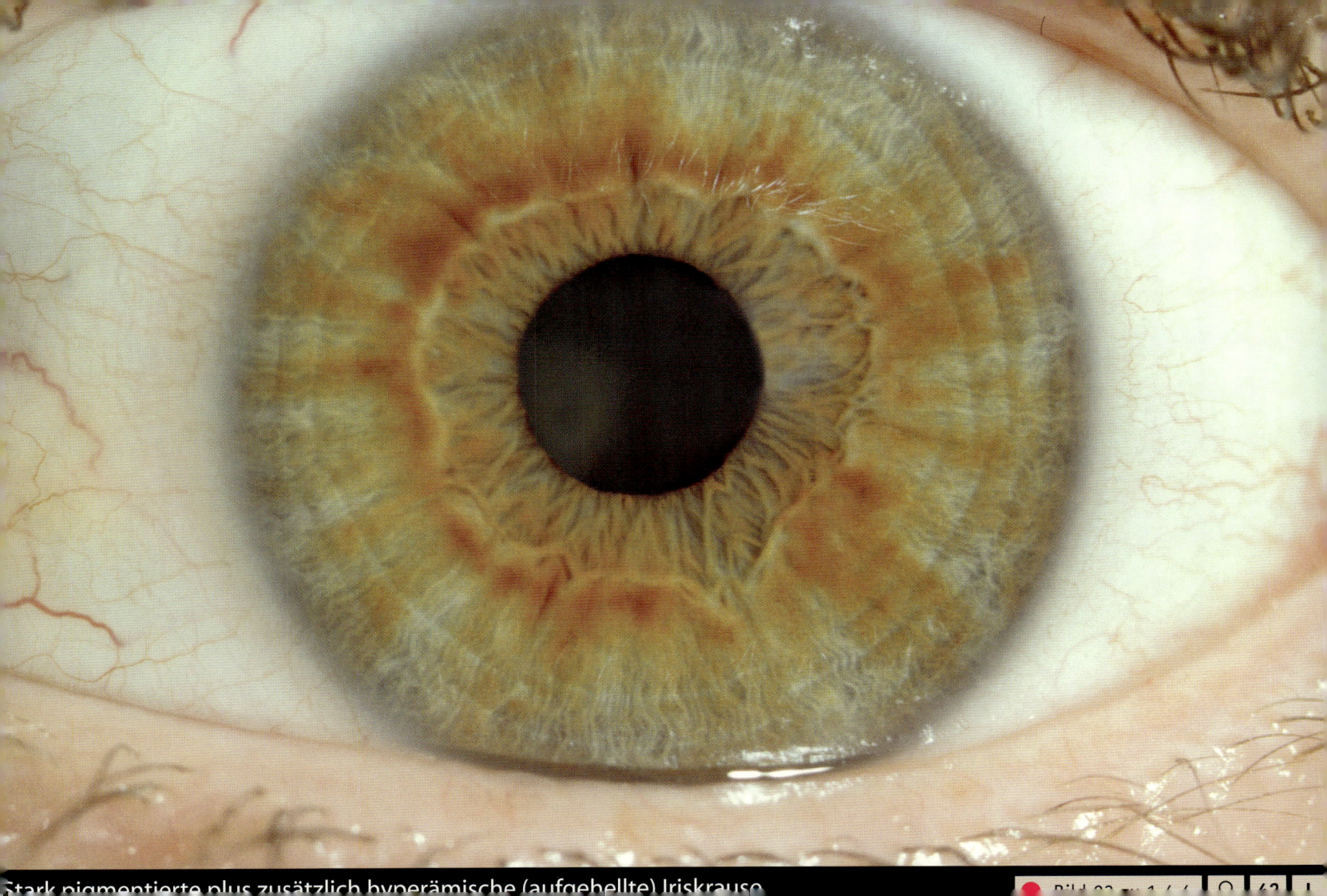

Stark pigmentierte plus zusätzlich hyperämische (aufgehellte) Iriskrause

## Sektoral nicht strukturierte bzw. stark aufgehellte Iriskrause

Bild 24

Hier handelt es sich um einen 10jährigen Jungen, welcher geistig retardiert ist. Er besucht eine entsprechende Spezialschule und entwickelt sich erfreulicherweise gut.

Die Zusammenhänge zwischen Iriskrause und ZNS sowie der entsprechenden seltsamen Pigmentation sind noch längst nicht geklärt. Deshalb sollen hier genetische Fakten der Familiarität vorgestellt werden.

Es folgen noch das Bild der Mutter (Bild 25) sowie auch das Bild des Vaters (Bild 26).

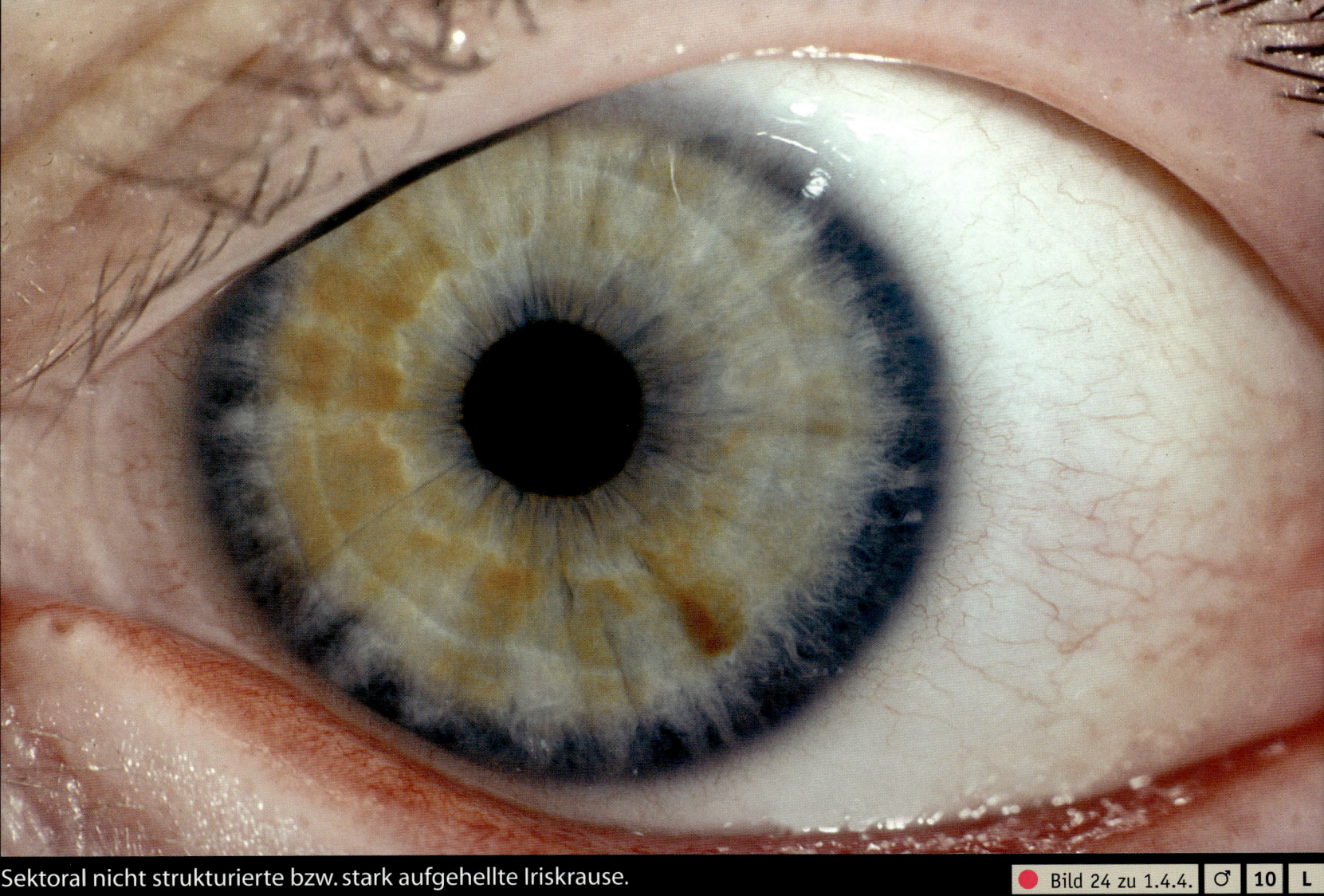

Sektoral nicht strukturierte bzw. stark aufgehellte Iriskrause.

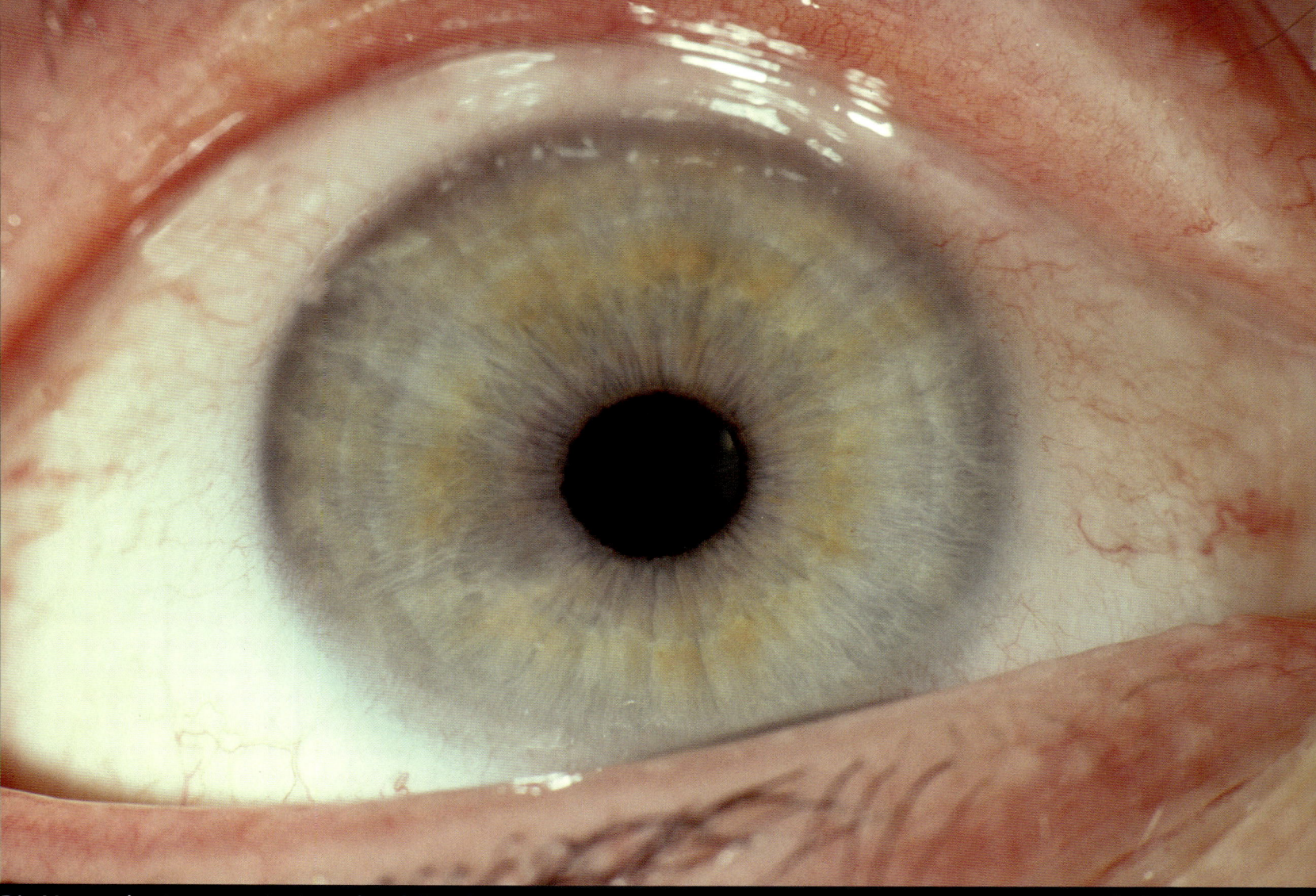

Die Mutter des Jungen mit einer ebenfalls sehr seltsamen Struktur der Iriskrause mit Aufhellungen und Pigmentationen.

Bild 25 zu 1.4.4. ♀ 40 R

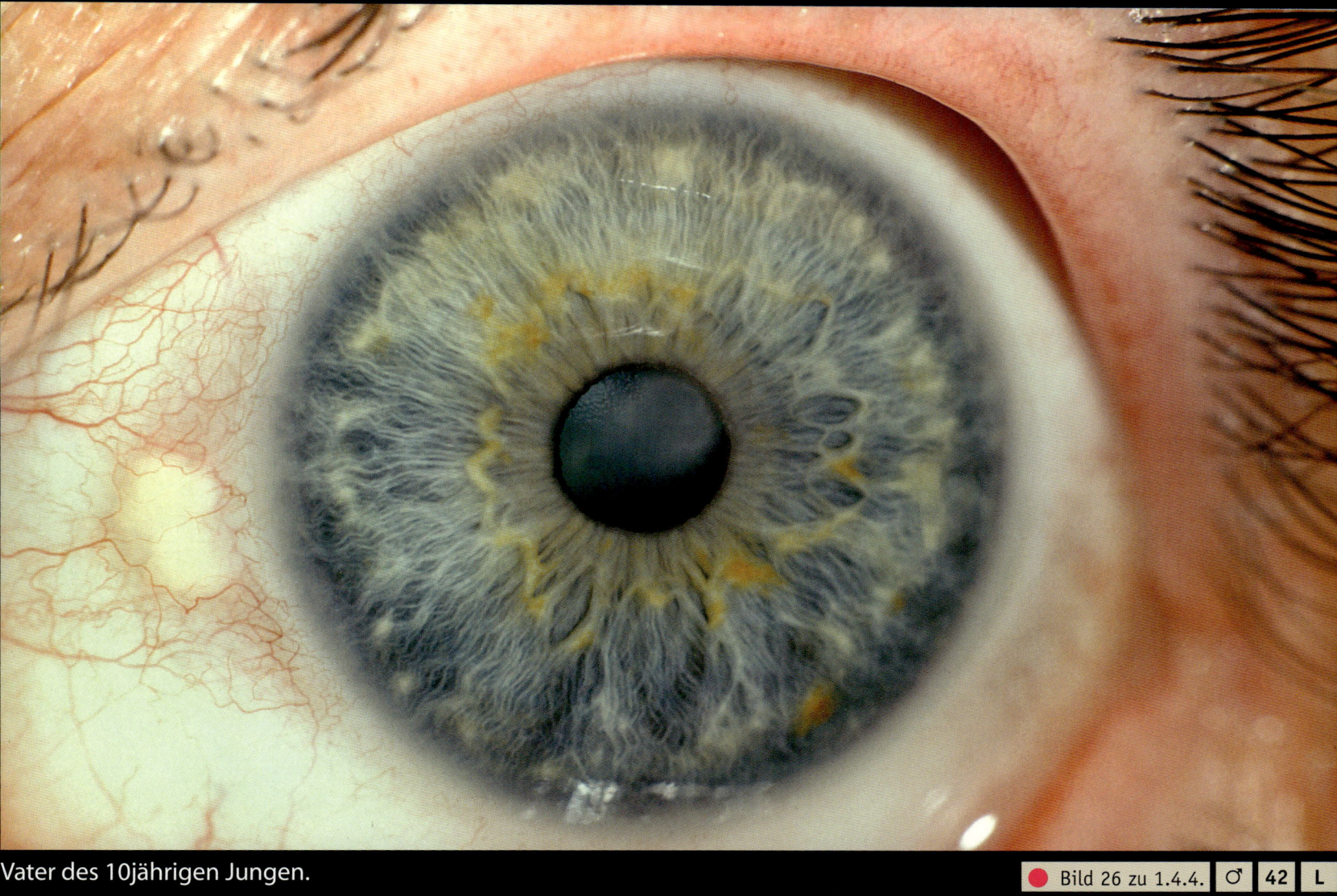

Vater des 10jährigen Jungen.
Hier sehen wir ebenfalls eine sehr seltsam konfigurierte
Iriskrause mit ausgeprägter Pigmentation.

## 1.5. Organdiagnostik

Erfassung von genetisch festgelegten Iriszeichen wie Lakunen, Krypten und Defektzeichen.
Vorbemerkung: Die Erfassung der Strukturzeichen in der Iris sowie ihre Interpretation ist bei der Befunderhebeung aus dem Auge die am meisten angewendete Methode. Im Lehrbuch 1 Information aus Struktur und Farbe wird die Zeichenlehre ausführlich behandelt. Für den praktizierenden Iridologen ist es überaus wichtig zu wissen, dass solche Strukturzeichen längst keine Erkrankung darstellen. Die fälschliche Interpretation hat die Methode schon sehr oft bei nachprüfenden Untersuchungen im Misskredit gebracht. Folgende Fakten müssen bei der Auswertung von Iriszeichen stets beachtet werden.

1. Lakunen und Krypten müssen stets im Zusammenhang mit der Gesamtkonstitution bewertet werden.

2. Der Zeitfaktor muss bei der Bewertung der Iriszeichen stets in Betracht gezogen werden.

3. Erst die Summation der Irisphänome gibt gezieltere Auskunft über bestehende oder sich entwickelnde Krankheitsprozesse.

Bild 27

Patient:         männlich, 46 Jahre
Konstitution:    lymphatisch
Diathese:        Übersäuerungsdiathese

Deutlich auffallend ist hier die Diskrepanz zwischen der gestörten und empfindlichen Magensituation und der generellen mesenchymalen Übersäuerungstendenz. Der Patient klagte über häufige Schmerzen über der linken Brustseite mit Ausstrahlungen in den Arm. Cardiologische Untersuchungen waren bis jetzt immer noch negativ. Im Bild sehen wir neben der Herzlakune vor allem noch die durchbrochene Iriskrause sowie die leuchtenden hellen Reizradiären. In der Summation der Iriszeichen ergeben sich hier folgende Aspekte.

1. Herzlakune- genetische Anlage zur Herzinsuffizienz

2. durchbrochene Iriskrause- Hinweis auf funktionelle Herzstörungen

3. perifokale helle Reizzeichen- Hinweis auf erhöhte Stressbelastung .

Als weiterführende Diagnostik sollten folgende Blutparameter zusätzlich festgestellt werden:

a) Homocysteinwert- Risikofaktor Herzinfarkt
b) CRP Wert ( C- reaktives Protein)
   Hinweis auf entzündliche Entwicklungen
   im Coronarbereich.

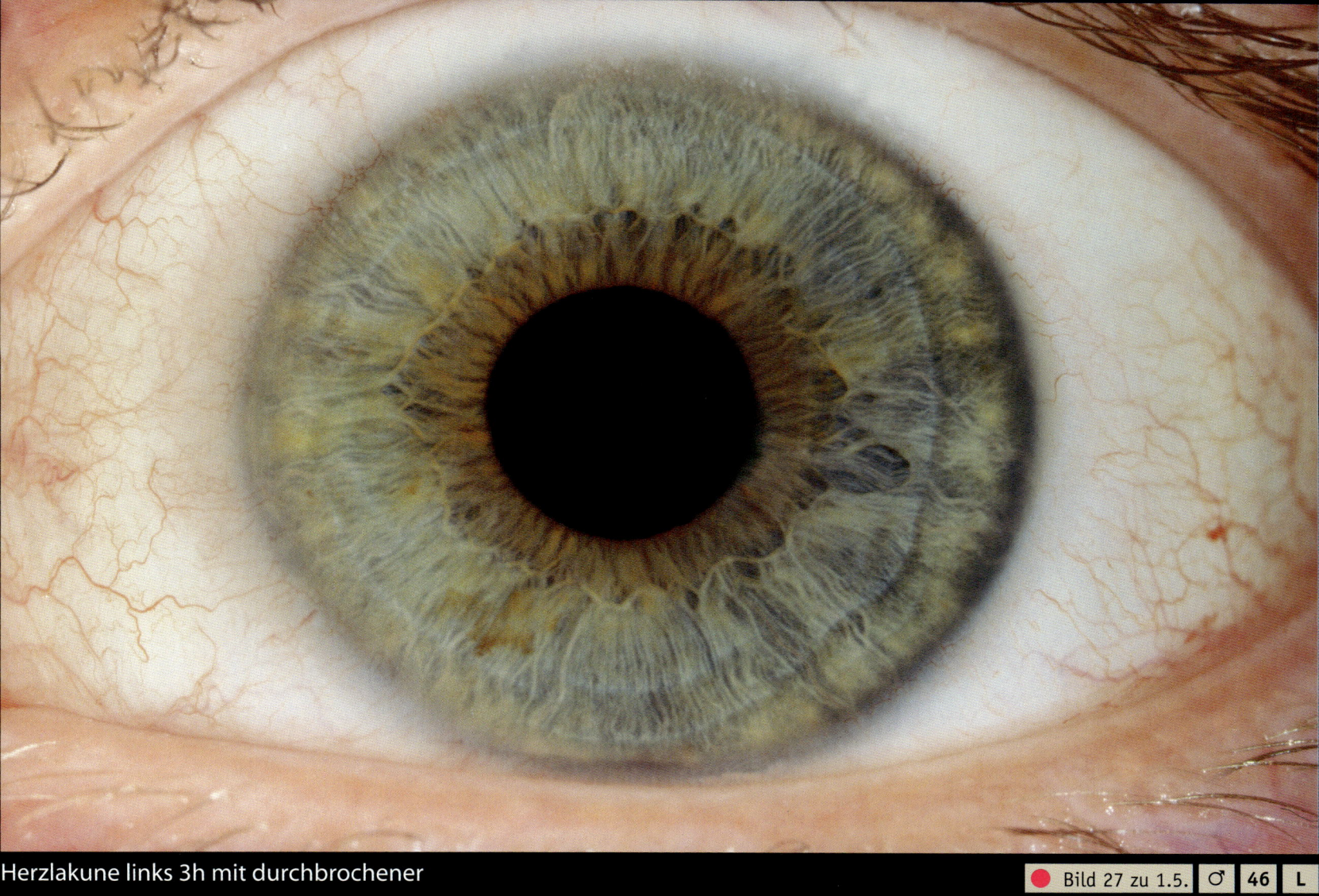

Herzlakune links 3h mit durchbrochener
Iriskrause und perifokalen Reizzeichen.

Bild 27 zu 1.5. ♂ 46 L

## Defektzeichen im Colon descendens mit perifokaler Pigmentation

Bild 28

| | |
|---|---|
| Patient: | männlich, 58 Jahre |
| Konstitution: | lymphatisch |
| Disposition: | streng neurogen |
| Diathese: | lipämisch |

In diesem Fall sehen wir natürlich sofort die gefährliche Situation im absteigenden Colon. Jedoch der Patient hatte noch keinerlei Beschwerden.

Hier zeigt sich die Iridologie als wahrer Meister der Prävention.
Die lipämische Diathese weist bei einem noch nicht 60- jährigen Menschen bereits auf massive Stoffwechselumwandlungen hin. Maligne Tendenzen sind dort stets in die Untersuchung mit einzubeziehen. Im absteigenden Colon sehen wir neben den Defektzeichen die Melaninpigmentation.

In der Summation zeigt sich hier die akute Gefährdung. Als weiterführende Diagnostik ist immer dabei die Koloskopie zu empfehlen.
Eine bereits fortgeschrittene Polypose konnte rechtzeitig entfernt werden.

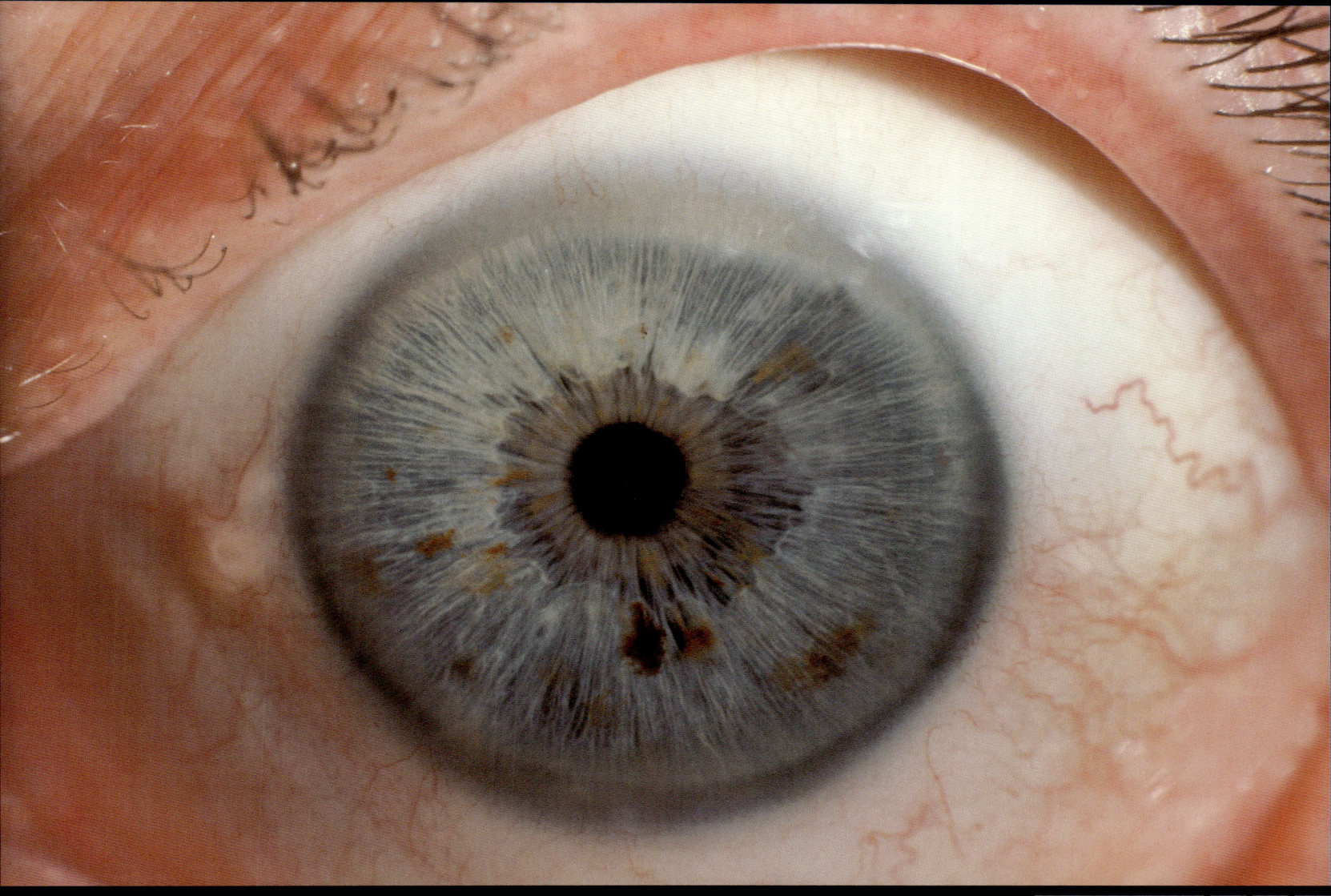

Defektzeichen im Colon descendens mit perifokaler Pigmentation.  ● Bild 28 zu 1.5. ♂ 58 L

## Herzlakune mit perifokaler Aufhellung und Transversale

Bild 29

| | |
|---|---|
| Patient: | weiblich, 42 Jahre |
| Konstitution: | lymphatisch |
| Disposition: | neurogen |
| Diathese: | Übersäuerungsdiathese |

In diesem Fall finden wir auf der Querachse in der Topografie zwei bedeutende Zeichen. Einmal eine Herzlakune mit perifokaler Aufhellung und eine von der Milz aufsteigende Transversale. In der Summation signalisiert dies Störungen im Bereich des Herzens. Zusätzlich finden wir im Bereich der Schilddrüse ebenfalls eine Lakune sowie eine verstärkte Pigmentation.

In der Zusammenfassung erkennen wir dabei einen Hinweis auf thyreo-cardiale Funktionsstörung mit zunehmender Insuffizienz des Herzens. Die generelle mesenchymale Übersäuerung wirkt dabei als Verschlimmerungsfaktor. Weiterführende Diagnostik ist der Schilddrüsenstatus sowie der Wert CRP und Homocystein.

Das Vorhandensein von Transversalen muss immer als Aktivierungs- oder Verschlimmerungszeichen betrachtet werden.

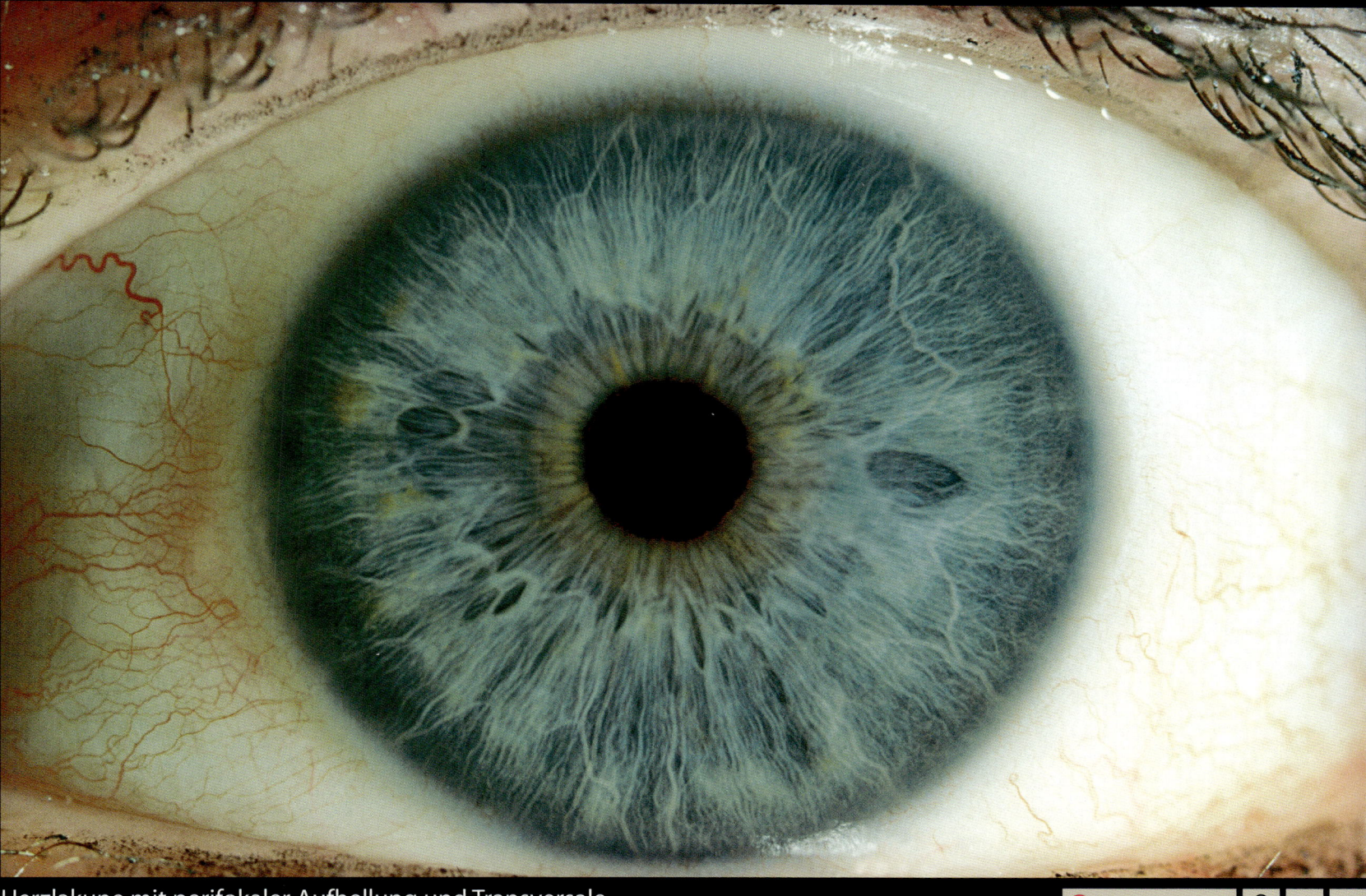

Herzlakune mit perifokaler Aufhellung und Transversale.  Bild 29 zu 1.5. ♀ 42 L

## 1.6. Stoffwechseldiagnostik

**Erfassung von Imprägnationen und Einlagerungen
in Iris und Sklera/ Conjunktiva**

Bild 30

Zum Zeitpunkt der Aufnahme fühlte sich der 50jährige, männliche Patient 100% gesund und leistungsfähig. Im Bild sehen wir jedoch bereits eine massive Stoffwechselumwandlung. Einmal bewerten wir die Iris, den nahezu geschlossenen Verschlackungs-, bzw. Übersäuerungsring im peripheren Bereich. Zum andern erkennen wir massive Einlagerungen von Lipoproteinen im Conjunktival-, Sklerabereich.

Darüber hinaus erkennen wir eine Abdunklung mit lakunärer Belastung im Herzsektor links bei 3h. Sauerstoffmangel und Gefäßumwandlung sind in diesen Fällen häufig anzutreffen. Der Patient war nicht in Behandlung und erlitt einige Monate nach dieser Aufnahme einen tödlichen Herzinfarkt.

Als Präventionsmaßnahmen sind deshalb bei solchen Erscheinungsbildern gezielte weiterführende Diagnostik dringend angezeigt:

1. Lipoproteinstatus
2. Homocysteinwert
3. CRP Wert

Die multiplen Stressgefäße im Cerebralbereich sowie auch nasal machen deutlich, dass der Patient über längere Zeit unter Permanentstress stand.

Lymphatische Konstitution neurogener Typ.

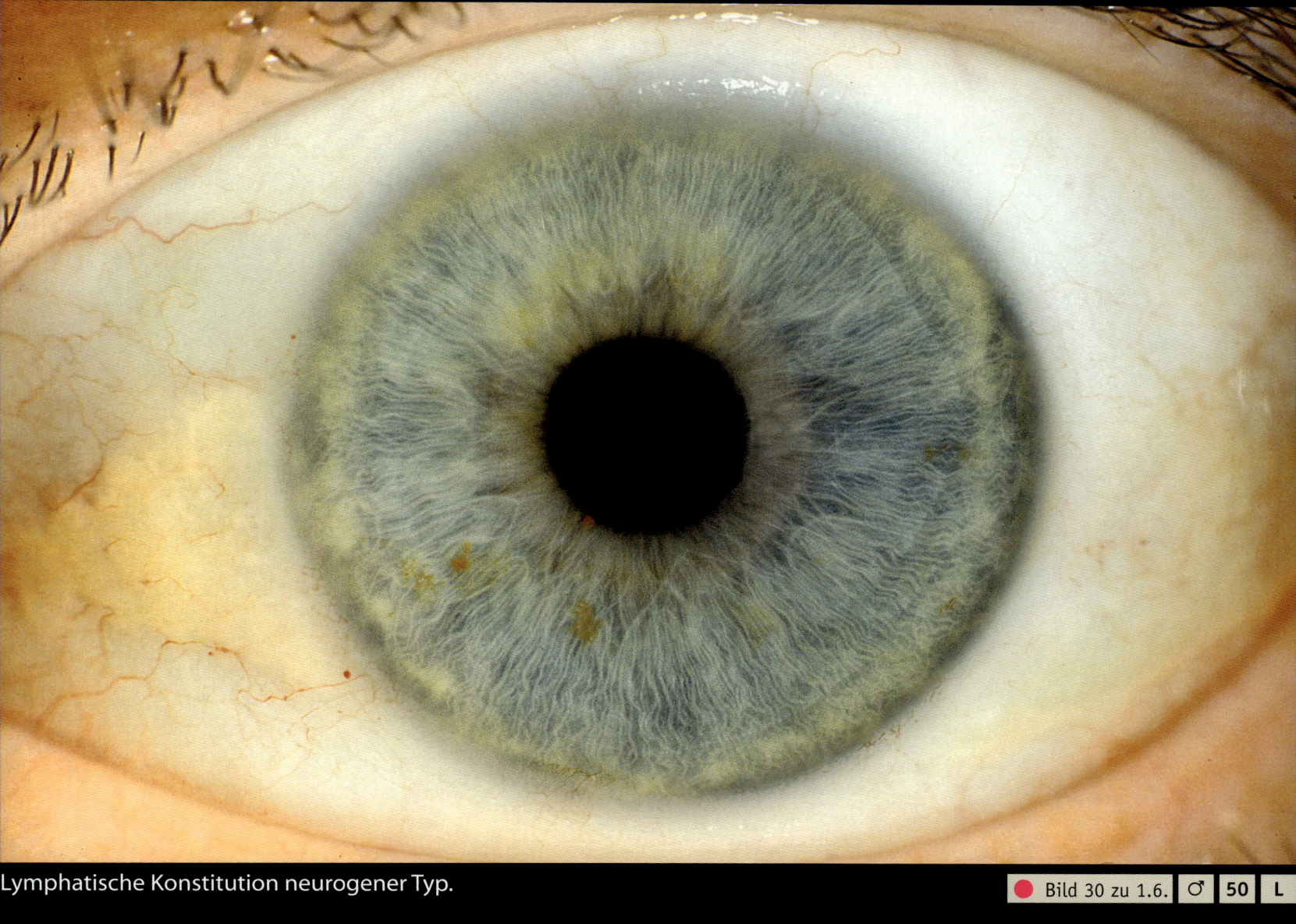

## 1.7. Genetische Regulationsdiagnostik

**Erfassung der Pigmentation in der Iris**

Bild 31

Nach dem heutigen Stand der Pigmentforschung in der Iridologie werden Fremdpigmente nach der Organzugehörigkeit eingestuft. Dies wird im Lehrbuch 1 ab Seite 133 sehr ausführlich abgehandelt. Danach bewerten wir die dunkelbraunen Pigmente (Melanin) als hepatotrop bezeichnet. Die rötlichen Pigmente werden als pankreotrop klassifiziert und die strohgelben Pigmente als nephrotrop. Empirisch hat sich das bei der Befunderhebung aus dem Auge bis heute gut bewährt. Allerdings fehlen nach den arbeiten von Prof. Herget und Dr. Dr. Schimmel neuere wissenschaftliche Erforschungen.

Im vorliegenden Fall sehen wir eine Patientin (Lehrerin) die bereits nach dem 40. Lebensjahr chronisch krank und mit 43 Jahren bereits Frühinvalide war. Sie litt besonders unter einem cerebrospinalen Schmerzsyndrom mit viel Schwindel sowie unter chronischen Schilddrüsenstörungen. Die Familienanamnese ergab beim Vater zwei Herzinfarkte, einen Apoplex sowie Niereninsuffizienz (Dialysepatient). Die Entformung der Pupille bei dieser Patientin weist auch auf größere neurologische Störungen und Anlage zum Apoplex hin (stehende plus abgeflachte Pupillen). Insgesamt ist die Genetik bei dieser Patientin deutlich erkennbar schwer belastet. Begleitende biologische Behandlung in frühen Erkrankungsstadien kann jedoch die Lebensqualität deutlich verbessern und möglicherweise Dialyse und den Herzinfarkt verhindern.

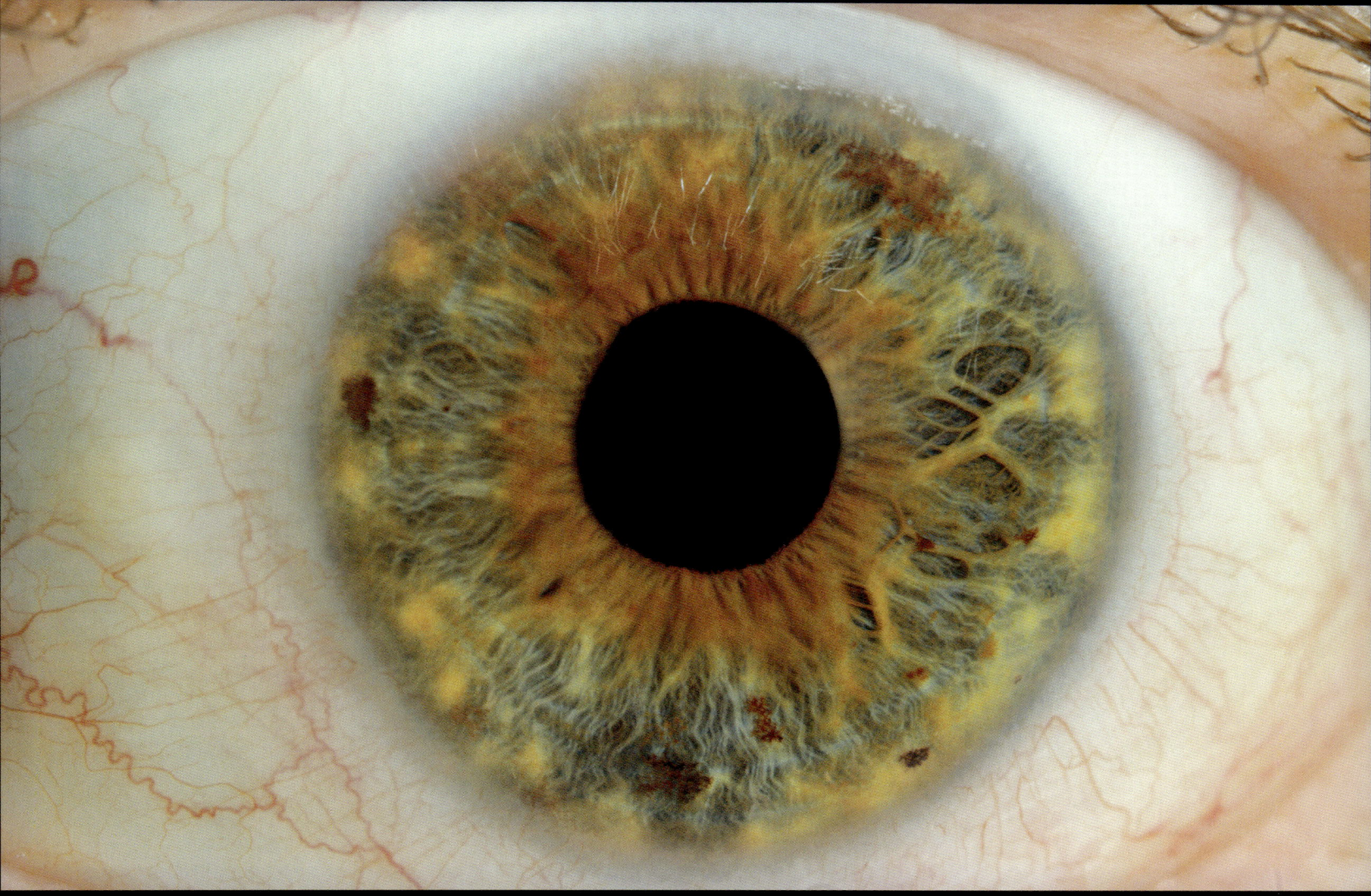

Genmischkonstitution, dyskratische Diathese.

Bild 31 zu 1.7. ♀ 43 L

**Lymphatische Iris mit cerebraler sektoraler Heterochromie und Solitärpigment im Cerebellum**

Bild 32

Patient: weiblich, 53 Jahre
Konstitution: lymphatisch

Die nicht verheiratete Frau ohne Kinder hat ein sehr wechselhaftes Lebensprofil. Die kleinzackige Verlaufsform der Iriskrause signalisiert ihre leicht bizarren Reaktionen im Nervensystem, die zudem deutlich aufgehellte Iriskrause verstärkt diese Tendenz.

Die farbliche Veränderung im Zerebralbereich sowie das massive Leitgefäß in Richtung Stirnsektor und das solitäre Pigment im Zerebellumsektor mit den dazugehörigen auffallenden Reizradiären macht deutlich, dass der Beschwerdekomplex dieser Frau vorwiegend vom Kopf und Nervensystem ausgeht. Nach turbulenten Jahren mit vielen Ängsten um schwere Krankheiten, vor allem am Beginn des früh einsetzenden Klimakteriums hat sich die Lage deutlich beruhigt.

Die Patientin hat gelernt, dass genetisch bedingte Schwachpunkte die Auslösefaktoren der vielfältigen meist neurologischen Störungen waren.

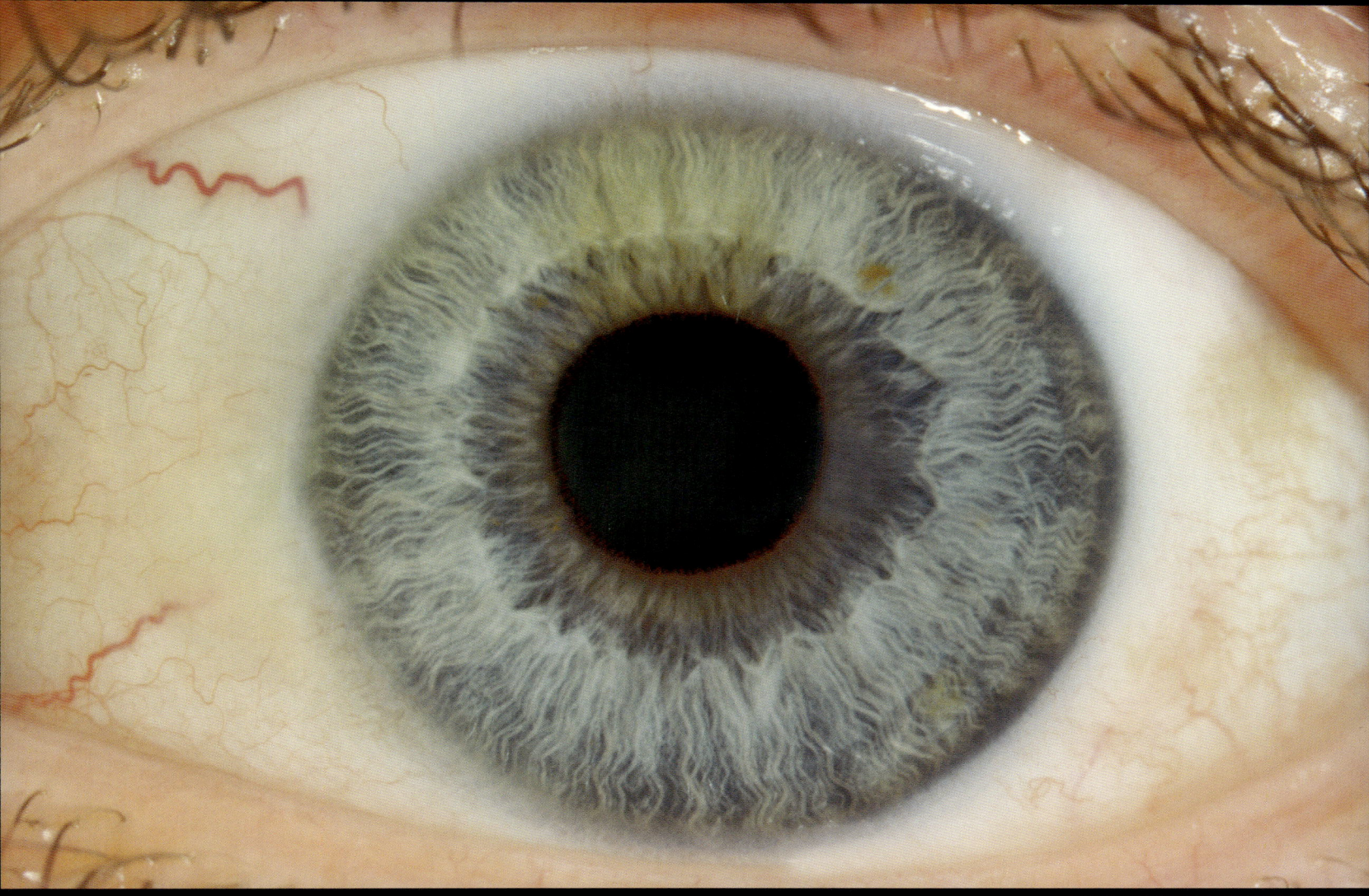

Lymphatische Iris mit cerebraler sektoraler Heterochromie
und Solitärpigment im Cerebellum.

Bild 32 zu 1.7. ♀ 53 L

## 1.8. Gefäßdiagnostik

**Erkennung und Wertung der Skleral- und Conjunktivalgefäße (englisch: Sclerology)**

Bild 33

Lymphatische Konstitution exudative Diathese mit ausgeprägtem Leitgefäß im vorderen Kopfbereich.

Die Gefäßdiagnostik nimmt im Bereich der Iridologie einen immer größeren Raum ein. Insbesondere Josef Karl aus München hat auf diesem Gebiet viel empirische Arbeit geleistet und so die Möglichkeit geschaffen, die Gefäßdiagnostik in die Befunderhebung aus dem Auge einzubauen. Kein anderes Areal als eben das Augenweiß bietet so viel Einblick in das Gefäßsystem des menschlichen Körpers.

Längst bewerten wir Anomalien in der Iris vermehrt pathologisch, wenn Gefäßzeichen in auffälliger Weise auf den entsprechenden Sektor zufließen. Im vorliegenden Fall ist dies bei einem relativ jungen Menschen als Hinweis auf Störungen im Kopf, Stirn und Nebenhöhlenbereich deutlich erkennbar.

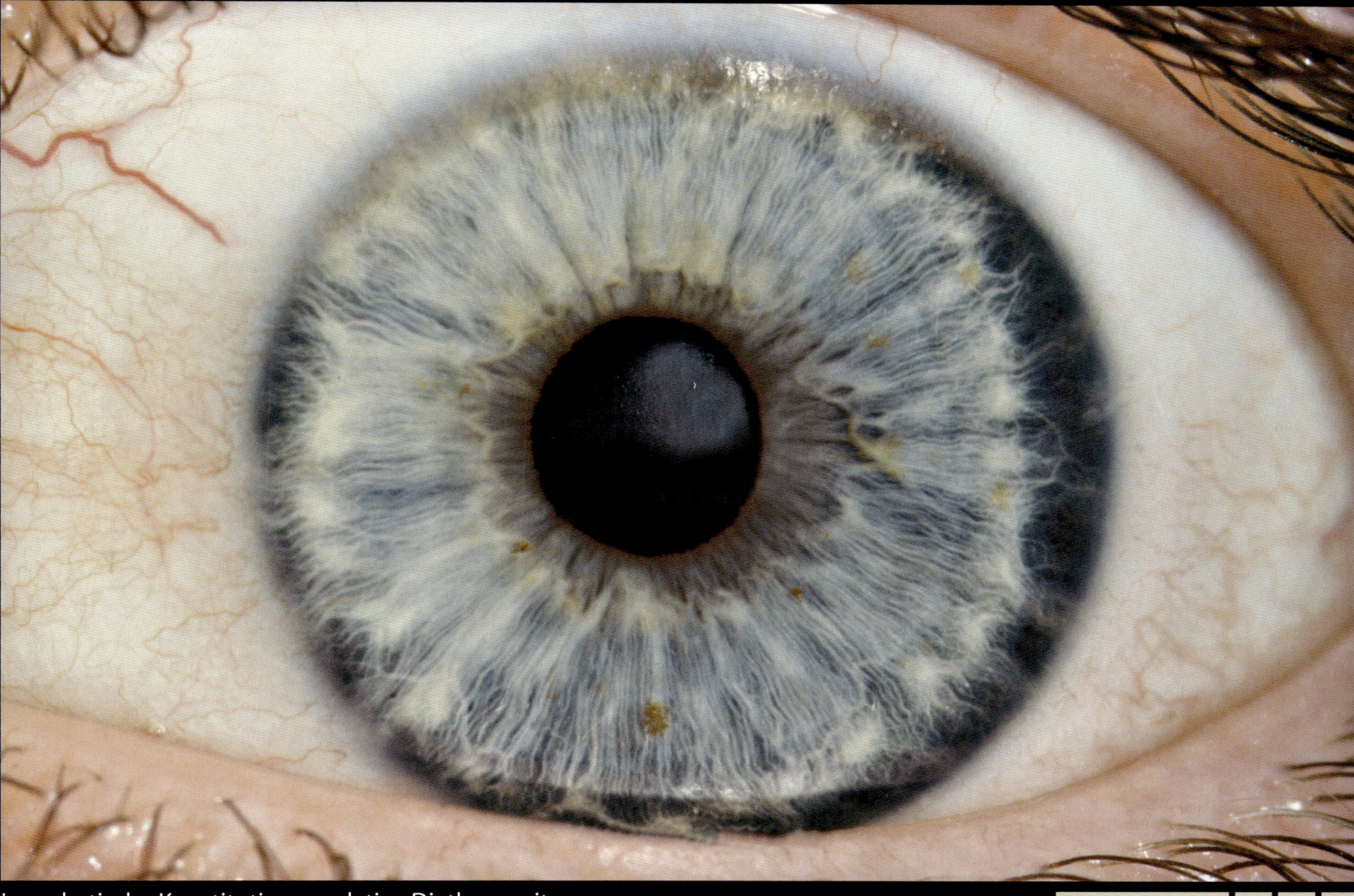

Lymphatische Konstitution exudative Diathese mit ausgeprägtem Leitgefäß im vorderen Kopfbereich.

Bild 33 zu 1.8. ♀ 30 L

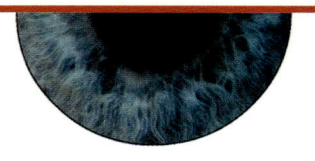

## Kaps Irismikroskope
Die idealen Geräte für Heilpraktiker

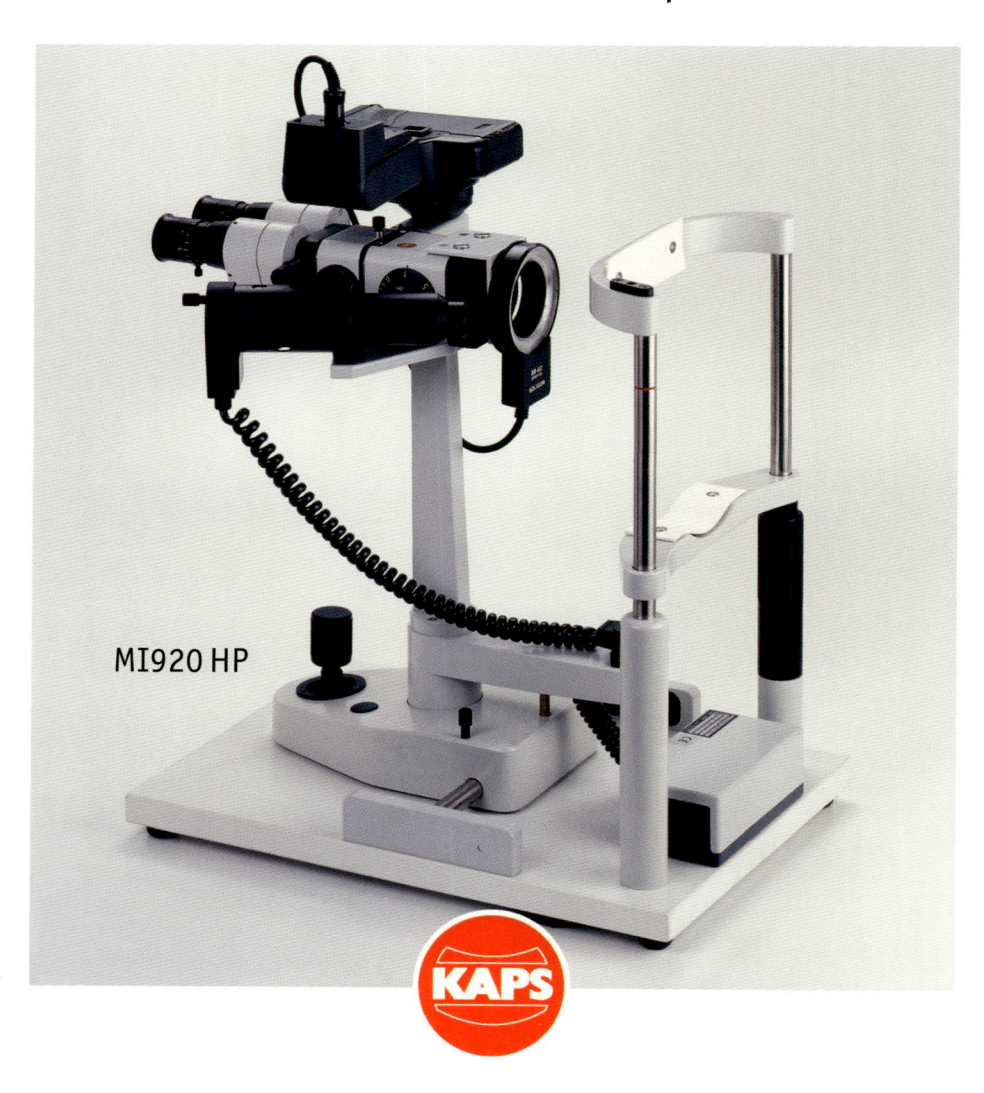

MI920 HP

Kaps Irismikroskope
Wir haben den Blick fürs Detail

*Franz Schlennert*
Weidenweg 6a
D-83620 Feldkirchen-Westerham
Tel. +49 (0) 80 63/80 90 88
Fax +49 (0) 80 63/80 90 98

## Mikroskope aller Art

Generalhändler von *KAPS* für Irismikroskope.

Ausbaufähig auf Photo-/Digital- oder Video-Dokumentation

www.irismikroskop.de
mikroskopie@aol.com

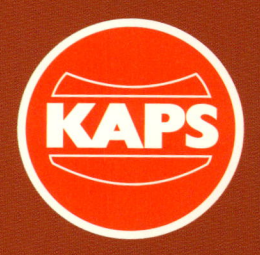

Karl Kaps GmbH & Co.KG
Europastraße • 35614 Asslar/Wetzlar
Tel. (0 64 41) 8 07 04-0 • Fax 8 59 85
www.kaps-optik.de • info@kaps-optik.de

JOSEF KARL

# 2. DER PUPILLARRAND

## 2. Der Pupillarrand

### 2.1. Vorbetrachtung

Die Iris besteht aus Stroma und dem Pigmentepithel. Das Stroma ist das Vorderblatt und besteht aus Bindegewebe. Das Pigmenblatt reicht bis zur Pupille und bildet deren Rand, den Pupillarsaum. Der Pupillarsaum wiederum besteht aus zwei Lagen, der Pars caeca (der Netzhaut) und dem Pigmentepithel. Beide Lagen sind pigmenthaltig.

Der Pupillarrand wird häufig mit PR abgekürzt. Es findet sich in der Literatur ebenso die Bezeichnung Pupillarsaum (PS). Bei der Betrachtung des Pupillarrandes interessieren uns besonders Struktur und Farbe.

Im Folgenden wird erkenntlich, dass wir neben dem was als Norm anzusehen ist, vor allem die Hyper- bzw. Atrophie des PR analysierend betrachten (R. Schnabel).

Am ausführlichsten hat sich bisher J. Angerer (Handbuch der Augendiagnostik, 1953, seit langem vergriffen) mit dem Pupillarrand auseinandergesetzt. Aber auch die Kollegen S. Wenske und J. Rehwinkel geben pragmatisch prägnante Hinweise (siehe Literaturverzeichnis). Während J. Angerer insgesamt 24 Phänomene zum Pupillarrand benennt, sind es bei S. Wenske und J. Rehwinkel ca. 10 bebilderte Beispiele. J. Broy geht in seinem »Repertorium der Irisdiagnose« ebenfalls ausführlich auf das Thema ein und führt in 20 Zeichnungen die Unterschiede auf. Auch andere Autoren gehen auf diesen Teil des Auges ein, wenn auch nicht so ausführlich. In der vorliegenden Arbeit beziehe ich mich im Wesentlichen auf eigene Erfahrungen aus 40-jähriger Praxis.

## 2.2. Einteilung und Bilderfolge

1. Der vollständig oder teilweise verdickte (hypertrophe) Pupillarrand in regelmäßiger Struktur (Ziegel- oder Backsteinform, sogenannter Neurosering).

2. Der sogenannte Neurolappen, der sowohl nach innen, d.h. in das Lumen der Pupille, als auch nach außen in die Krausenzone ragen kann.

3. Der sehr fein strukturierte, zuweilen auch als besonders rötlich erscheinende Pupillarrand, der sogenannte Asthenikerring.

4. Der unregelmäßige, partiell hypertrophe Pupillarrand, der je nach Segment auf einen Unfall hinweisen, aber auch nach einem Apoplex in Erscheinung treten kann.

5. Der total oder partiell abgebaute Pupillarrand, im letzteren Fall auch Zahnrad-Pupillarrand genannt.

J. Angerer, auf den ich mich häufig als meinen Lehrer beziehe, schrieb seinerzeit: „Der Pupillarrand gibt Einblick in die verschiedenen Zustandsbilder der nervalen Steuerung ... im jeweiligen Segment."
Und weiter als Überschrift über das ganze Kapitel:
„Pupillarrandphänomene und Organsteuerung."

## 2.3. Der vollständig oder teilweise verdickte Pupillenrand

Die Bilder 1 bis 3 stellen den vollständig verdickten Pupillarrand dar. Ausnahmsweise beginne ich mit den beiden ganzen Iriden, um zu zeigen, dass eine 20- bis 30fache Vergrößerung am Mikroskop nötig ist, um einen guten Einblick zu gewinnen.

Konstitution lymphatisch, Disposition neurogen – die 70-jährige Frau ist von guter allgemeiner Gesundheit. Mit einer Ausnahme allerdings: sie kommt seit 20 Jahren »wegen der Nerven« und des schlechten Schlafs immer wieder in die Sprechstunde. Als neurotisch wäre ihre sehr starke Ängstlichkeit zu nennen.

Bild 4: Seit einer frühen Kinderlähmung liegt bei dem 38-jährigen Mann eine spastische Lähmung beider Beine vor. Er geht mühsam und steif mit zwei Krücken.

Im Foto mit 30facher Vergrößerung sehen wir den wellenförmigen und verdickten Pupillarrand; er dürfte identisch sein mit dem Erethikerring nach J. Angerer: „Der Pupillarrand verläuft hier in Wellen und zeigt den nervösen Erlebnisablauf im Berg- und Tal-Rhythmus. Der Aufregung folgt die Erschöpfung; der Lethargie die Überspannung. Die geistige und körperliche Leistungskurve schwankt um 180°, daher ist die Vitalität dieser Menschen schwach und adynamisch."

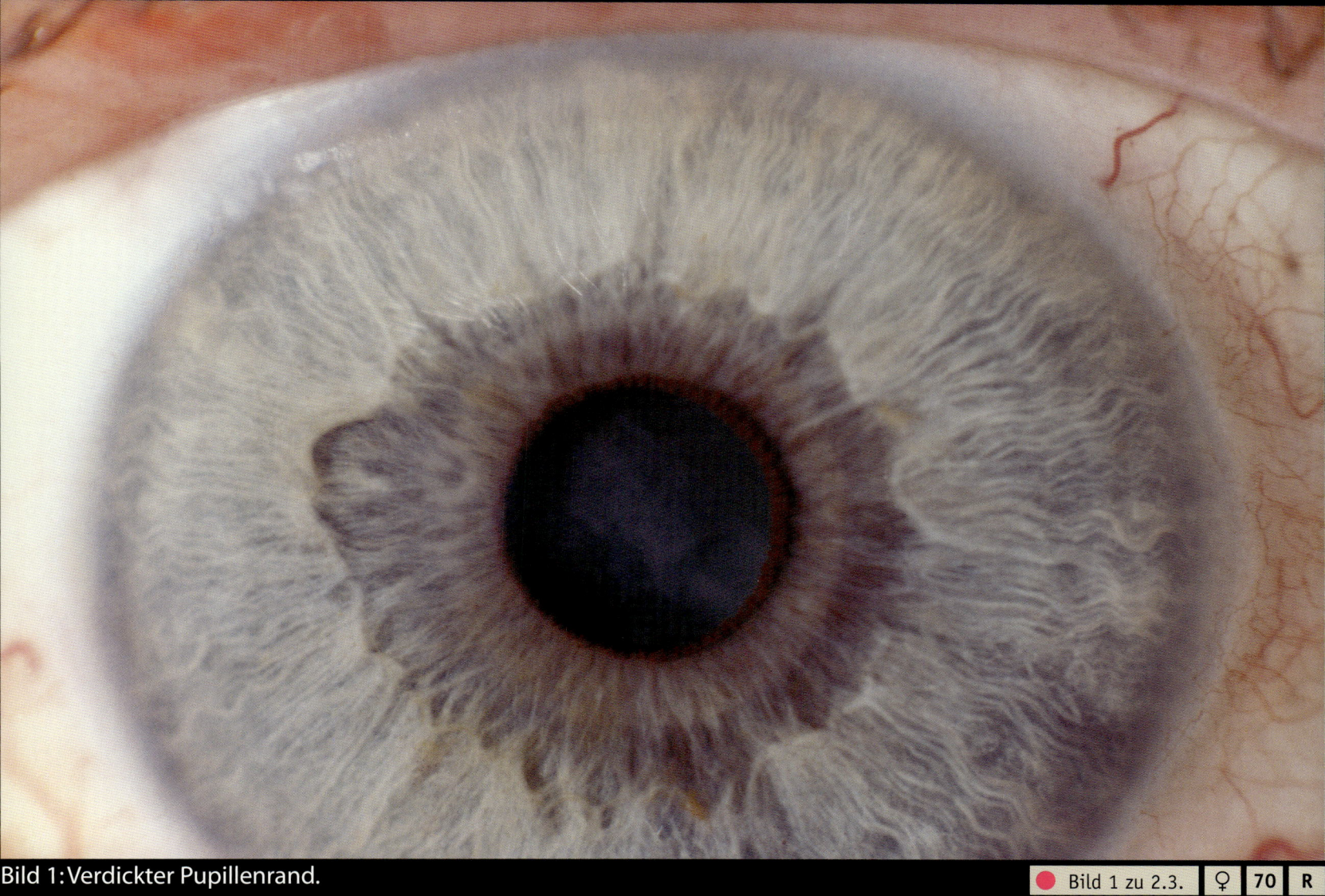

Bild 1: Verdickter Pupillenrand.

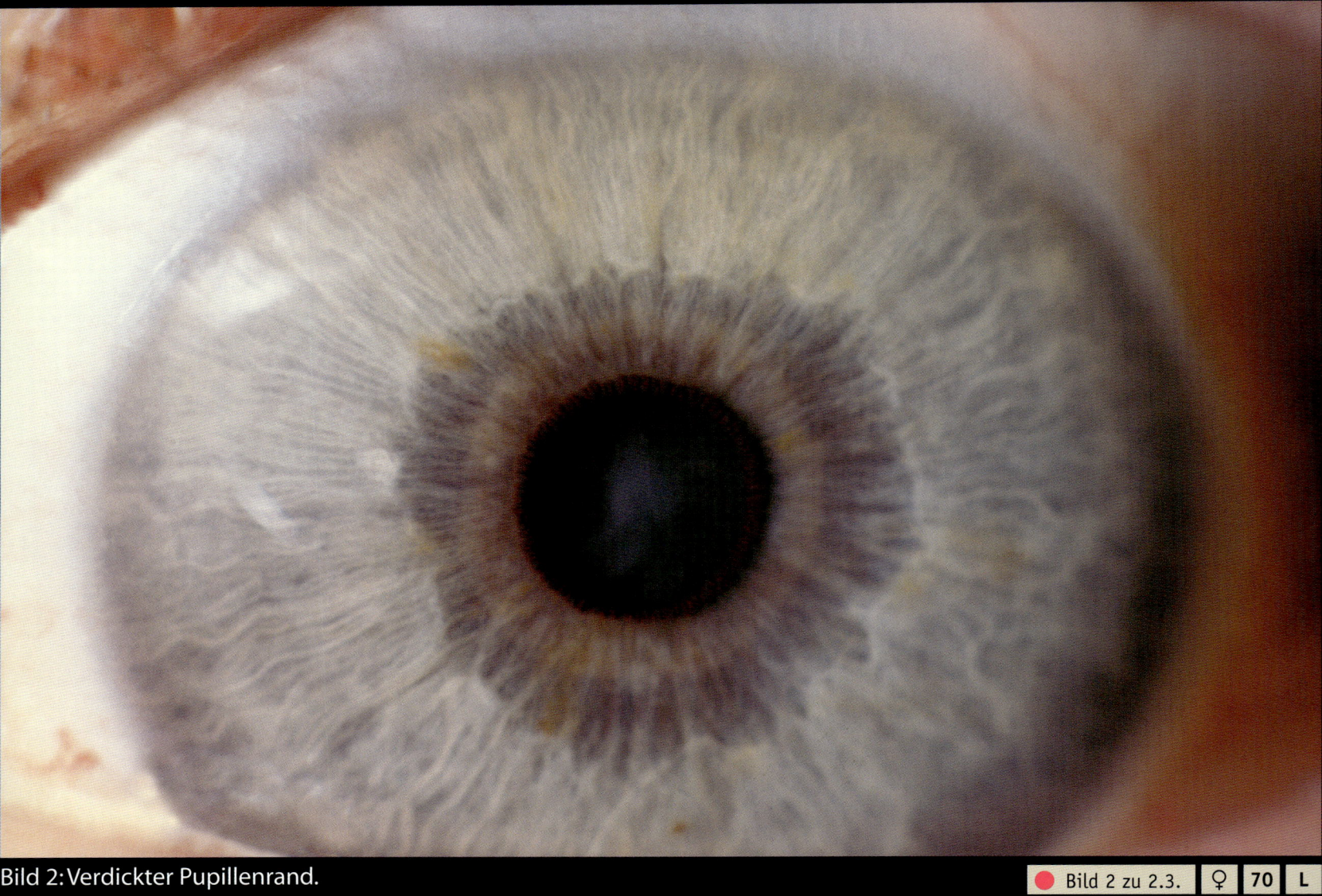

Bild 2: Verdickter Pupillenrand.

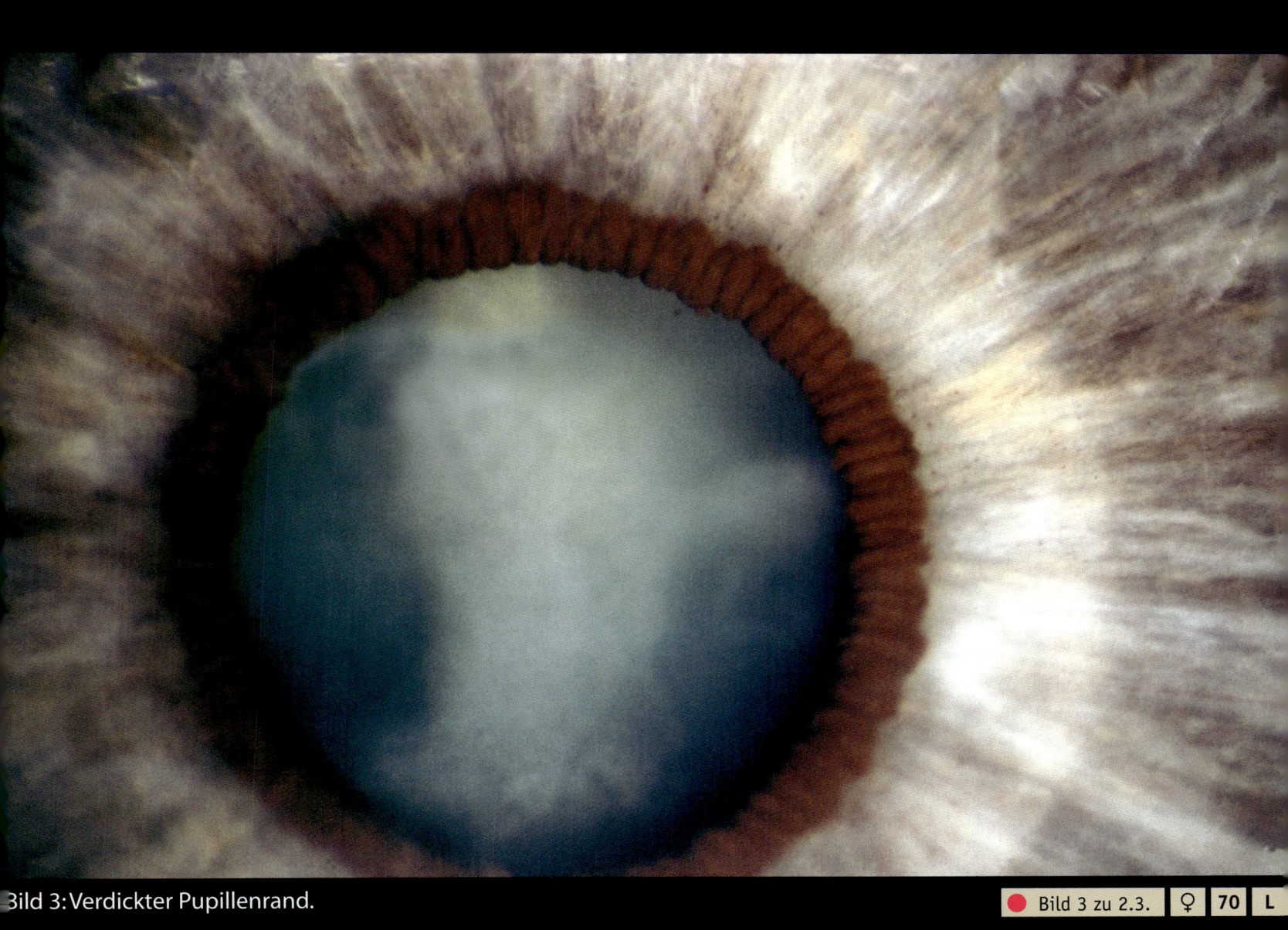

2. DER PUPILLARRAND                    METHODIK – PHÄNOMENE – ERKRANKUNGEN

Bild 3: Verdickter Pupillenrand.                    ● Bild 3 zu 2.3.   ♀ 70  L

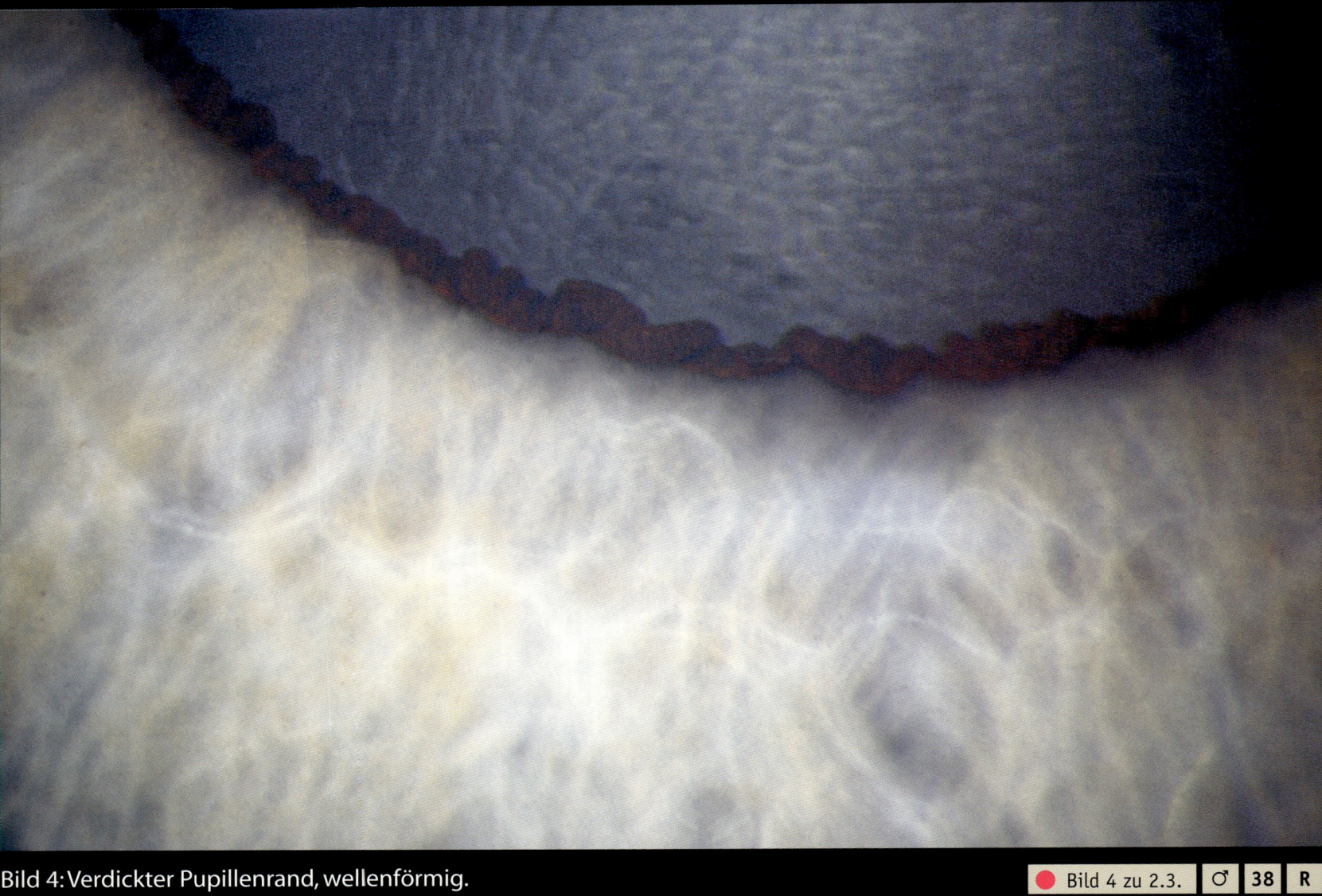

Bild 4: Verdickter Pupillenrand, wellenförmig.
Im vorliegenden Fall ergibt sich diese Charakterisierung aus der Grunderkrankung und der ständigen Mühe und Anspannung, die nicht zuletzt starke seelische Auswirkungen hat.
In diesem Zusammenhang herrscht weitgehende Übereinstimmung darüber, dass der Pupillarrand als cerebro-spinales Reflexfeld betrachtet werden darf.

● Bild 4 zu 2.3. ♂ 38 R

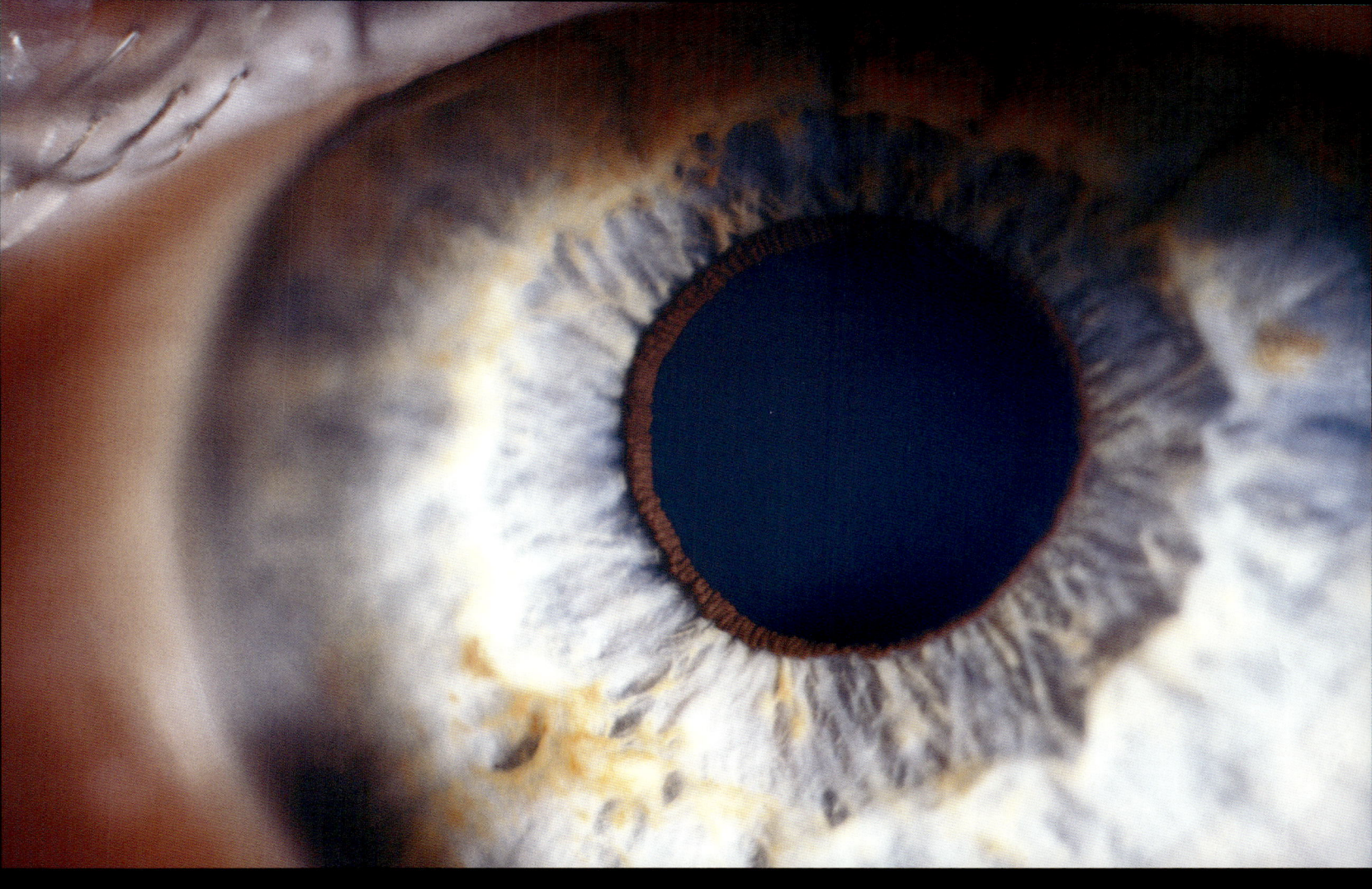

● Bild 5 zu 2.3.　♀　30　L

Bild 5: Der verdickte Pupillarrand kann auch nur partiell auftreten, wie auf dem Bild zu sehen ist. Im linken Auge der 30-jährigen Frau ist die regelmäßige Verdickung kranial-nasal. Die Frau hat seit einem Jahr eine als neurotisch bezeichnete Essverhaltensstörung, eine kardiologisch diagnostizierte Herzneurose und eine leichte Schilddrüsenüberfunktion. Die rötliche Farbe des Pupillarrands ist ebenfalls auffällig. Als Problem wird bleiben, dass nur bei einem relativ kleinen Teil von Menschen mit Neurosen diese Phänomene auftreten. Eine Klärung nach dem Warum wird weiterer Beobachtung bedürfen.

## 2.4. Der sogenannte Neurolappen

Der Neurolappen wird von allen eingangs zitierten Personen ähnlich interpretiert: genetisch determinierte, psychische Labilität bis hin zur Psychopathie. Ein vergleichsweise gedeutetes Phänomen wäre die genetische totale sektorale Heterochromie, wie zum Beispiel ein vollständig braun eingefärbter Sektor in einem blauen Auge (siehe hierzu »Informationen aus Struktur und Farbe, Band 1, Seite 161). Auch Dr. A. Markgraf weist in seinem achtbändigen Werk des Öfteren auf den Zusammenhang zwischen Neurolappen und Psyche hin: „Die Verstärkung des Uvealsaumes zur Neurolappenform ist von allen bisher vorgefundenen Hinweisen auf die psychische Labilität des Trägers der wichtigste (»Die genetischen Informationen in der visuellen Diagnostik«, Band 4, S. 229)." In Band 7, Seite 100, zeigt er die Vergrößerung eines Neurolappens, verweist auf R. Schnabel und erwähnt „die psychische Labilität, Stimmungswechsel, Unberechenbarkeit und neurologische Ausfallserscheinungen". Er wiederholt dies in Band 2, S. 83.

J. Angerer darf ich aus dem »Handbuch der Augendiagnostik« (S. 52) zitieren: „Große, breite Lappen des Uvealgewebes quellen unter dem Pupillenrand hervor und hängen wie eine Wolke über dem Lumen der Pupille. Vereinzelte Lappen bedeuten starke Labilität der psychischen Haltung: größte Vertrauensseligkeit – schweres Misstrauen, ausgelassene Heiterkeit – melancholischer Trübsinn usw. Zu dieser schwankenden psychischen Haltung tritt eine erhebliche Wechselfähigkeit im Sensorium und im motorischen Apparat."

S. Wenske und J. Rehwinkel schreiben in ihrem Buch »Augendiagnose« vom meist genetischen Hinweis auf psychische Störungen.

Mit diesen bisher nur auf das Psychische bezogenen Interpretationen kommt nach meiner Erfahrung eine Weitere zu kurz, nämlich die der traumatischen Genese. Es fehlt hier nicht an Beispielen. Auch können wir zwei Richtungen unterscheiden, in welche die Neuro- bzw. Trauma-Lappen zeigen: die häufiger anzutreffende zeigt in das Lumen der Pupille und die zweite in die Krausenzone.

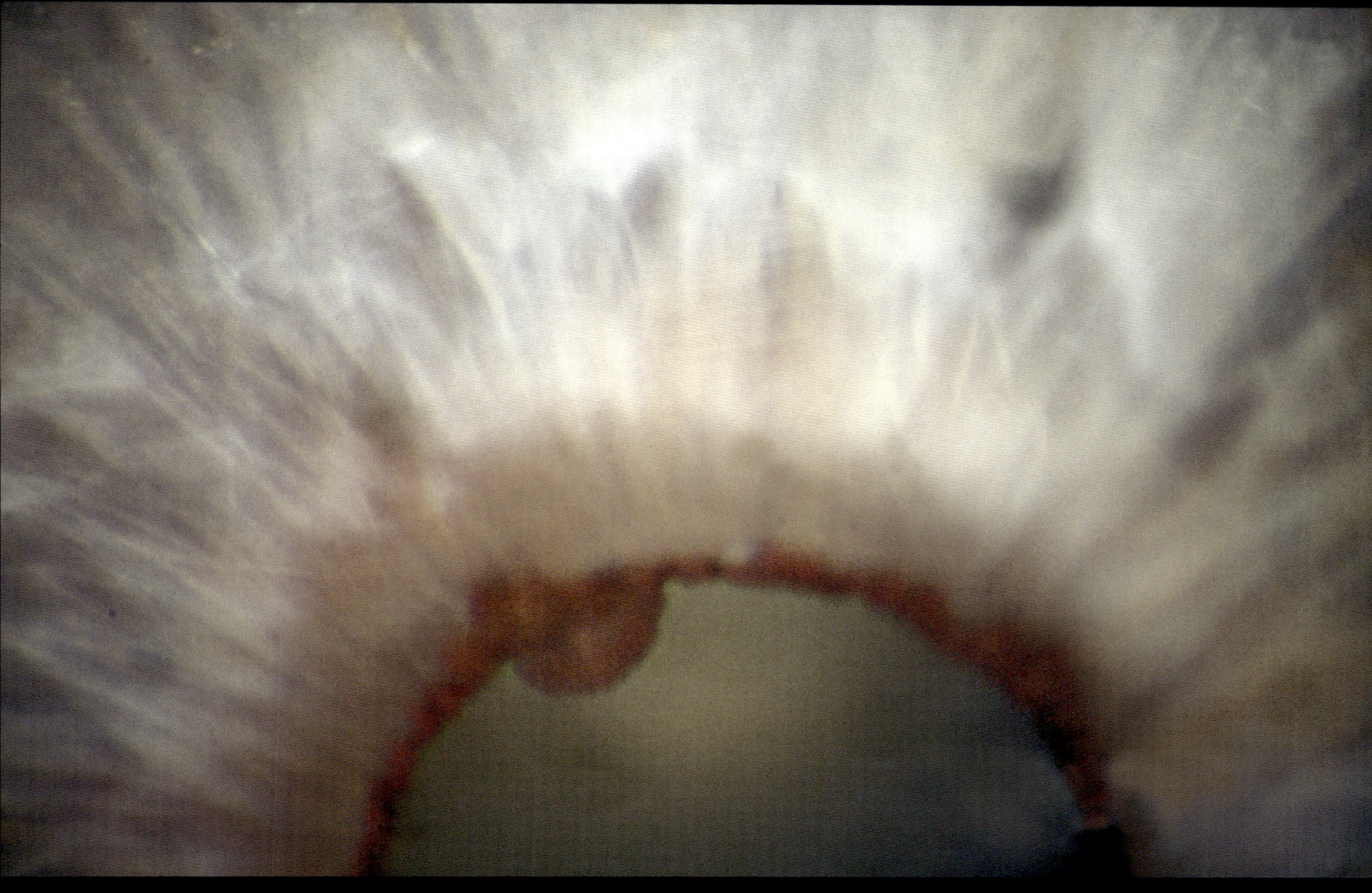

Im vorliegenden Fall (Bild 6) handelt es sich um das linke Auge einer 79-jährigen Frau mit Depressionen, die über einen langen Zeitraum immer wieder rezidivieren. Sonst fühlt sie sich organisch rüstig und gesund. Der leichte graue Star ist unter augenärztlicher Kontrolle.

● Bild 6 zu 2.4. | ♀ | 79 | L

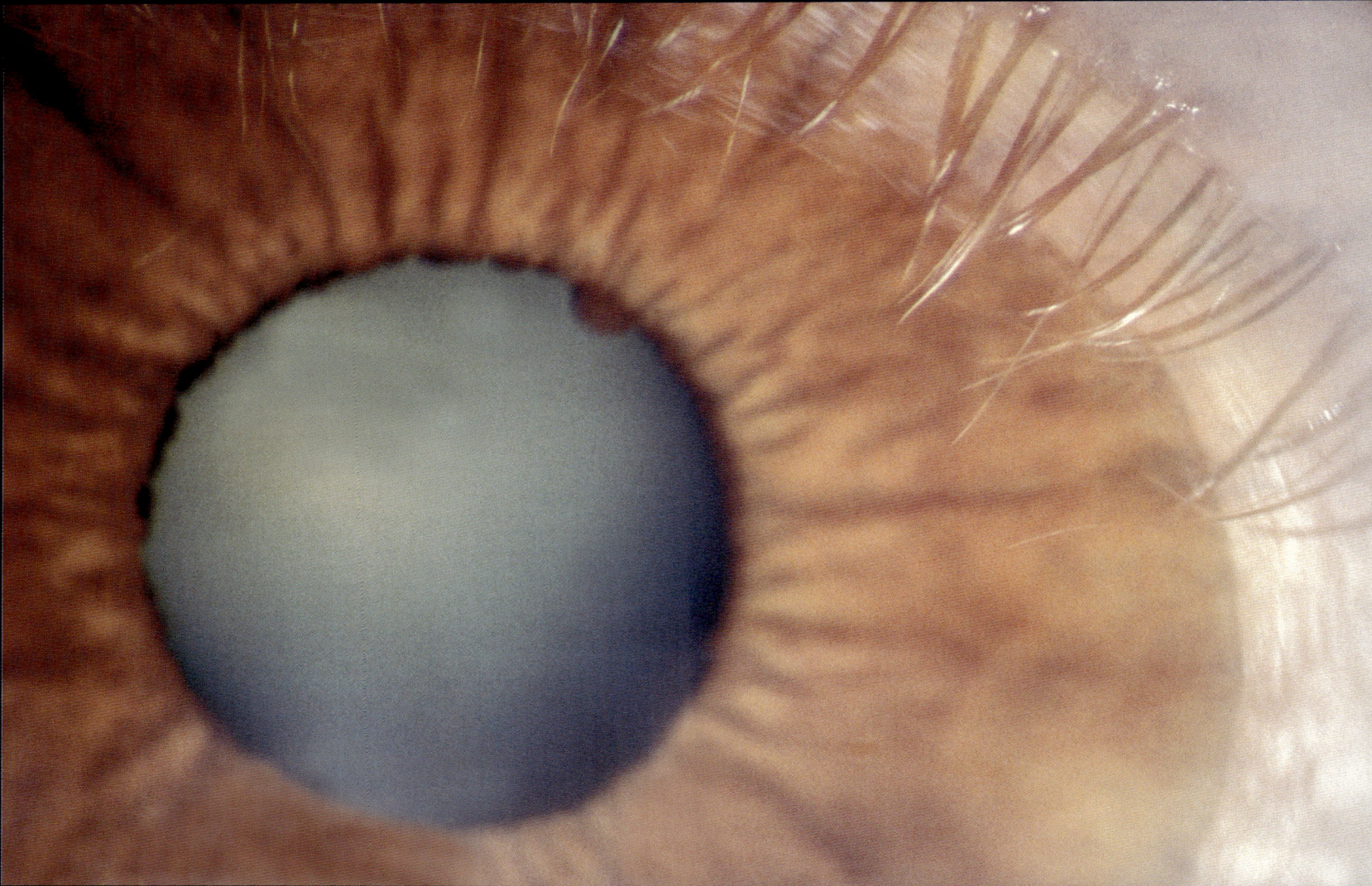

Die Patientin in Bild 7 (rechtes Auge, weiblich, 85 Jahre) kenne ich seit 35 Jahren und betreue sie immer nur sporadisch, weil sie im Grunde gesund ist. Es liegt weder ein gravierendes Trauma im Lebenslauf vor (über viele Geburtstraumen weiß man sicher nicht genügend) noch ist sie psychopathischer Natur. Sie hat in der elterlichen Gärtnerei viel gearbeitet und führt bis ins hohe Alter ein normales, durchschnittliches Leben. Ich gehe davon aus, dass vielleicht die einzige Besonderheit, nie verheiratet gewesen zu sein (und nach eigener Bekundung auch kein „Verhältnis mit einer Frau" gehabt zu haben) nicht psychopathologisch ist.

● Bild 7 zu 2.4. ♀ 85 R

## 2.5. Der Asthenikerring

Zwar ist es auch die feine und zarte Struktur, die diesem Phänomen seinen Namen gibt, mehr aber noch die Farbe: sie variiert zwischen korallenrot und rotbraun.

Asthenie definiert sich bekanntlich in schneller Ermüdbarkeit, Kraftlosigkeit oder Schwäche (Adynamie). Man beobachtet diesen Menschentypus (den der Psychiater Prof. E. Kretschmer als leptosom bezeichnet) als empfindsam und empfindlich. Da wir den Pupillensaum nicht losgelöst vom ganzen Auge betrachten können, sehen wir häufig die Verbindung mit

a) lymphatischer Konstitution (Farbe der Iris)
b) neurogener Disposition (Faserstruktur der Iris)
c) evtl. der Tendenz zur habituell großen Pupille.

Es können alle vier Faktoren zusammenkommen und das Empfindungsnaturell aufzeigen. Die Zeichensummation kann im pathologischen Fall aber auch den Astheniker charakterisieren.

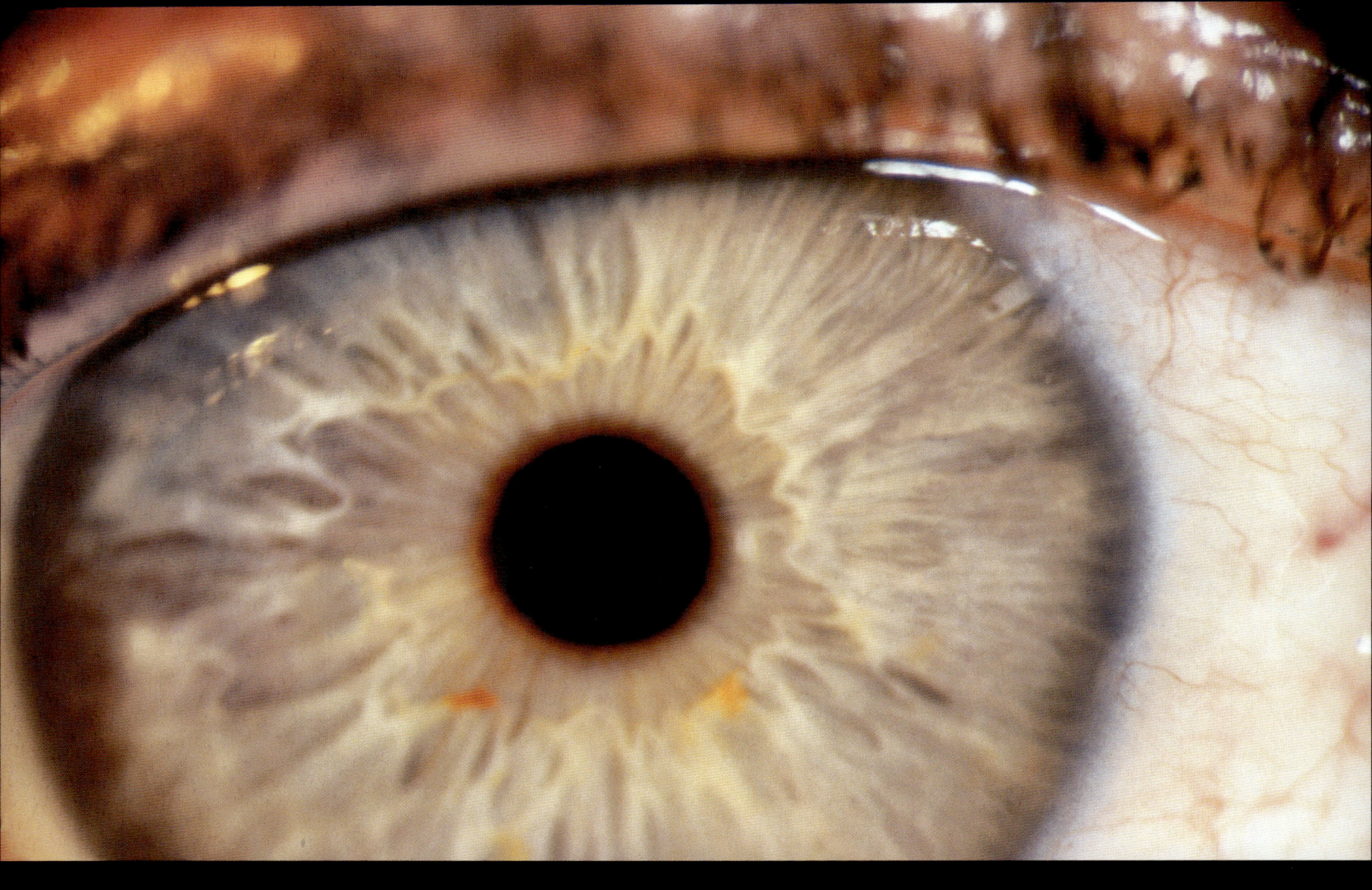

Bild 8: korallenrot (freundlicherweise von Kollege Thomas Beck zur Verfügung gestellt).

● Bild 8 zu 2.5. | | R

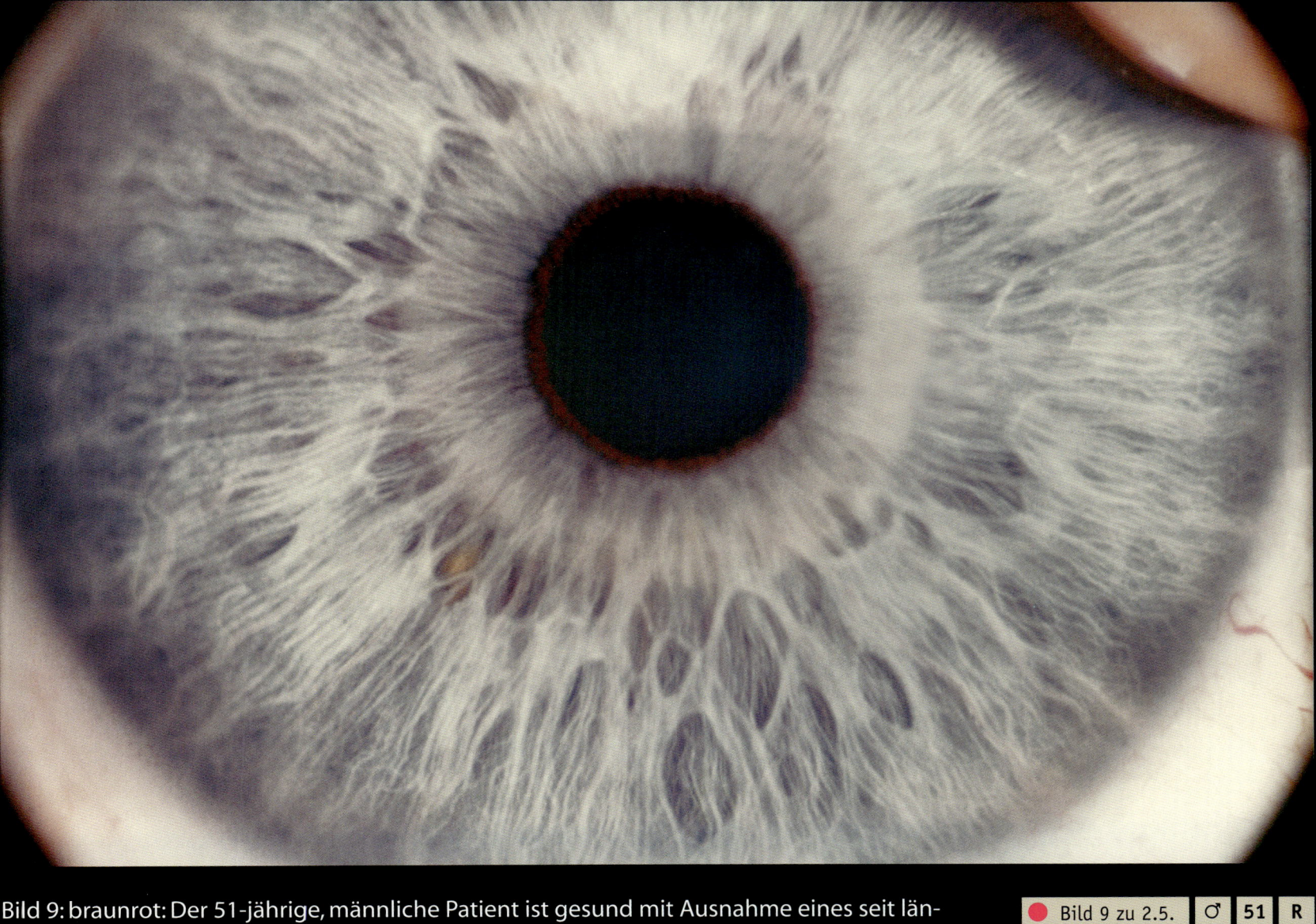

Bild 9: braunrot: Der 51-jährige, männliche Patient ist gesund mit Ausnahme eines seit längerer Zeit nervös empfindlichen Magens (siehe hierzu auch die Kleinlakunen von 34′ bis 38′ am inneren Krausenrand mit kleinem beigen Pigment und Vaskularisation. „Alle Aufregungen schlagen auf den Magen."

● Bild 9 zu 2.5. | ♂ | 51 | R

## 2.6. Der unregelmäßige, partiell hypertrophe Pupillenrand

Eine partielle Verdickung des PR kann bei Traumen auftreten. Nach den ersten neun Bildern, die eine genetische Anlage zeigen, folgen nun solche, die auf Grund von Traumen oder Abbauprozessen entstanden sind.

Bild 10 zeigt das rechte und linke Auge eines 80-Jährigen, der als Kampfflieger im 2. Weltkrieg mehrere abenteuerliche Abstürze überlebte. Die Halswirbelsäule zeigt sich reflektorisch kranial, dies entspricht den Irisarealen. In diesem Fall verschlimmern sich die Beschwerden, die vom cerebrospinalen System ausgehen: Kopfschmerzen, Schwindel, Ohrensausen und Halssteifigkeit.

Aus mir heute nicht mehr nachvollziehbarem Grund erwähnt J. Angerer dieses Phänomen nicht direkt, obwohl es keineswegs selten ist. Er stellt zwar einen „Trauma-Pupillenrand" vor, beschreibt ihn aber so: „Der Pupillenrand zeigt tiefe Rupturen und Spalten. Schlag, Fall, Stoß oder Verletzungen auf wichtige Nerveneinheiten werden dadurch illustriert ..."

Bild 10 zu 2.6.

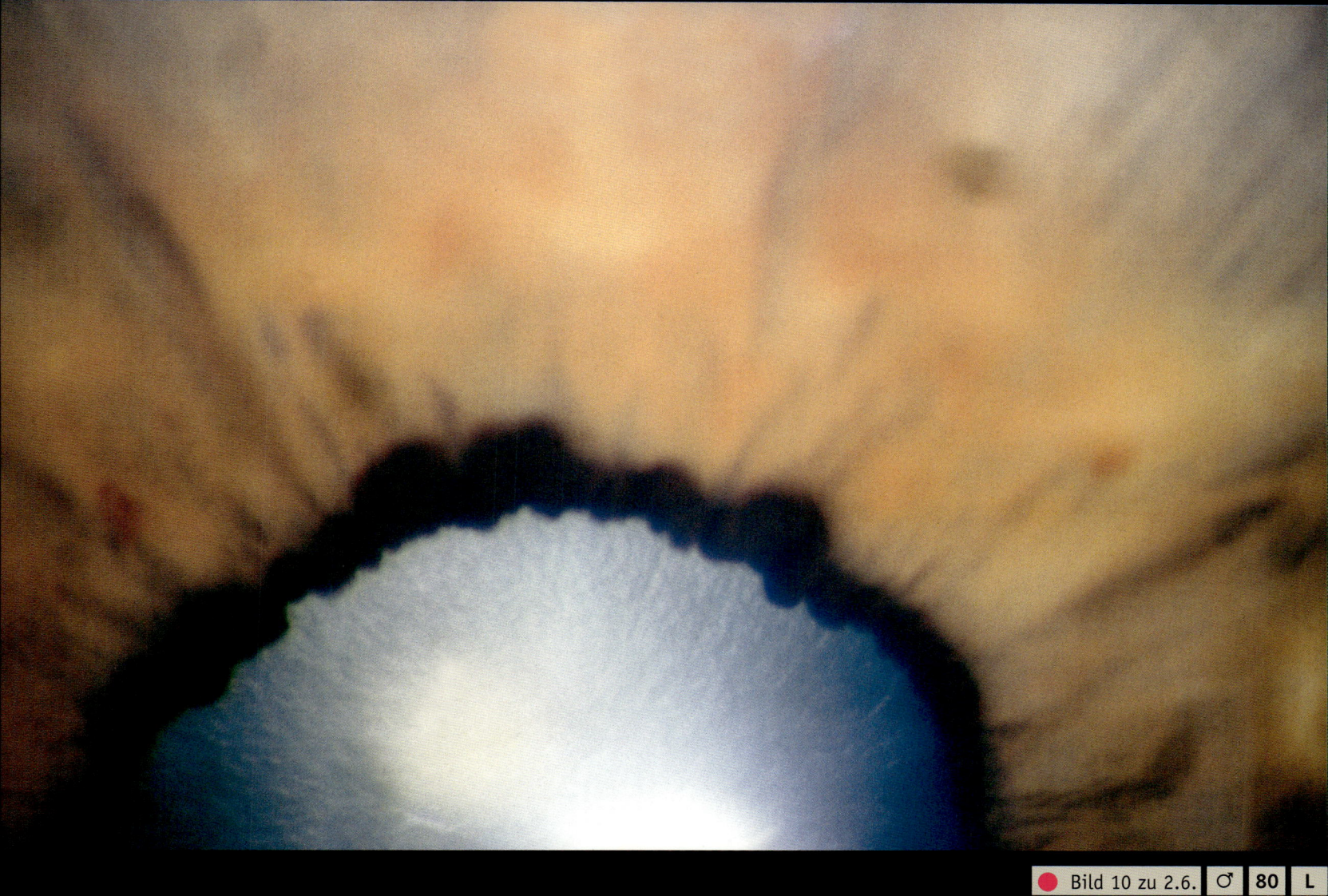

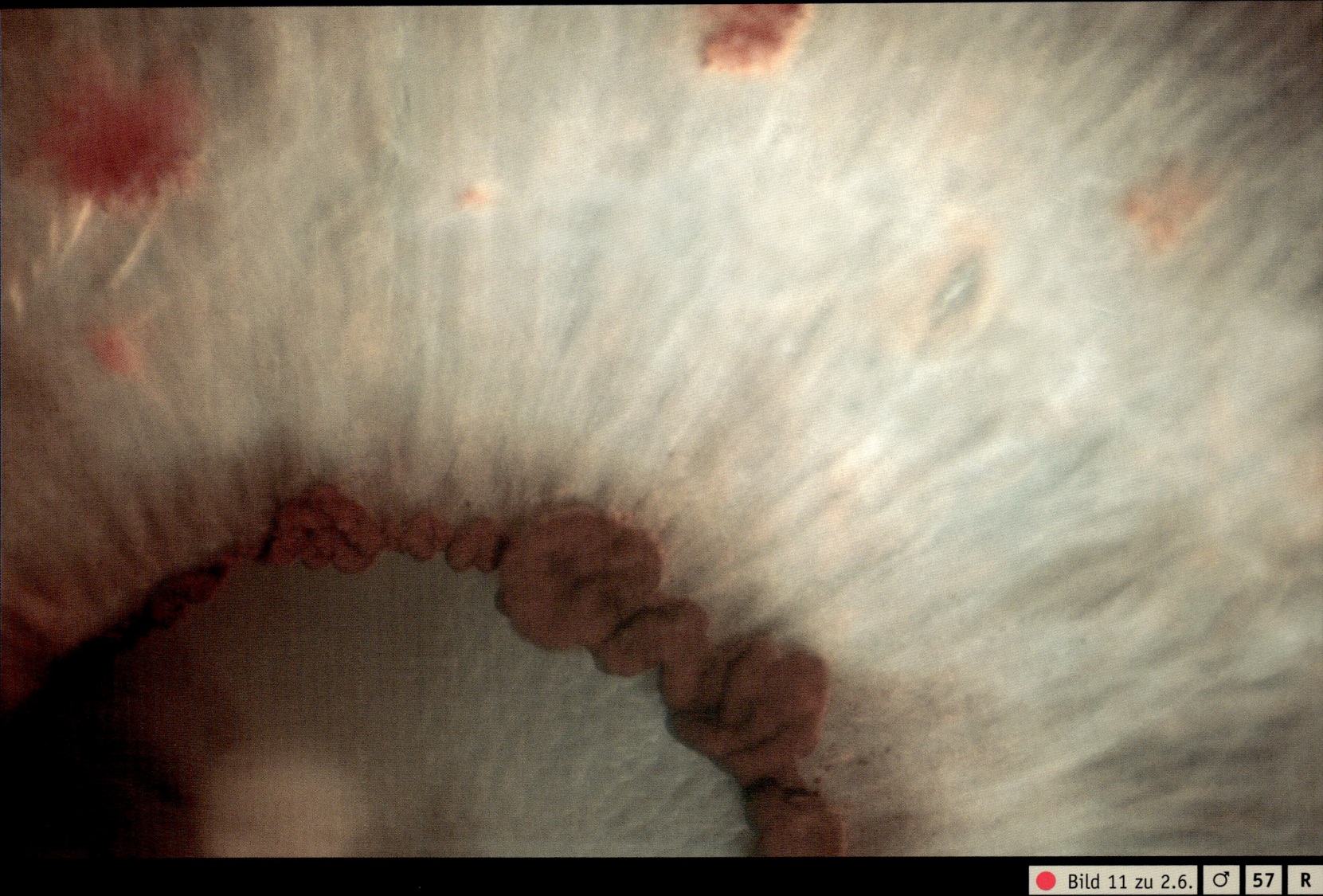

Bild 11: Der 57-jährige Mann überlebte mit sechs Jahren einen Sturz aus 20 m Höhe auf eine ungewöhnliche Weise. Ein langer Krankenhausaufenthalt war die Folge und nie völlig zum Verschwinden gebrachte Kopfschmerzen. Der Unfall dürfte das Leben des feinen, sensiblen, ruhigen und fast scheuen Menschen gezeichnet haben.

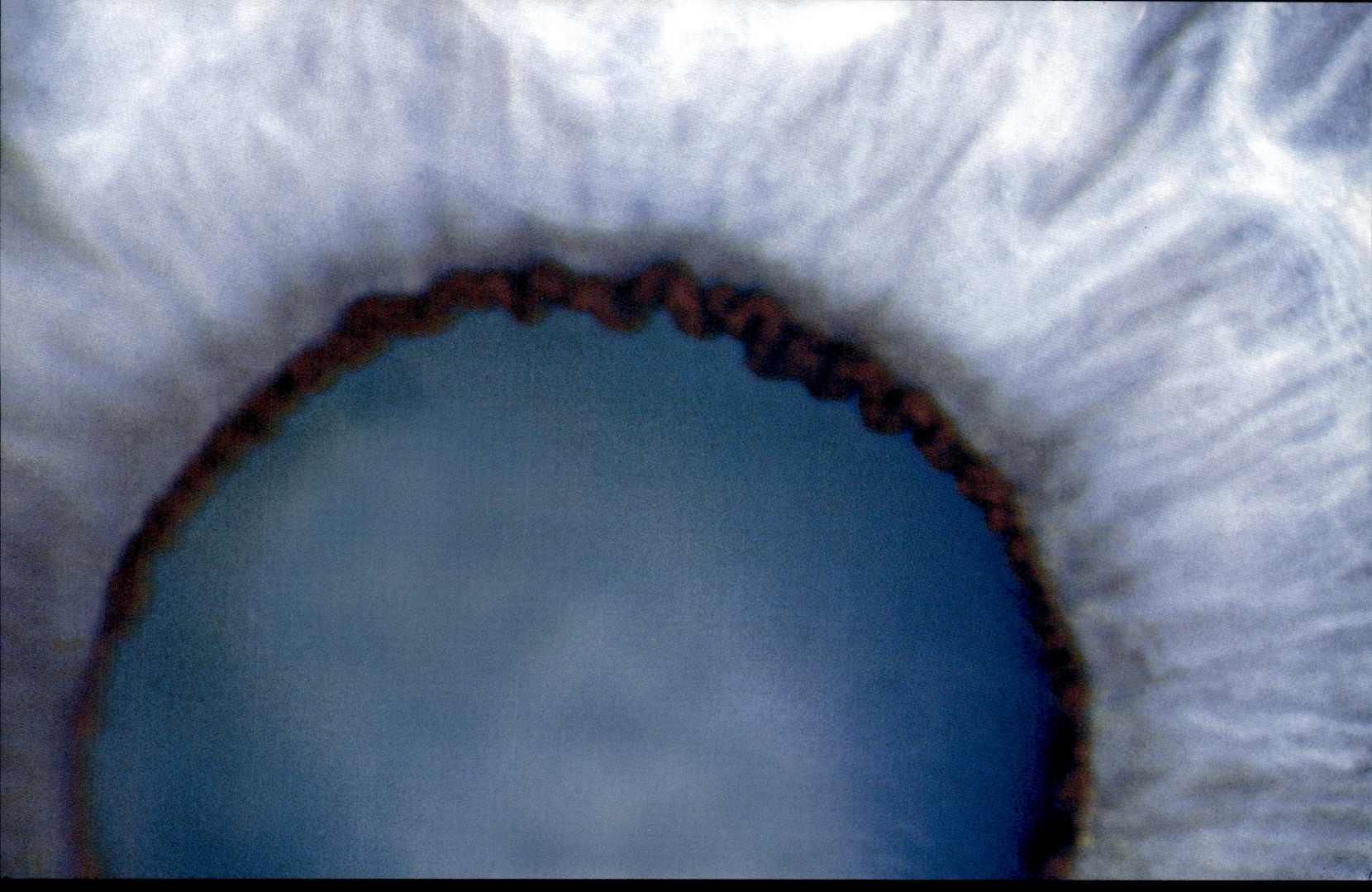

Nach einem schweren Autounfall mit Gehirnerschütterung traten bei diesem Mann epileptische Anfälle auf.

Bild 12 zu 2.6. ♂ 65 R

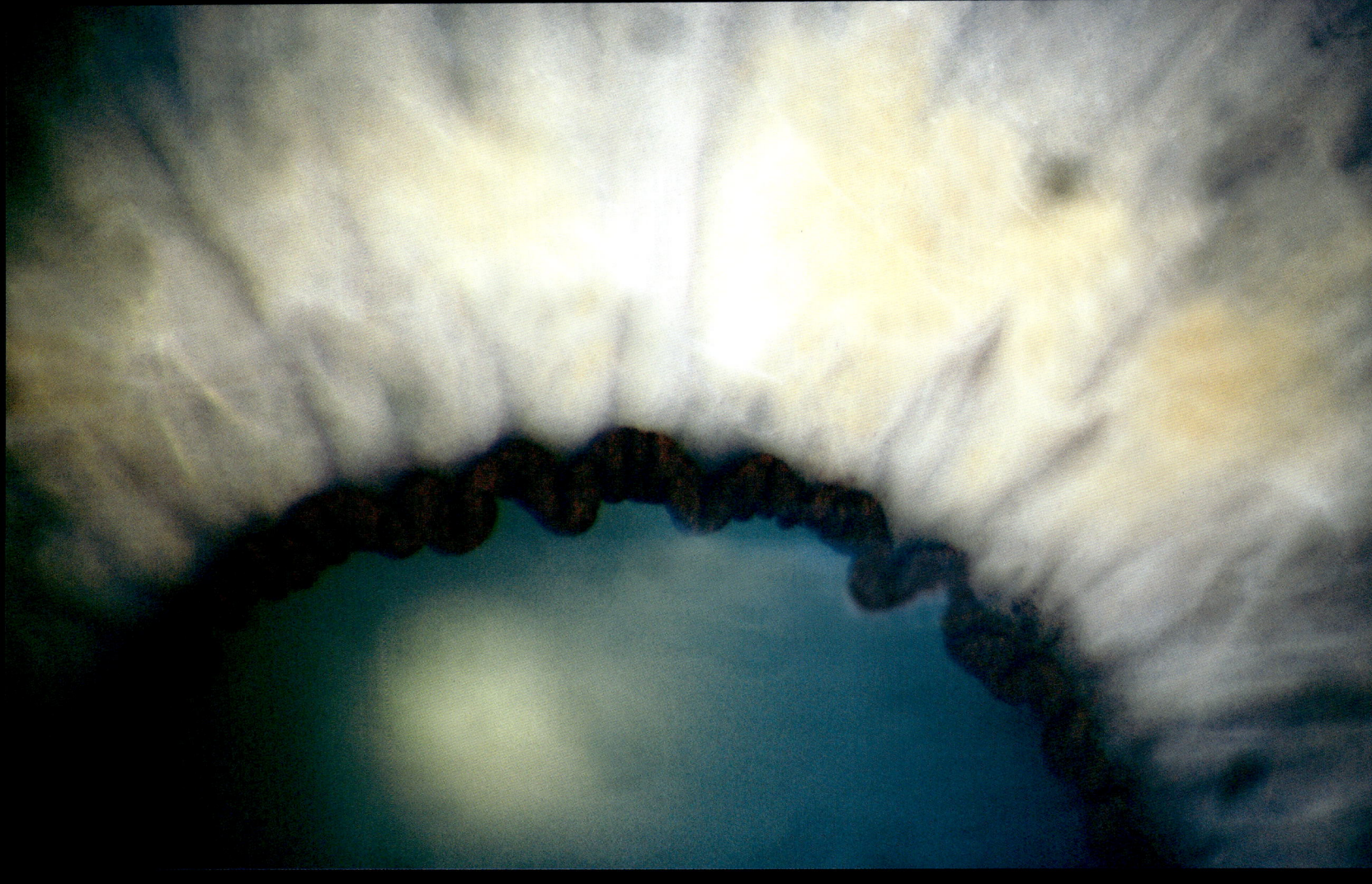

Die 71-jährige Frau erlitt einen Kellersturz und es blieben Krankheitssymptome zurück: ständige HWS-Beschwerden mit zunehmender Versteifung, Tinnitus und erhöhter Blutdruck seit dem Unfall.

Bild 13 zu 2.6. ♀ 71 L

Bild 14: Traumatischer Genese dürfte auch der untere Abschnitt des Pupillenrands im Auge eines zum Zeitpunkt der Photoaufnahme 51-jährigen Mannes sein, der als sechsjähriger Junge beim Spielen mit einer Granate aus dem letzten Weltkrieg Splitter in das Kreuz-Steißbeingebiet abbekam. Nochmal sei erwähnt, dass der Segmentlehre entsprechend die oberen Körperregionen (Kopf, Halswirbelsäule) dem oberen Anteil des Pupillenrands entsprechen, die untere Körperhälfte (Lendenwirbelsäule, Kreuzbeingegend, Beine) im unteren Anteil des Pupillenrands ihre Entsprechung hat.

Die wenigsten Auffälligkeiten am Pupillarrand sind nasal und temporal zu finden. Das entspricht durchaus der Empirie, die zeigt, dass im HWS- und LWS-Bereich die häufigsten und gravierendsten, cerebrospinalen Schädigungen auftreten. Als Beispiel für den Übergang von oben nach unten steht Bild 15.

Bild 14 zu 2.6. ♂ 51 L

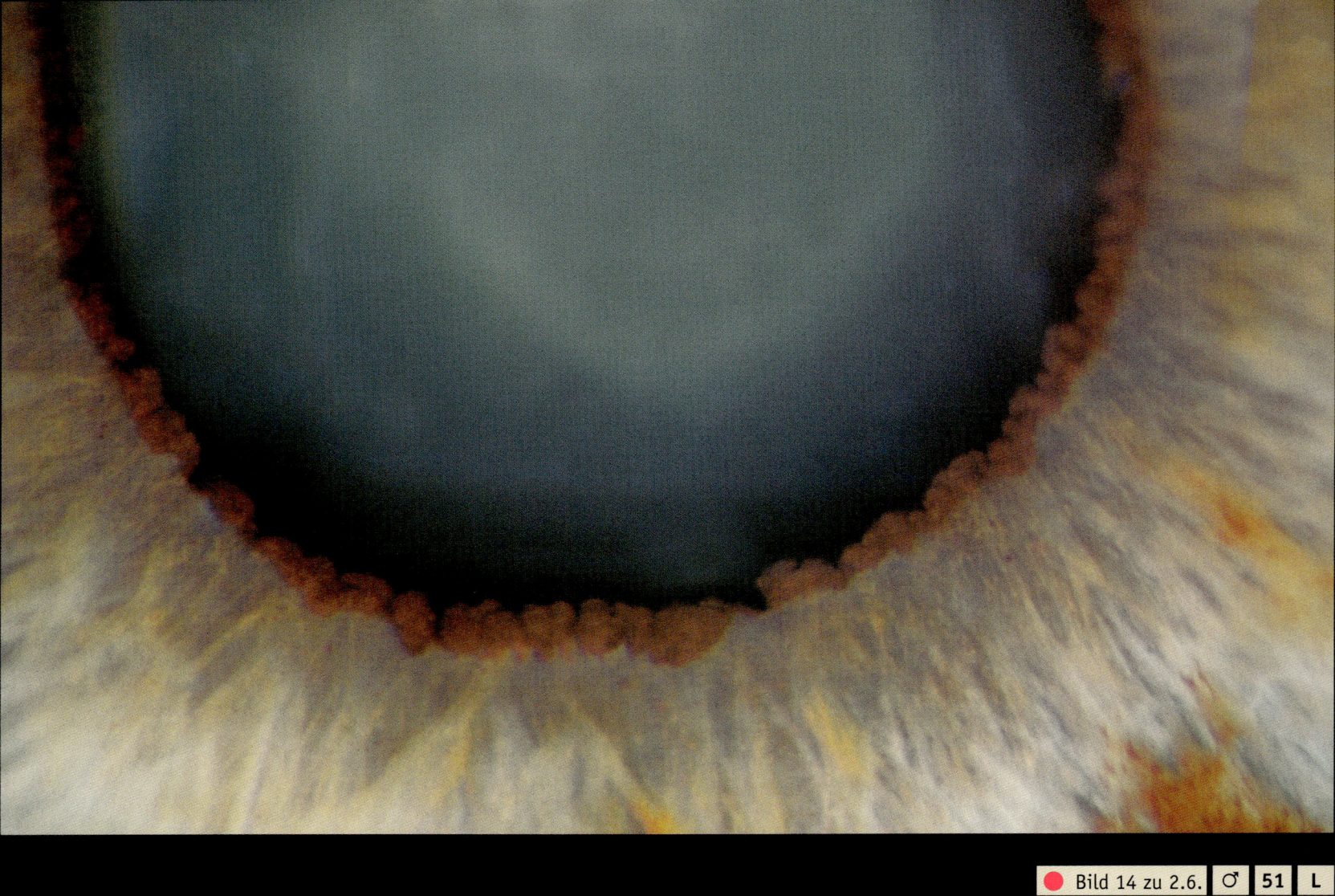

Bild 15: weiblich, 48 Jahre, rechts. Trotz der nach außen auftretenden deutlichen Verdickung bei ca. 42' - 45' gibt es keine Traumaanamnese. Die Patientin leidet seit Jahren an Bauchspasmen unerklärlicher Genese trotz gründlicher klinischer Untersuchung. Nach J. Broy, S. 601, seines erwähnten Werks, wäre diese Erweiterung im „enteralen Segment". Generell bestätigt auch er bei einer lokalen Erweiterung des Pupillenrandes „erhöhte spinale Reflexerregbarkeit und Überempfindlichkeit". Ungeklärt ist, ob es eine wesentliche Bedeutungsverschiebung ergibt, wenn die Verdickung des Pupillenrandes in die Iris oder in die Pupille ragt.

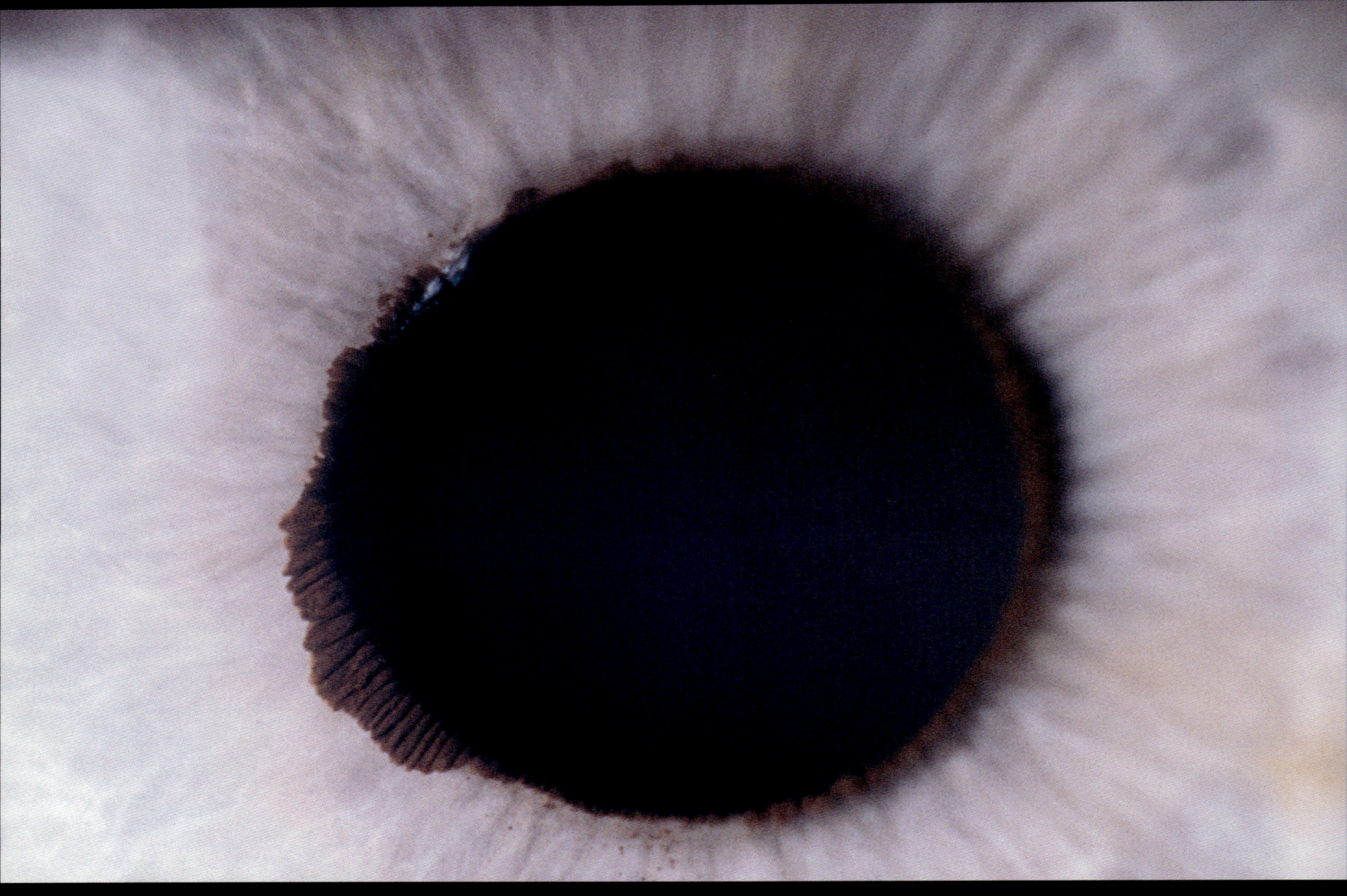

Bild 15 zu 2.6. ♀ 48 L

## 2.7. Der total oder partiell abgebaute Pupillenrand

Im Folgenden werden Pupillenrandphänomene vorgestellt, die nicht
– wie die vorhergehenden – hypertroph sind, sondern mehr oder weniger
Abbauerscheinungen aufweisen.

Zunächst ein sogenannter Zahnrad-Pupillenrand, fein gezähnt, den J. Angerer auch als Wirbel-Pupillenrand bezeichnet. Auf Bild 16 sieht man dies besonders im unteren Teil. Wie bei einem Zahnrad sind kleine Lücken im Wechsel mit Erhebungen. Die 42-jährige Frau hat große Schwierigkeiten mit der Wirbelsäule und auch bereits einen Prolaps L 4/5, vier Kinder und einen Haushalt mit großem Garten. Manches davon hat sicher zur Osteochondrose und Bandscheibenverschmälerung beigetragen.

Bild 16 zu 2.7. ♀ 42 R

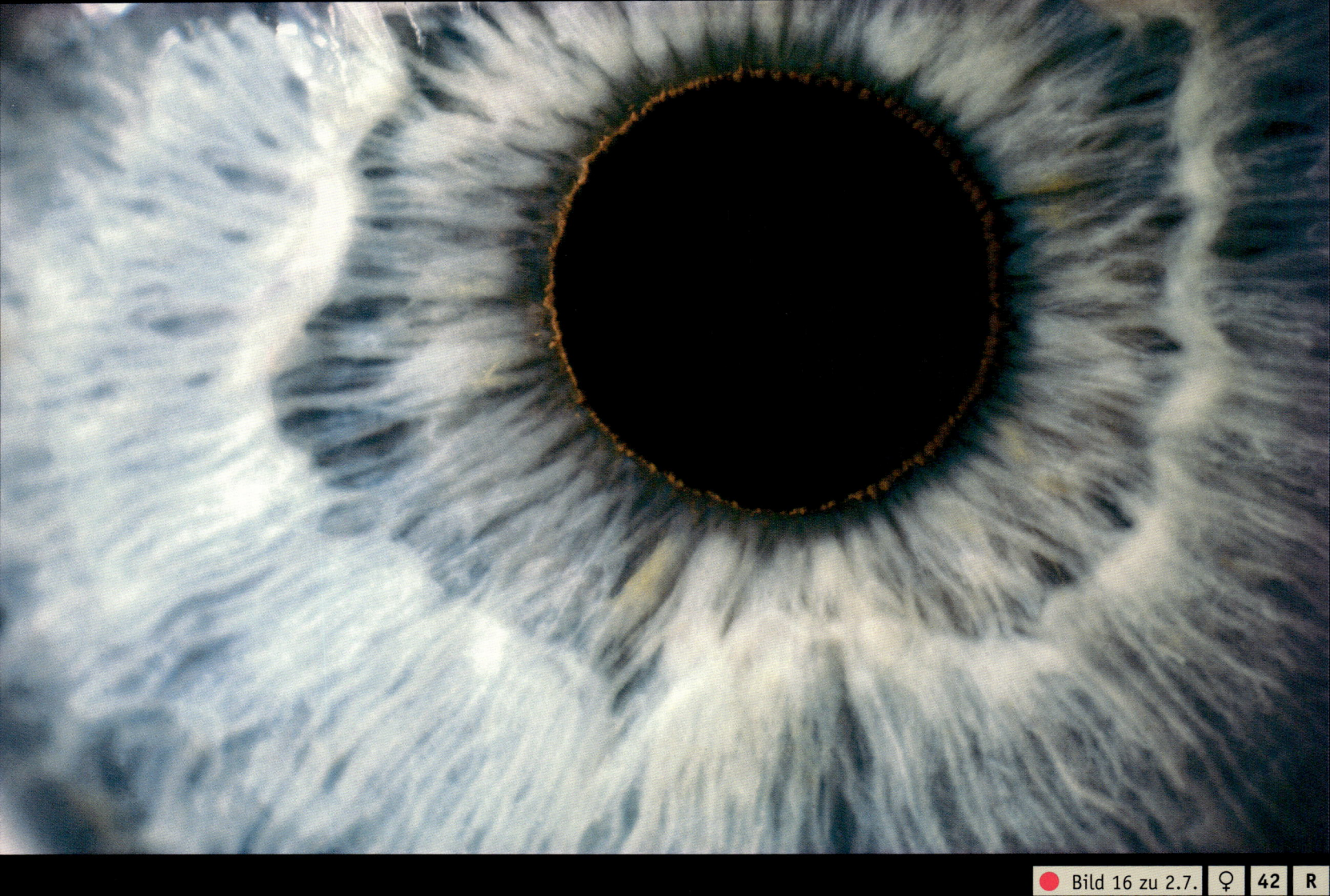

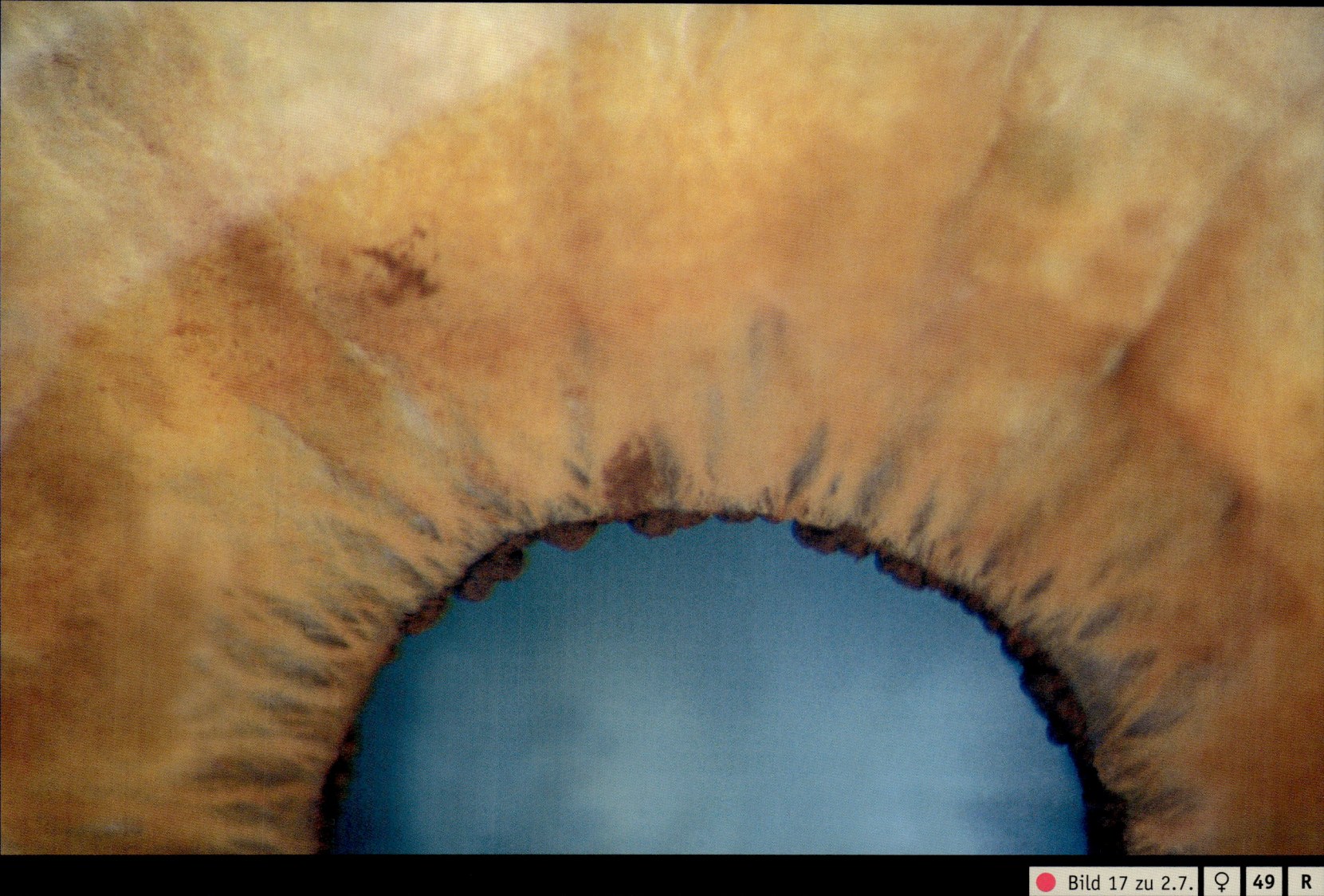

Bild 17: rechts, 49 Jahre, mit ständigen Beschwerden der HWS, zeigt sich ähnlich, der Pupillenrand ist breiter und J. Angerer spricht von dünner und dicker Zahnung.

Die Formenvielfalt soll noch mit einem weiteren Bild vervollständigt werden.
Im folgenden Bild handelt es handelt sich um eine ältere Frau mit starken osteochondrischen Abbauerscheinungen.

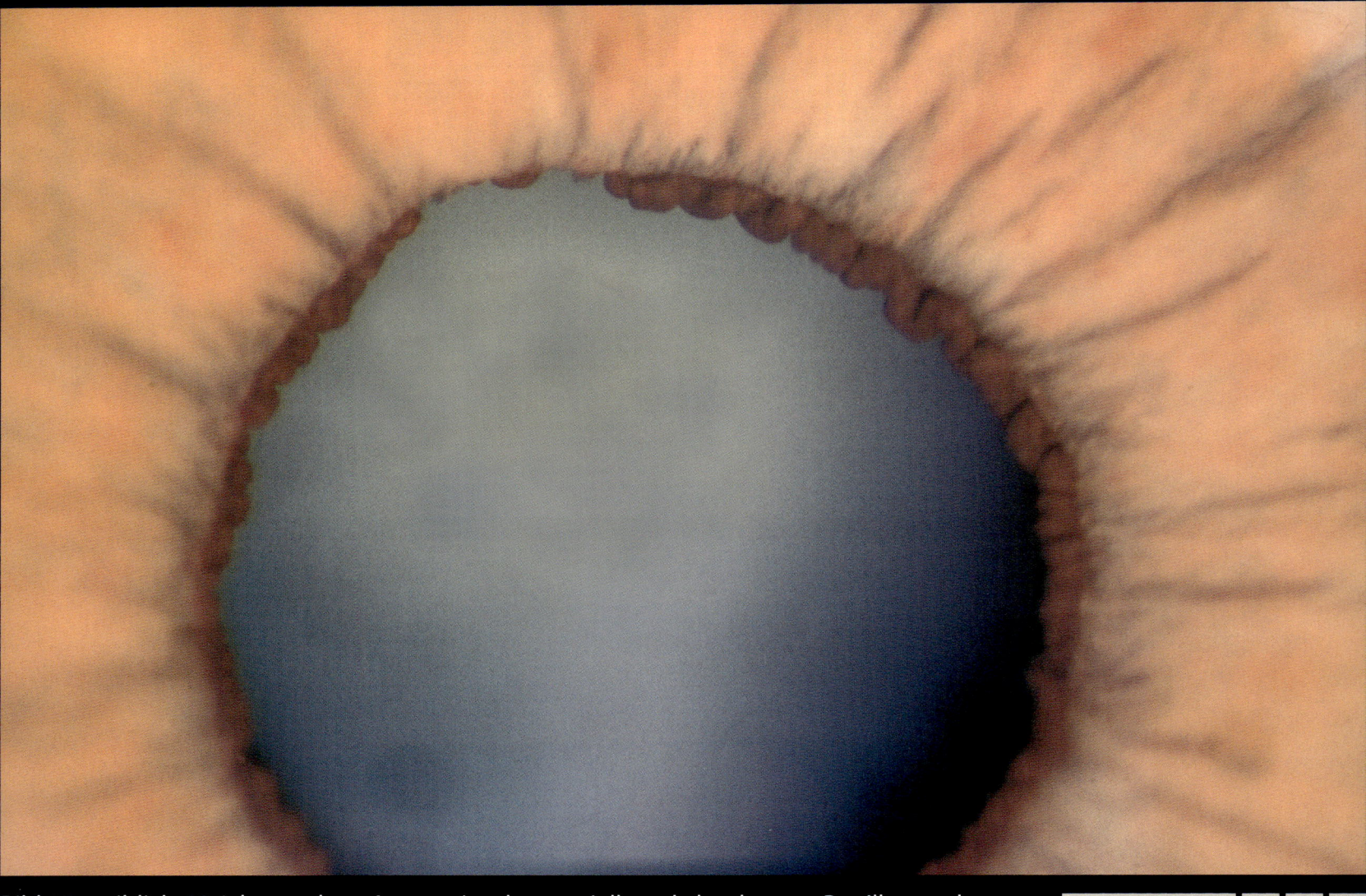

Bild 18: weiblich, 82 Jahre, rechtes Auge, zeigt den partiell total abgebauten Pupillenrand zwischen 57' und 60' bei einem sonst stark hypertrophen Pupillenrand. Die Autoren S. Wenske und J. Rehwinkel schreiben in ihrem Buch beim „unregelmäßig abgebauten Pupillenrand" von „erniedrigter spinaler Reflexerregbarkeit, verminderter Sensibilität, Durchblutungsstörung und trophischer Störung". J. Broy äußert sich ähnlich.

Es folgen zwei Bilder, die übereinstimmend als Greisenring beschrieben werden.

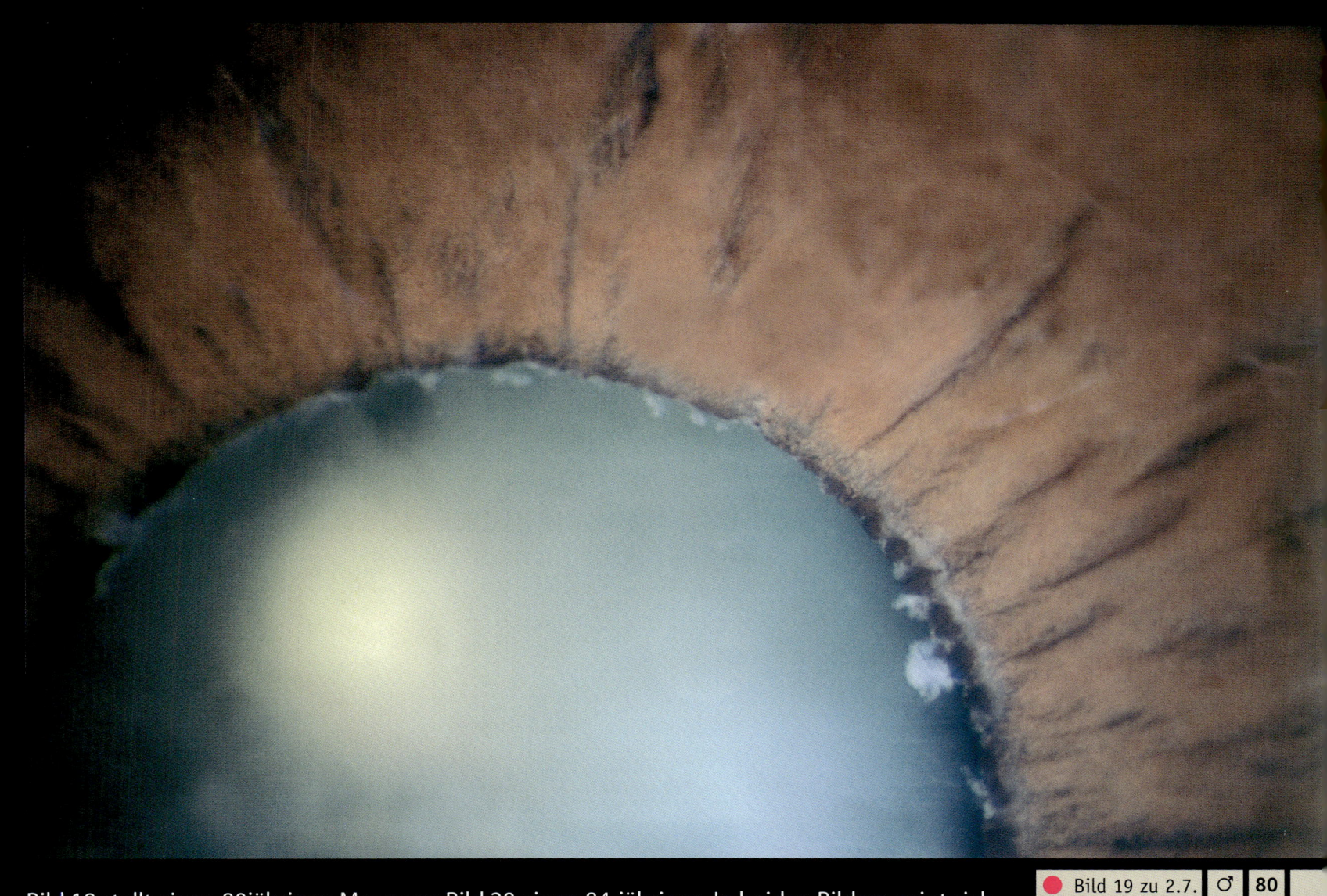

## 2. DER PUPILLARRAND  METHODIK – PHÄNOMENE – ERKRANKUNGEN

Bild 19 zu 2.7. ♂ 80

Bild 19 stellt einen 80jährigen Mann vor, Bild 20 einen 84-jährigen. In beiden Bildern zeigt sich hellgraues Gewebe, vermutlich degeneriertes Uvealgewebe. Diese Phänomene sind im Rahmen von allgemeinen altersbedingten Abbauerscheinungen zu werten. Es ist nicht nur die Wirbelsäule betroffen, obwohl beide recht rüstig sind in Anbetracht dessen, was sie in einem schweren Leben mit Krieg, Gefangenschaft und den Jahren des Wiederaufbaus durchgemacht haben.

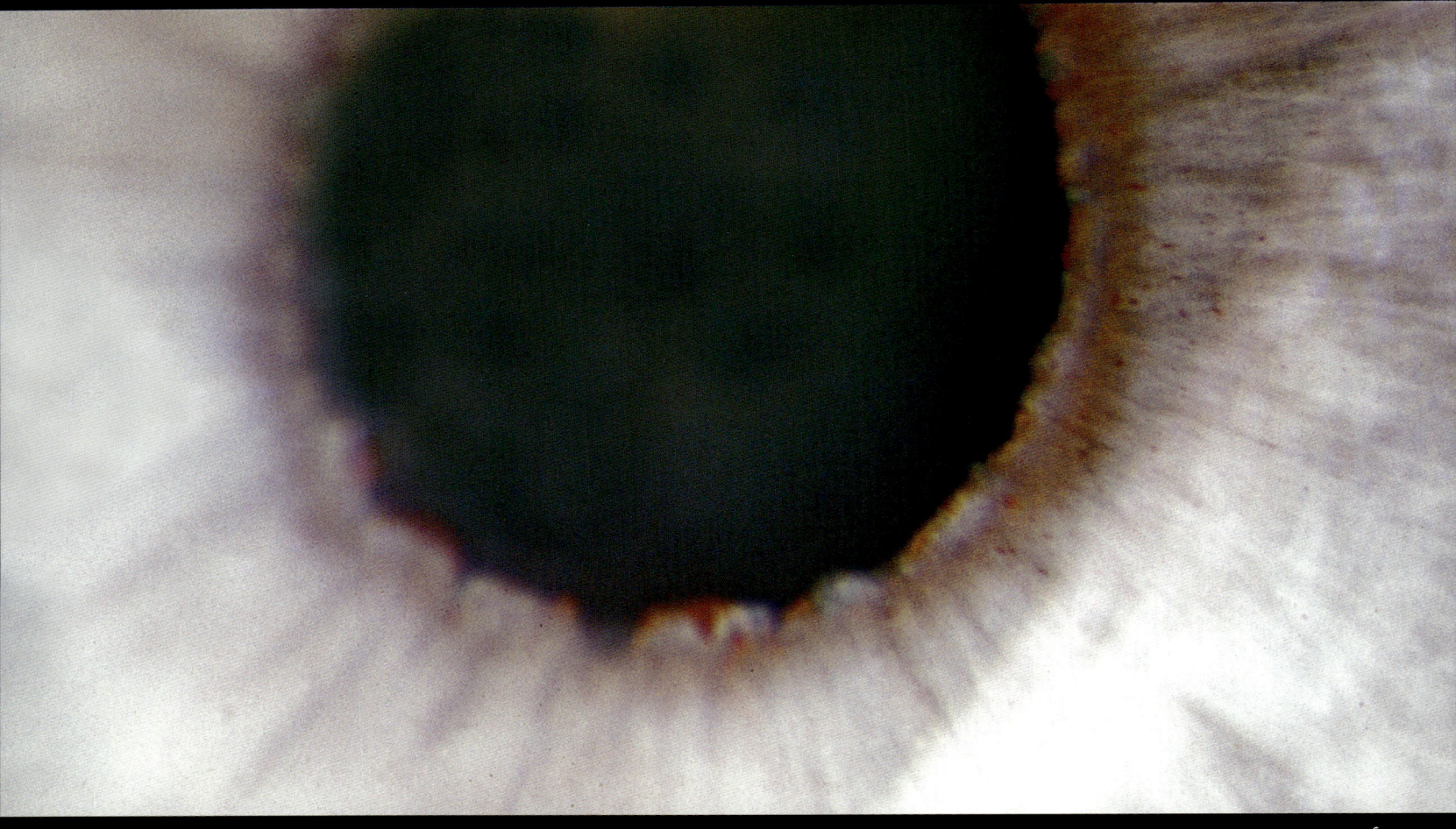

Bild 20 zu 2.7. ♂ 84

Zusammenfassend zeigt uns Kapitel 2.5., was wir bei jungen Menschen nicht sehen, und der Pupillarsaum im Gegensatz zur Iris nur bedingt genetisch angelegt ist. Die Breite vor allem ist auch bei jungen Menschen verschieden, zuweilen auch die braunrötliche Farbintensität (siehe Kapitel 2.1. und 2.2.). Ansonsten aber ist die Betrachtung des Pupillenrandes und seines Wandels im Laufe des Lebens eines der vielen Mosaiksteinchen, die ein phänomenologisches Gesamtbild des Menschen ergeben.

JOSEF KARL

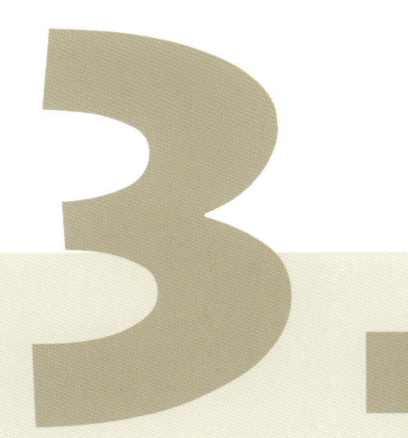

3.

LINSENPHÄNOMENE

## 3. Die Linsenphänomene

## 3.1. Vorbetrachtung

Die Linse (lat. lens, -tis) ist bikonvex mit ca. 9 mm Durchmesser und von einer Kapsel eingehüllt. Die Aufhängelamellen stoßen zu einer dreistrahligen Naht zusammen, dem sog. Linsenstern, den man zuweilen erkennen kann.

Die Linse ist ein bradytrophes Gewebe (wie der Glaskörper) mit einem sehr trägen Stoffwechsel. Ab dem 30. Lebensjahr wird die Linse wasserärmer. Dadurch werden die inneren Anteile spröder und es erscheint eine Gelbfärbung. Zarte Eintrübungen können auftreten, die vom äußeren Linsenrand ins Innere wandern und häufig ab dem 60. Lebensjahr die ganze Linse ausfüllen können. Sie erscheint dann gelblich-bräunlich oder weiß-grau. Hat sie vollständig eine graue Farbe angenommen, so sprechen wir von einem reifen grauen Star (Cataracta matura). Bei Kindern und jungen Menschen, wo uns das tiefe Schwarz der Pupille beeindruckt, nehmen wir im Grund die völlig klare Linse war. Bild 1 und 2: vereinfachte schematische Darstellung.

### 3.1.2. Physiologisch

Ein Band hält die Linse in ihrer Lage. Durch die Elastizität dieses Bandes wird die Akkomodation ermöglicht – die physiologische Haupteigenschaft der Linse. Somit kann sie mehr gewölbt oder mehr abgeflacht das Nahsehen oder das Sehen in die Ferne ermöglichen (das sich im Alter durch Nachlassen der Elastizität reduzieren kann). Ein Vergleich mit einem Fotoapparat drängt sich auf (Zoom-System: auch Gummilinse genannt). Dadurch, dass die Linse das eiweißreichste Organ ( ca. 35%) ist und aus durchsichtigem Material besteht, werden die eintreffenden Lichtstrahlen von der Linse gesammelt oder zerstreut.

### 3.1.3. Pathologisch

Die häufigste Erkrankung der Linse ist die Katarakt, der graue Star. Die ersten Anzeichen hierfür sind eine stärkere Blendung und ein Grauschimmer auf den betrachteten Gegenständen. Dies tritt immer dann auf, wenn der Glukosegehalt im Laufe des Alters abnimmt, Cholesterineinlagerungen zunehmen und die Linse mehr vom Sol- in den Gelzustand gerät. Hierbei spielen Veränderungen des Mineralstoffwechsels ebenso eine Rolle wie der Einfluss von freien Radikalen. Vor allem sollen sich hier Zink und Magnesium sehr günstig auswirken, wahrscheinlich auch Selen.

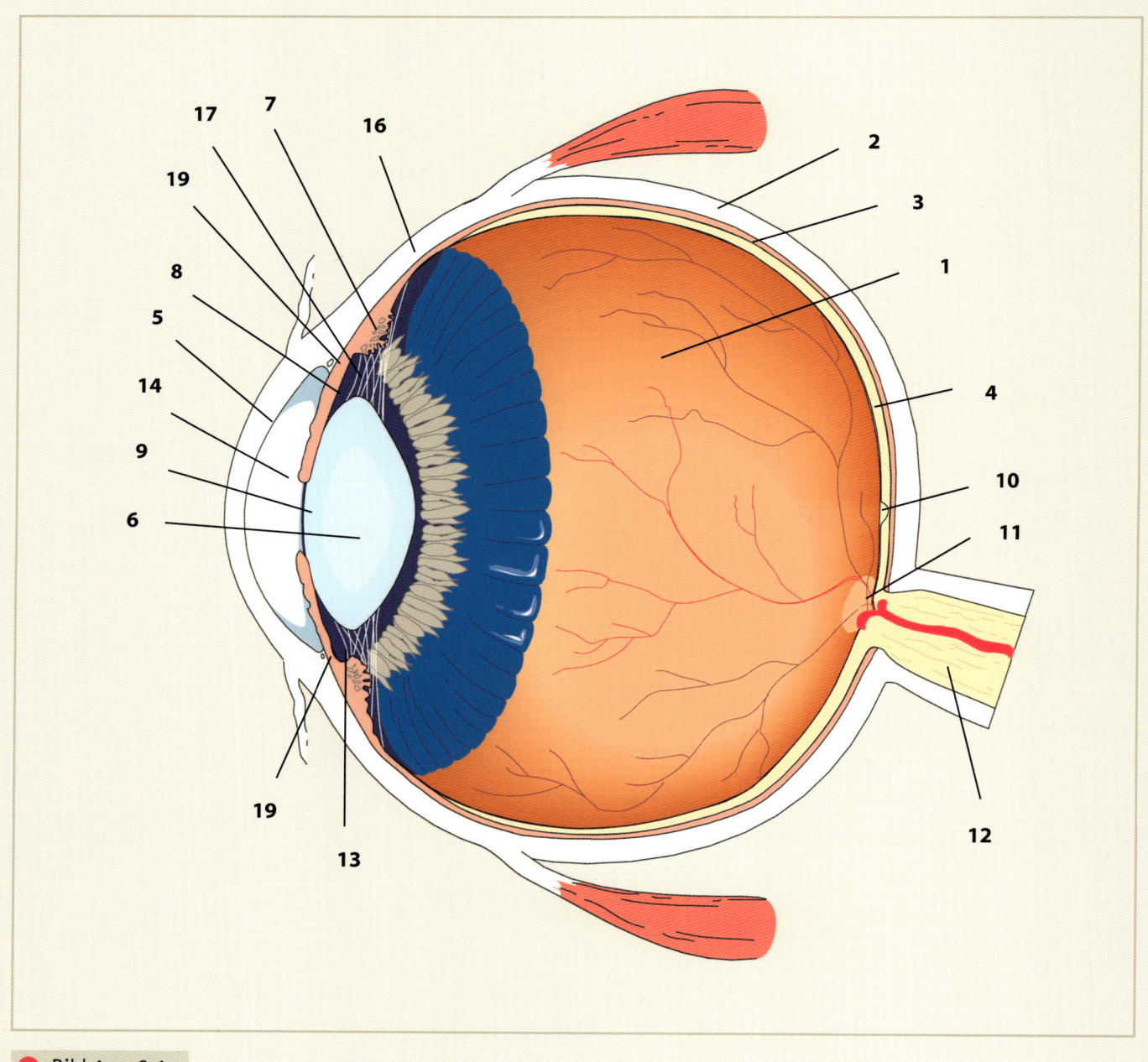

METHODIK – PHÄNOMENE – ERKRANKUNGEN                                    3. LINSENPHÄNOMENE

Bild 1 zu 3.1.

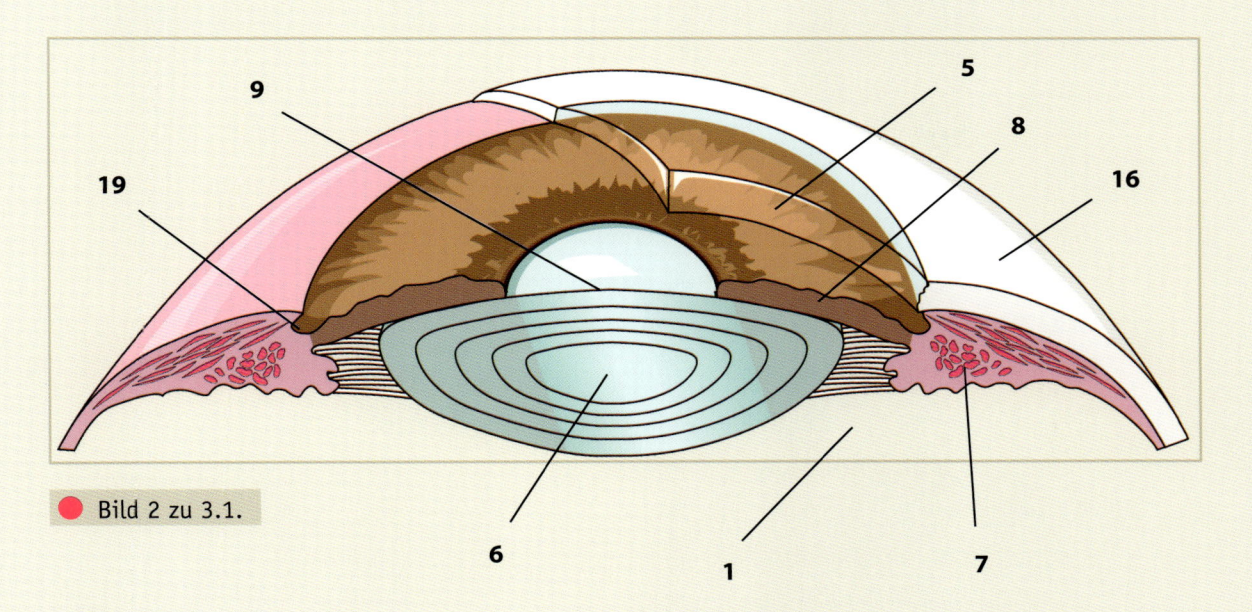

3. LINSENPHÄNOMENE                                    METHODIK – PHÄNOMENE – ERKRANKUNGEN

● Bild 2 zu 3.1.

1. Glaskörper
2. Lederhaut (Sclera)
3. Aderhaut (Choroidea)
4. Netzhaut (Retina)
5. Hornhaut (Cornea)
6. Linse (Lens)
7. Strahlenkörper (Ziliarkörper)
8. Regenbogenhaut (Iris)
9. Sehloch (Pupille)
10. Gelber Fleck (Macula lutea)
11. Blinder Fleck
12. Sehnerv (N. opticus)
13. Hintere Augenkammer
14. Vordere Augenkammer
15. Kammerwasser
16. Augenbindehaut (Conjunctiva)
17. Strahlenbändchen (Zonula ciliaris / Fibrae zonulares / Zona ciliaris Zinni)
18. Hyaloidkanal (trägt beim Feten die Glaskörperschlagader, Arteria hyaloidea)
19. Schlemm-Kanal
20. Augenmuskeln

Im Allgemeinen können Störungen der Linse, also vorwiegend Trübungen, folgende Gründe haben:

1. Hypocalcaemie (Cataracta tetanica)
   Bei Calziummangel wird diese Starform häufiger beobachtet.

2. Mangel an Vitamin A
   Dieses Vitamin beeinflusst zwar die Lichttransformation, die Forschungsergebnisse sind allerdings noch unübersichtlich.

3. Arzneimittel
   Einige davon sind in den letzten Jahren nach und nach vom Markt verschwunden wie z.B. Phenoziadin-Derivate, Diphenazin, bestimmte Zytostatika.

4. Chemikalien
   Z.B. Pestizide, Herbizide (Pentachlorphenol), Fungizide (Trichlorphenol), Auto- und Industrieabgase generell.

5. Abnahme der schützenden Ozonschicht.

Die nachfolgende Bebilderung beschränkt sich auf das, was man in der täglichen Praxis mit einem einfachen Mikroskop zur Betrachtung des vorderen Augenabschnitts sehen kann. Es wurde keine Spaltlampe bei der Fotografie eingesetzt, obwohl eine solche sehr viel Tiefe gibt und vom Augenarzt zur exakten Diagnose in jedem Fall benützt wird.

Die Bilder wurden mit 12- bis 30facher Vergrößerung aufgenommen, diese hat heute auch jedes einfache Mikroskop. Eine höhere Vergrößerung bringt nach meiner Erfahrung keine weiteren Erkenntnisse. Eine Lupe ist hierfür ungeeignet.

Ziel der Linsenbetrachtung im Rahmen der Iridologie ist nicht eine augenärztliche, genaue Diagnose zu erstellen. Diese bleibt, wie schon erwähnt, dem Facharzt vorbehalten. Wir können jedoch im Vorfeld die Patienten zu dieser Untersuchung auffordern, wenn wir eine Reihe von Phänomenen kennen.

Bisher haben sich nur wenige Iridologen für die Linse interessiert. Rudolf Schnabel suchte jedoch schon in den 30er Jahren des vorigen Jahrhundert, und dann vor allem sein Schüler Josef Angerer, den Weg von der Iridologie zur Augendiagnose.

## 3.2. Die Katarakt

Über Ursachen der Kataraktbildung und
verschiedene Formen des Grauen Stars.

Die häufigste Störung bzw. Erkrankungen der Linse ist die altersbedingte Trübung. Dementsprechend fallen angeborene Anomalien und Verletzungen in der Zahl zurück.

Die häufigste Trübungsform wiederum, die bei einem Viertel aller Fälle auftritt, ist die Cataracta stellata et coronaria (siehe Bild Nr. 8).

Verschiedene Faktoren lösen mit zunehmendem Alter eine Trübung aus. Einer davon ist die Abnahme der Fermente und der fermentativen Umsetzung im Linsenstoffwechsel. Letztere hat einen hohen Energieverbrauch und die mit dem Alter einhergehende Abnahme ihres Glukosegehalts spielt ebenso eine Rolle wie die schlechtere Sauerstoffversorgung des alternden Gewebes.

Von den kausalen hormonellen Ursachen sei lediglich der Diabetes genannt. Im Durchschnitt werden Diabetiker ca. 10 Jahre früher am Altersstar operiert als andere Personen. Außerdem ist die Kortisonkatarakt bekannt, die allerdings nur auftritt, wenn eine jahrelange Dauertherapie mit Kortikosteroiden von ca. 10mg täglich notwendig ist.

Auch bei Kindern ist dies zu beobachten, allerdings in der Mehrzahl der Fälle reversibel, wenn Kortison abgesetzt werden kann. Auch bei Tetanie, Myotonie, Neurodermitis und Sklerodermie kann eine Katarakt frühzeitiger auftreten.

Von den äußeren Einflüssen, den sogenannten Umweltfaktoren, werden Chemikalien wie Pestizide, Herbizide (Pentachlorphenol), Fungizide (Trichlorphenol) sowie extreme Belastung mit Auto- und Industrieabgasen immer wieder als Hauptursache diskutiert.

Die Theorie, dass die Sonneneinstrahlung (Landbevölkerung bzw. Menschen, die mehr oder weniger lebenslang der Sonne ausgesetzt sind) ebenfalls mit verantwortlich für den Altersstar ist, hat sich nicht halten können. Die Abnahme der Ozonschicht in jüngster Zeit steht hingegen im Verdacht, über kurz oder lang einen negativen Einfluss zu nehmen (Zunahme von freien Radikalen).

Der Erbanlage hingegen wird, wie Untersuchungen an eineiigen Zwillingen ergeben haben, bei der Entstehung des Altersstars eine große Bedeutung zugemessen.

Verschiedene Formen und das Fortschreiten des Grauen Stars:
Die meisten Katarakte verlaufen unbemerkt und im Anfangsstadium schleichend und relativ langsam. Nicht geklärt ist, warum:

a) eine Anzahl von Menschen eine Katarakt bekommt, die Mehrzahl im fortgeschrittenen und hohen Alter nicht darunter leidet

b) in einem Fall sich eine leichte Form der Linsentrübung lange Zeit kaum verschlechtert, im anderen eine eher schnelle Entwicklung eintritt bis zum operationsreifen Star (Cataracta matura).

Bild 2 bis 4 gehören zu diesen Anfangsstadien. Keiner der drei Menschen äußert auf Befragen eine Sehstörung (Alter zwischen 70 und 80 Jahren).

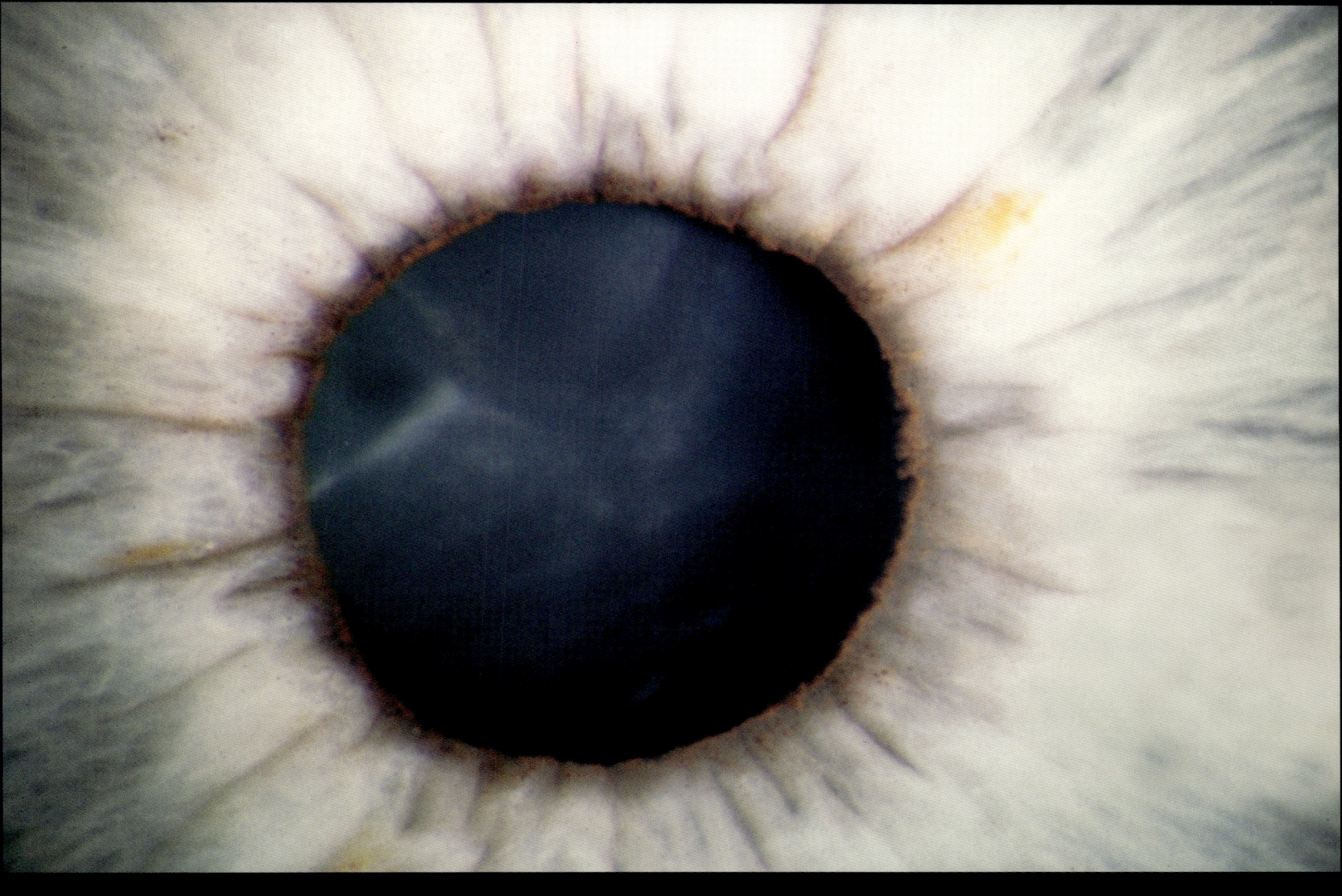

Bild 2 zu 3.2.

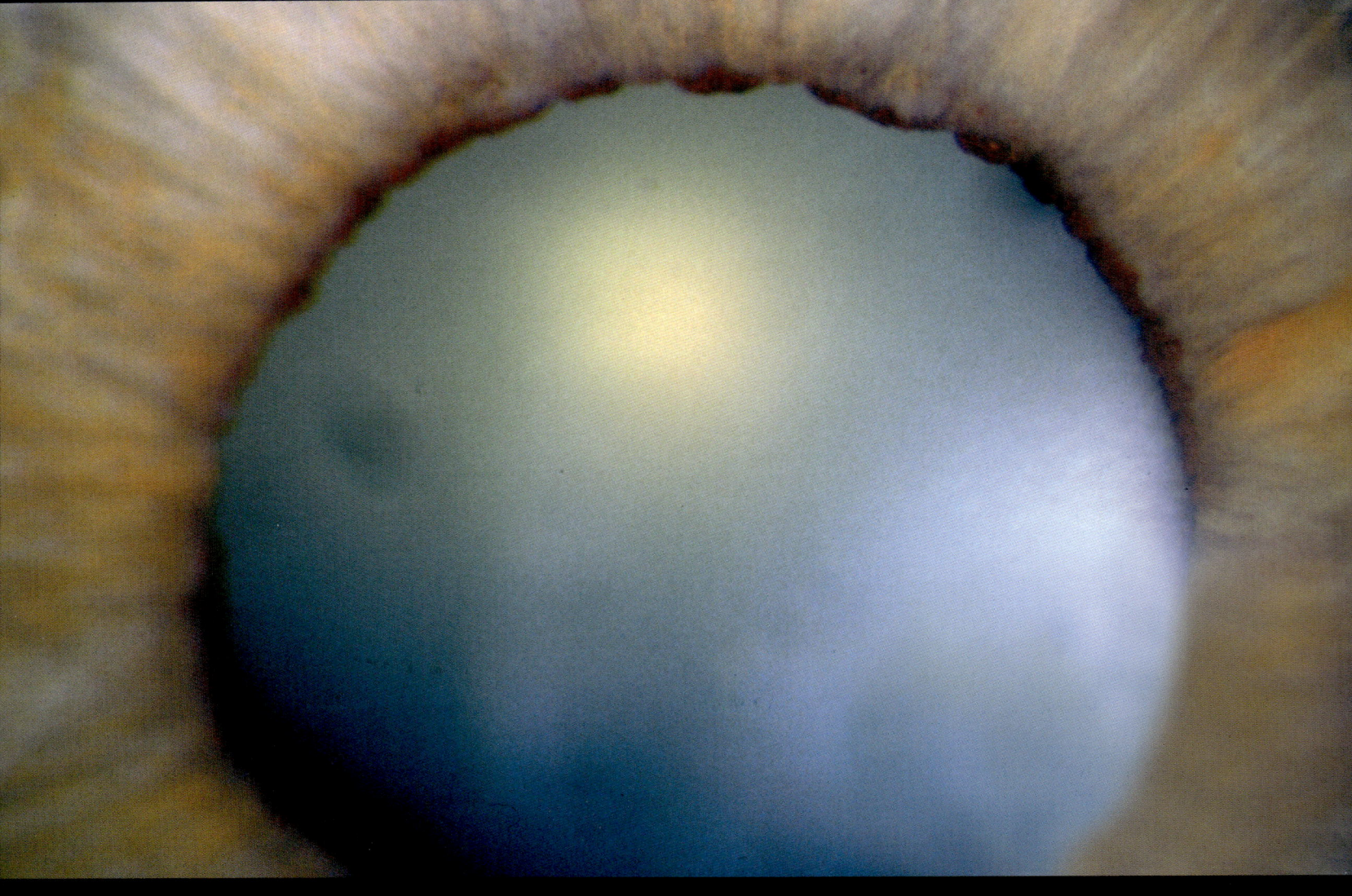

Zu Bild 3 sei bemerkt, dass solche grünlich-gelblichen Luminiszenzen (seltener rötliche) durch trübungsbedingte Brechungsverhältnisse nicht selten zu sehen sind. Diese Färbung hat mit dem grünen Star, dem Glaukom nichts zu tun, diesen sieht man nämlich nicht.

● Bild 3 zu 3.2.

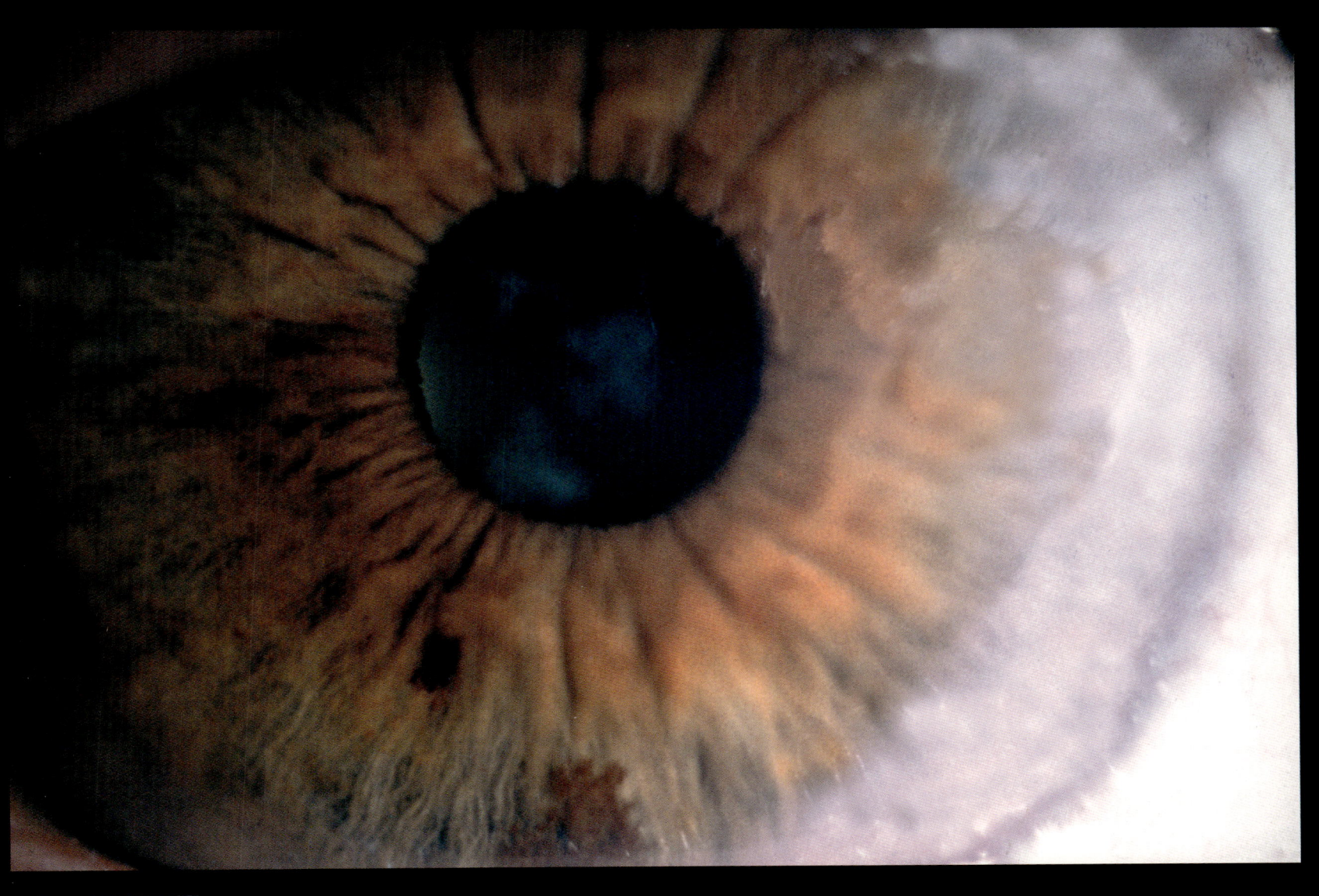

3. LINSENPHÄNOMENE    METHODIK – PHÄNOMENE – ERKRANKUNGEN

Bild 4 zu 3.2.

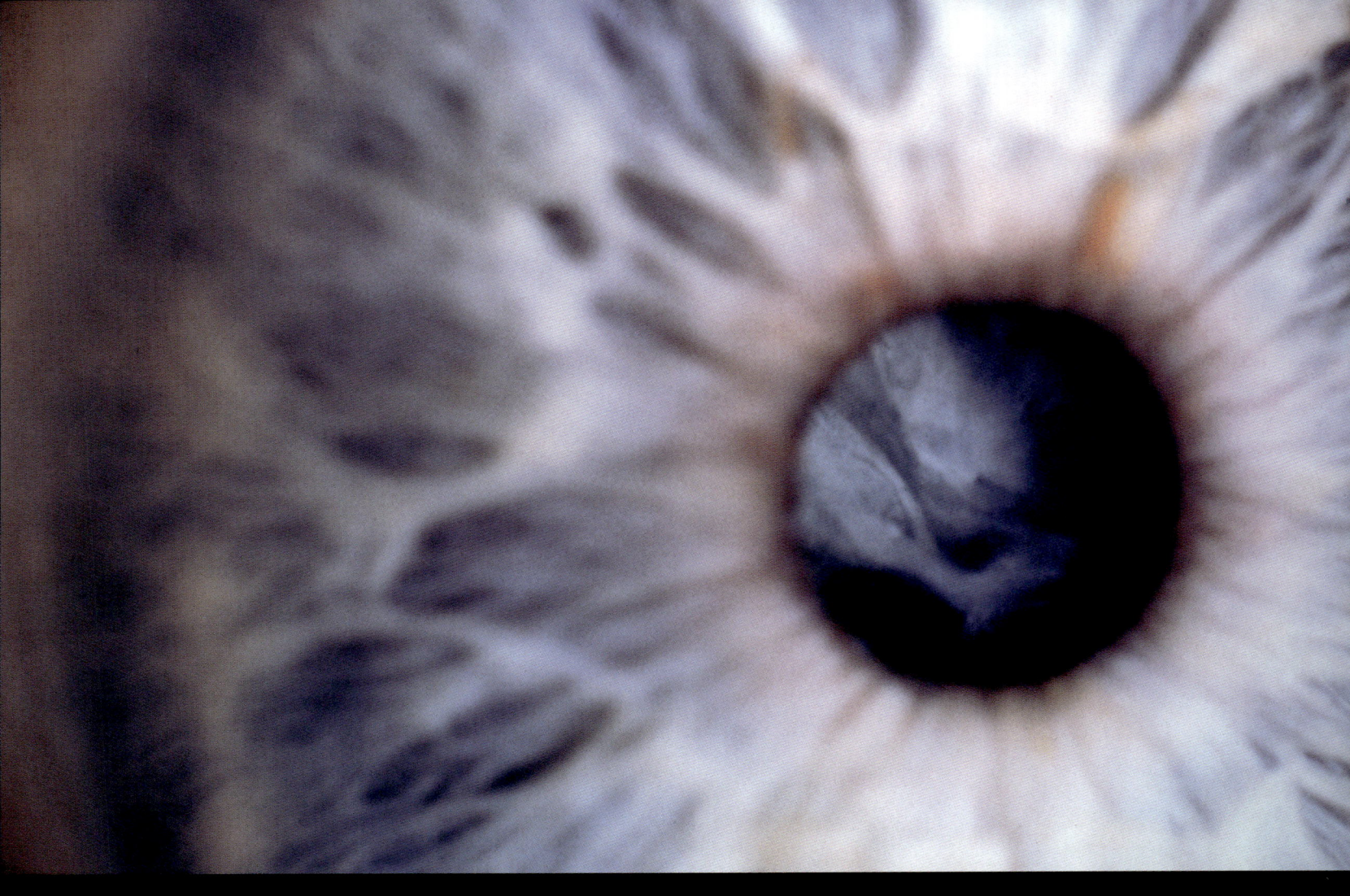

Die Beispiele in Bild 5 (Patient 73 Jahre) und Bild 6 (Patient 75 Jahre) werden nach augenärztlicher Aussage wohl eines Tages um eine Operation nicht herumkommen.

● Bild 5 zu 3.2.

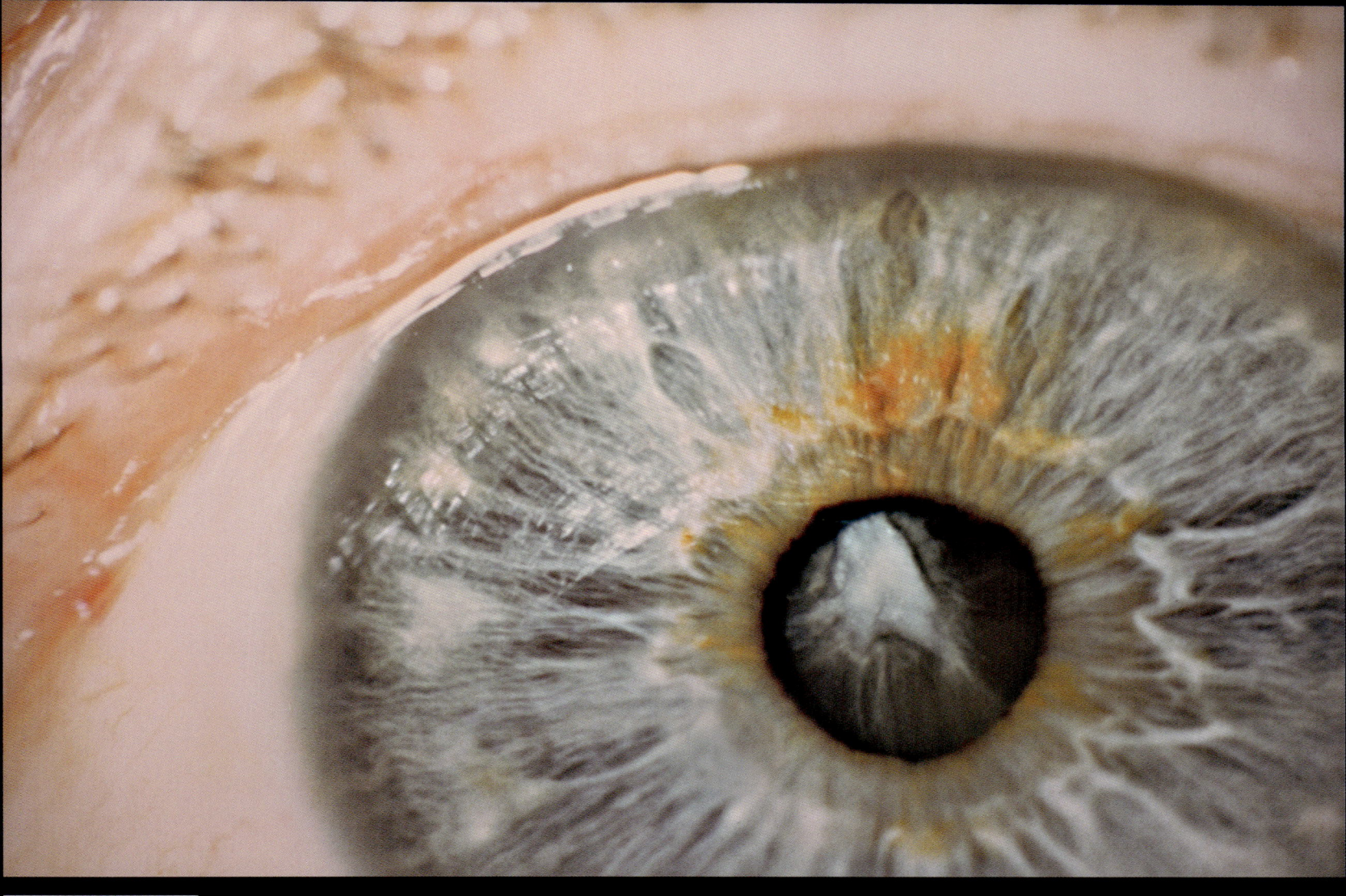

Bild 6 zu 3.2.

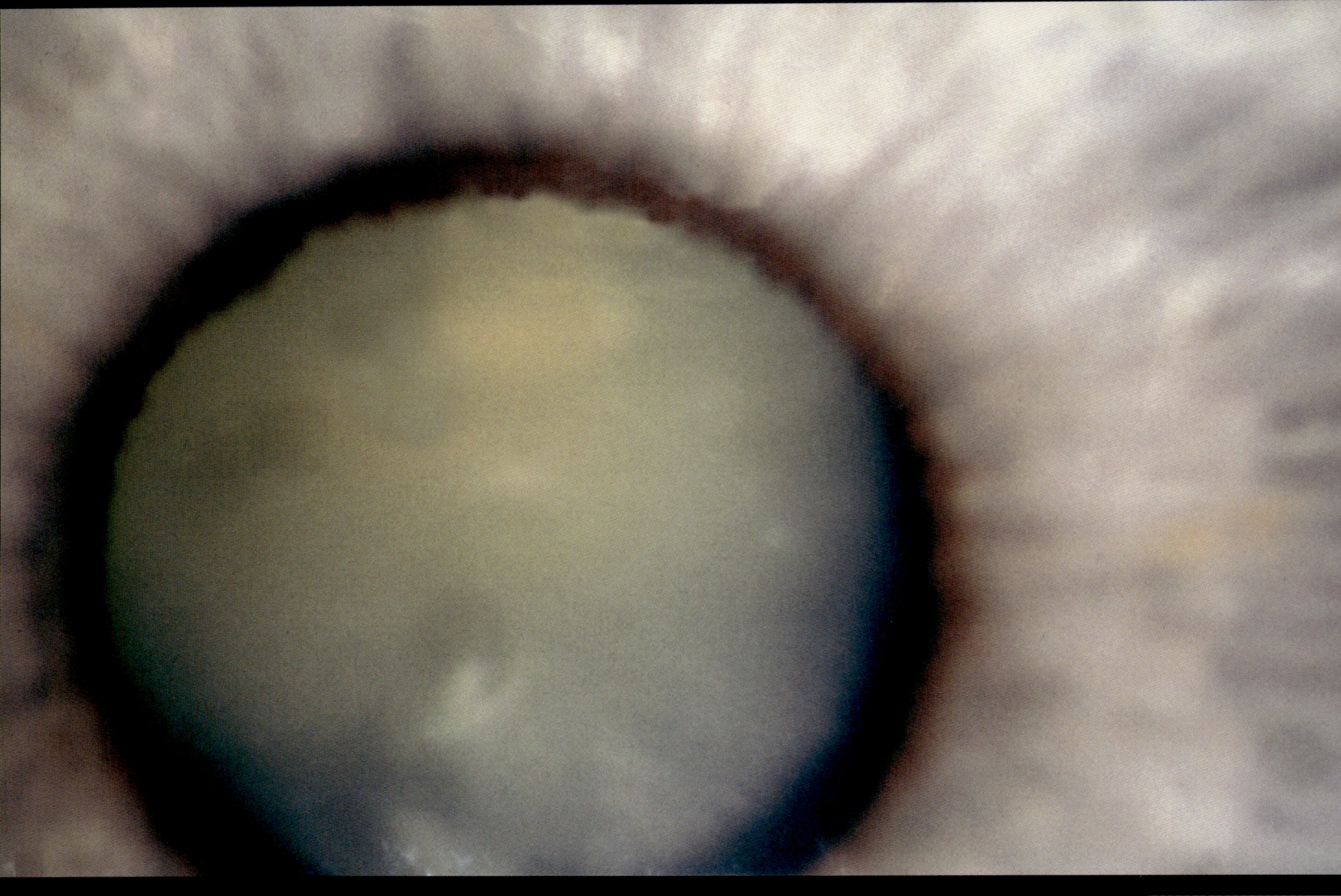

Bei dem Patienten in Bild 7 wurde inzwischen erfolgreich operiert.

● Bild 7 zu 3.2.

Zwei Berichte von Patienten möchte ich kurz einfügen:

Eine 99-jährige Patientin erklärte mir heiter, sie sehe nach der Operation wieder »wie eine Junge«.

Ein Mann schrieb mir: „Das Erstaunliche an der Staroperation meiner Frau ist (70 Jahre alt), dass ihre extreme Kurzsichtigkeit durch die Wahl der eingesetzten Kunstlinsen mit ausgeglichen wurde. Meine Frau schilderte die Abnahme der Augenklappe wie eine Offenbarung. Alles wurde viel heller und sie konnte sofort die kleinste Schrift lesen. Sie braucht keine Brille mehr."

Laut einer Meldung aus der Universitätsklinik Erlangen ist es dort im Jahr 2000 gelungen, die weltweit erste, kontrolliert verformbare Kunstlinse erfolgreich zu implantieren. Sie ist beweglich und lässt sich durch die Augenmuskelkraft des Patienten verformen. Auf diese Weise kann die ursprüngliche optische Funktion der menschlichen Linse voll übernommen werden. Dadurch ist sowohl in die Nähe als auch in die Ferne ein scharfes Sehen ohne Brille möglich.

## 3.3. Besondere Formen des Grauen Stars

### 3.3.1. Kranzstar (Cataracta coronaria, Bild 8)

Er ist, wie erwähnt, die häufigste Kataraktform. Man trifft ihn bereits ab dem 30sten Lebensjahr bei ca. 25% aller Menschen. Auf Grund der peripheren Lage ist das Sehvermögen nicht gestört. Warum man ihn bei der von mir erwähnten normalen Betrachtung trotzdem selten sieht? Da er, wie auf Bild 8 zu sehen, randständig ist, zeigt er sich häufig nur, wenn von Seiten des Augenarztes pupillenerweiternde Tropfen vor der Untersuchung verabreicht werden. Außerdem ist eine Spaltlampe von Vorteil. Beim Kranzstar wurde eine familiäre dominante Vererbung beobachtet.

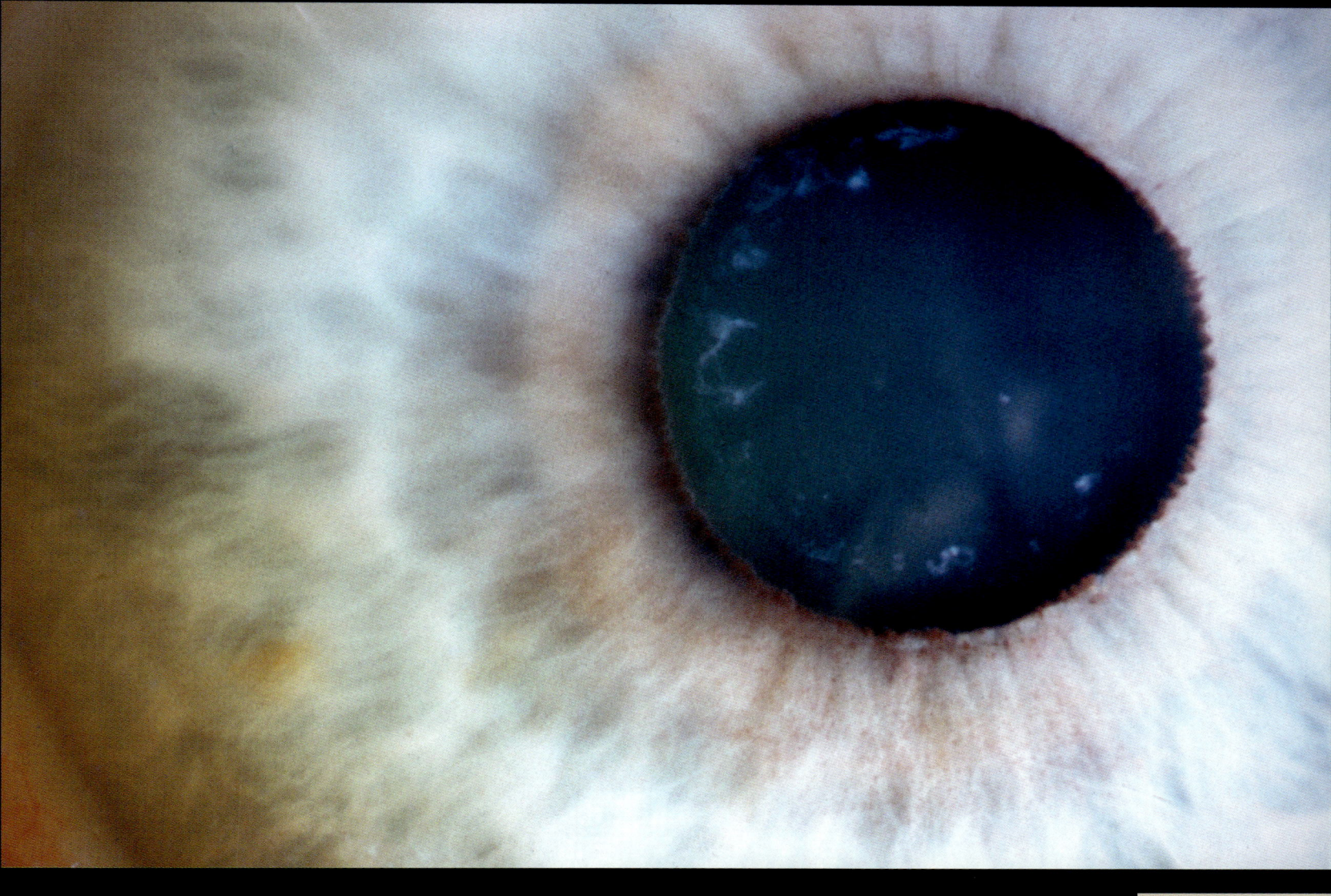

Bild 8 zu 3.3.

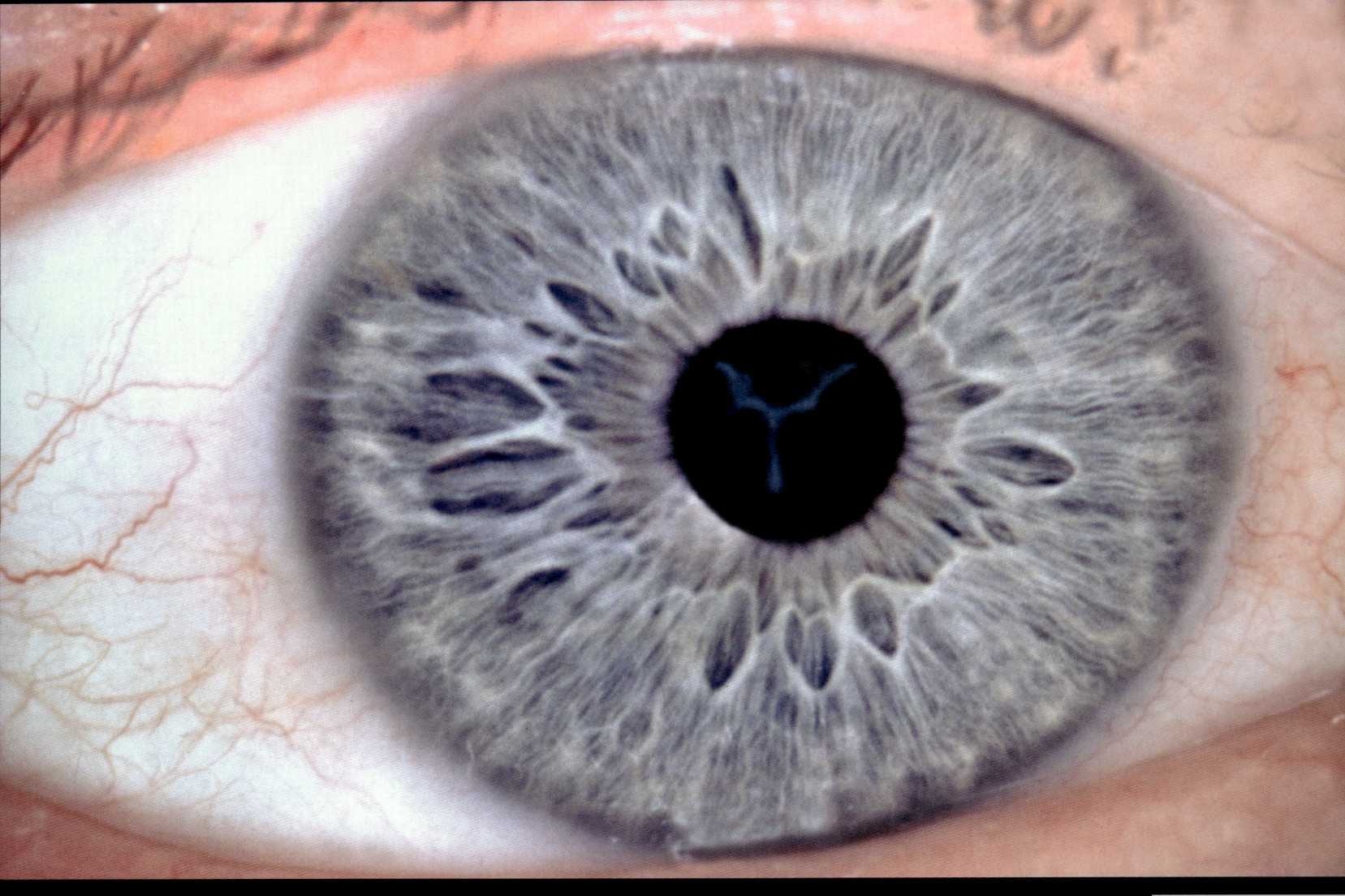

**Die y-förmige Linsennaht** (Bild 9):

Sie darf als eine Entwicklungsstörung der Linse gesehen werden, die so ausgeprägt wie auf dem vorliegenden Bild 9 nur selten zu sehen ist. Die Aufnahme verdanke ich einem Kollegen, der mir versicherte, dass der junge Mann keinerlei Sehstörungen hat. Anatomisch ist es so, dass die Aufhängelamellen der Linse zu einer dreistrahligen Naht zusammenstoßen, dem sogenannten Linsenstern.

● Bild 9 zu 3.3.

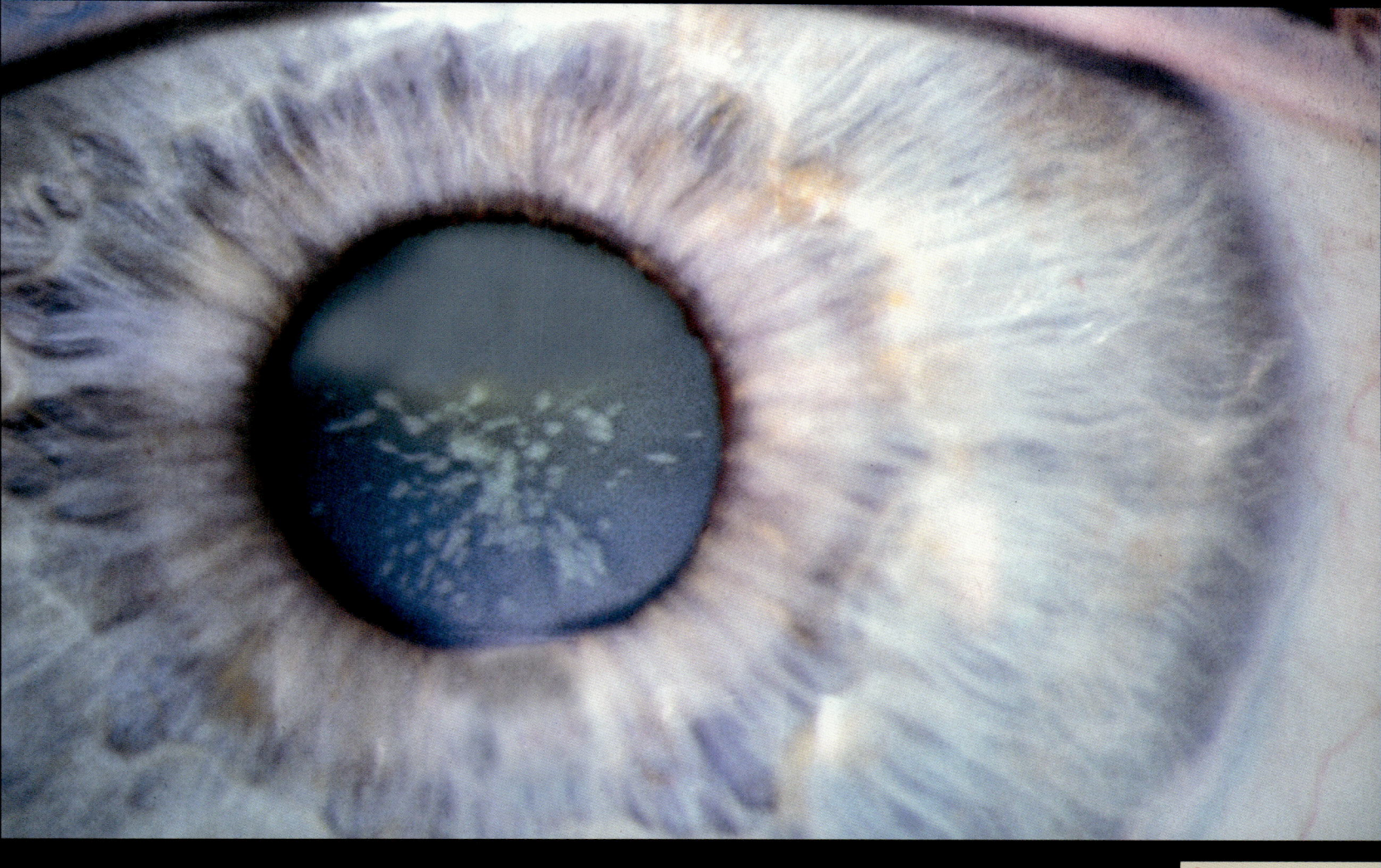

● Bild 10 zu 3.3.

**Schneegestöber** (Bild 10):

Das sogenannte Schneegestöber wird von den Iridologen bzw. Augendiagnostikern wie Rudolf Schnabel, Josef Angerer und Dr. med. Anton Markgraf mit renalen Ausscheidungsstörungen in Zusammenhang gebracht. Von Seiten der Ophtalmologie konnte ich eine Aussage, welche diese Starform mit Nierenausscheidungsstörungen in Zusammenhang bringt, nicht finden. Bei Diabetes, der über kurz oder lang die Nierengefäße in Mitleidenschaft ziehen kann, findet man, wenngleich nicht häufig, auch dieses »Schneegestöber«.

**Christbaumschmuck-Katarakt** (Bild 11)

Eine Kataraktform, die auch in klinischen Lehrbüchern als Christbaumschmuck-Katarakt bezeichnet wird, ist auf Bild 11 zu sehen. Es handelt sich um eine 75-jährige Frau, die seit 15 Jahren einen schwer regulierbaren Diabetes hat. Da sie schon lange in Behandlung ist, kann gesagt werden, dass dieses Phänomen bereits Jahre vor der Manifestation des Diabetes vorhanden war.

Die Brechung und Spiegelung von Farben und Strukturen hat gewiss viel Faszinierendes, lässt sich doch etwas erahnen vom differenzierten Aufbau der Linse.

Auch hier merkt die Trägerin nichts von ihrer Katarakt. Ebenso hat der Augenarzt sie deswegen nicht irritiert, vielmehr aufgefordert, den Diabetes unter Kontrolle zu halten. Er selbst wird den Augenhintergrund, d.h. die Netzhaut weiterhin kontrollieren, was bei dieser Stoffwechselstörung ja besonders wichtig ist.

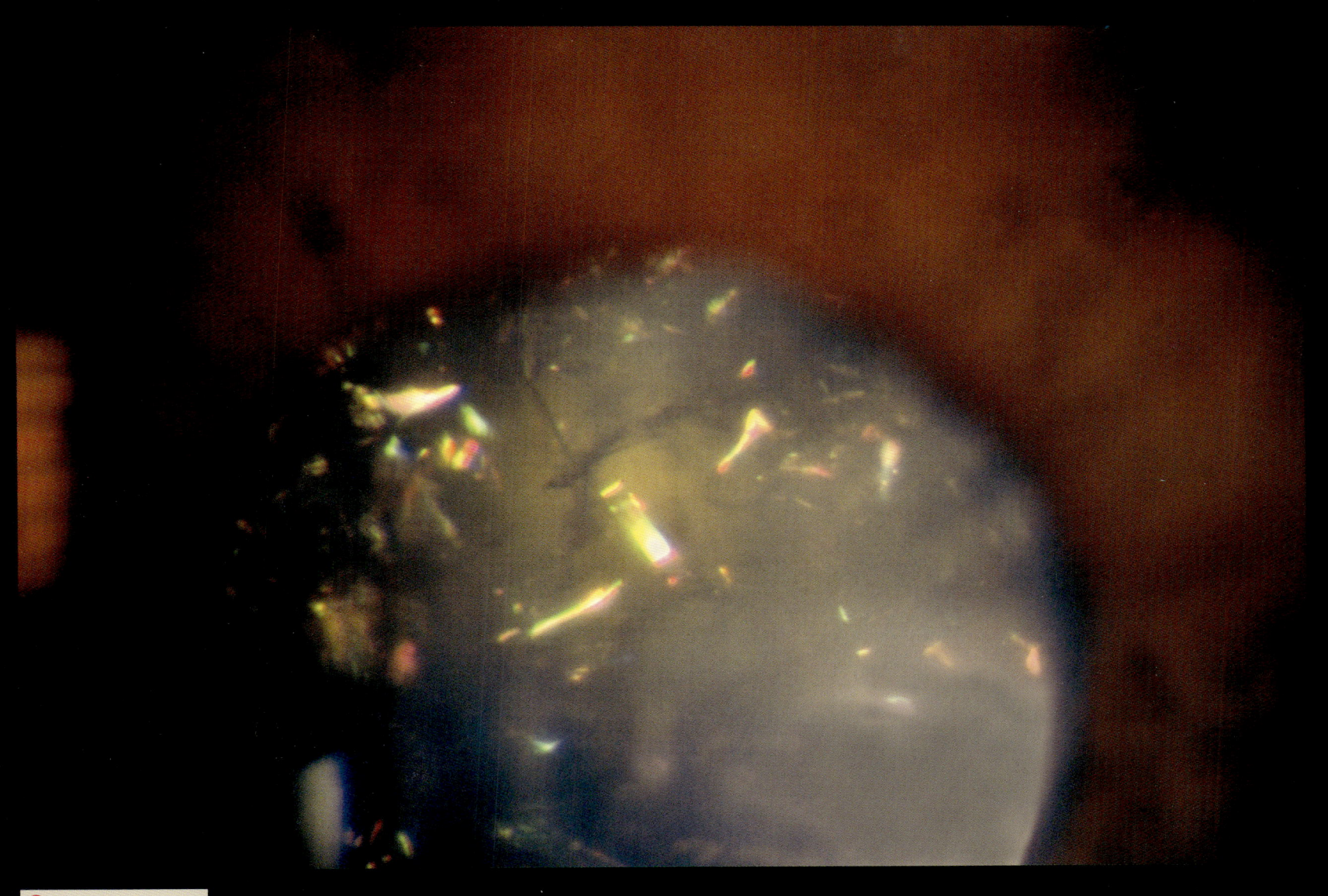

3. LINSENPHÄNOMENE  METHODIK – PHÄNOMENE – ERKRANKUNGEN

Bild 11 zu 3.3.

**Polstar** (Bild 12)

Der Polstar ist angeboren, also vom Alter unabhängig, wie z.B. auf dem Bild einer 17-jährigen Patientin (Bild 12). Sie hat damit keine Sehbehinderung. Es ist auch nicht zu befürchten, dass sich dieser zentrale Punkt vergrößert. Es handelt sich um eine embryonale Entwicklungsstörung einer bisher unbekannten Genese.
Schwierig ist es bei der 50-Jährigen (Bild 13). Sie ist sehbehindert. Auffällig ist die »stehende« ovale Pupille.

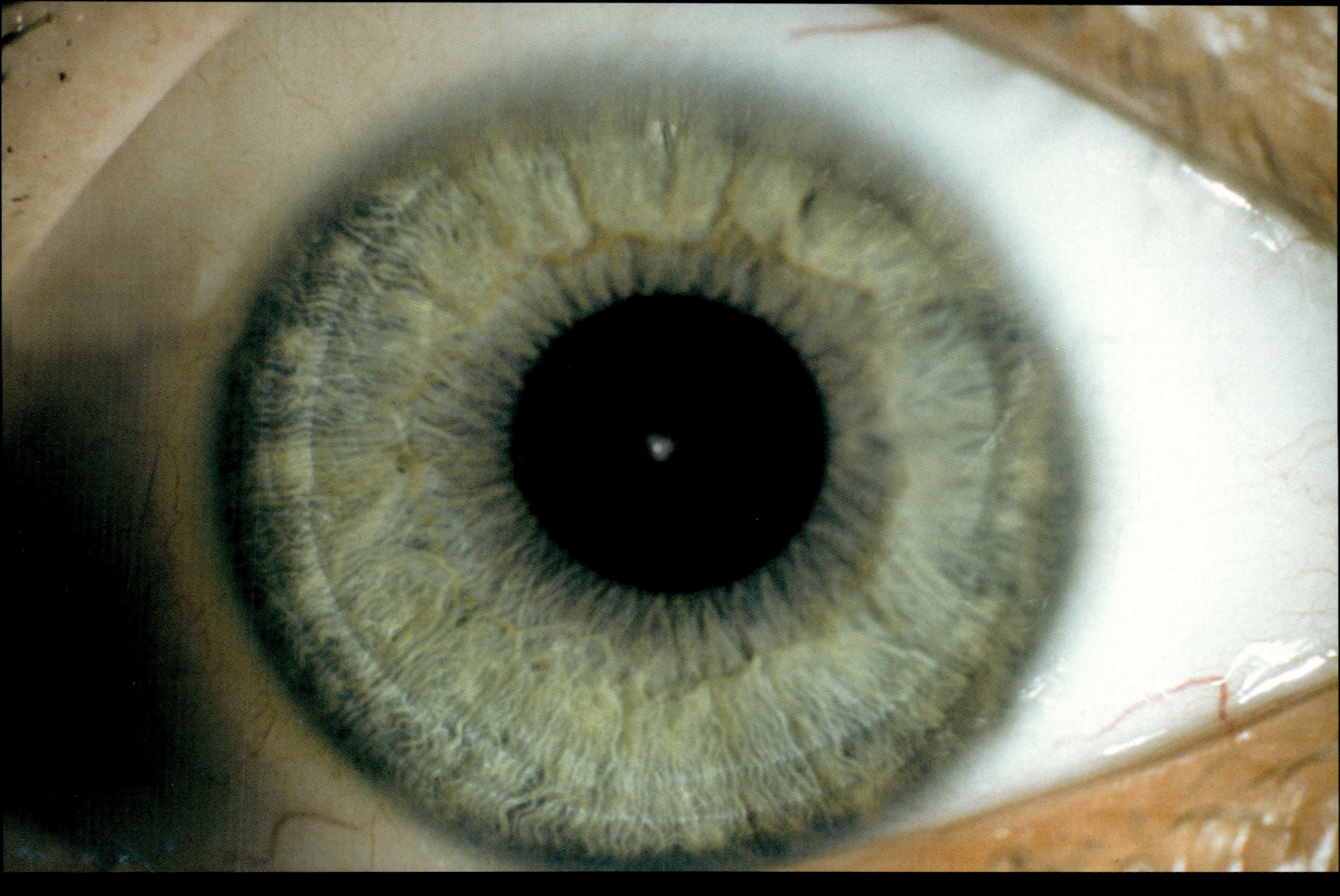

Bild 12 zu 3.3.

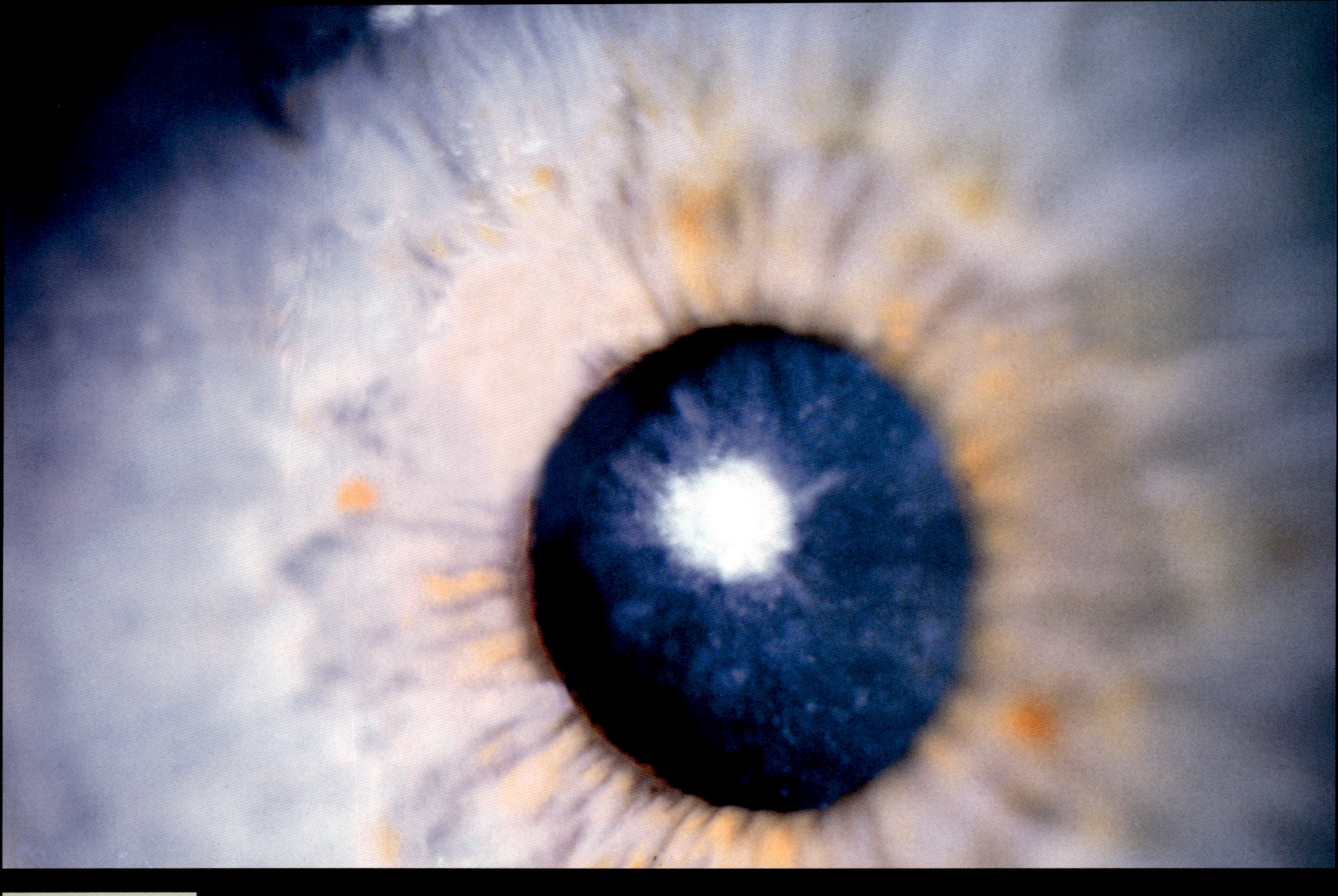

Bild 13 zu 3.3.

**Cholesterinsternchen** (Bild 14)

Die Cholesterinsternchen sieht man häufig, wenngleich nicht so massiv wie in dieser Linse eines 20-jährigen Mannes (Bild 14). Es handelt sich um kleine, gelblich-bräunliche, sternchenförmige Einlagerungen in unterschiedlicher Konzentration. Auch hier gibt es keine Behinderung beim Sehen und die Einlagerungen sind angeboren.

In iridologischen Kreisen gelten sie als Hinweis, dass in vielen Fällen Gallengries oder Gallensteine mütterlicherseits vorhanden sind und die Erbträger dieses Phänomens in höherem Maße ebenfalls dazu neigen.

Rudolf Schnabel bezeichnet es als »Sternenhimmel«. Josef Angerer schreibt in seinem »Handbuch der Augendiagnostik«: „Als Zeichen für Steinbildung in der Galle kommen in erster Linie die Cholesterinkriställchen in der Linse in Frage, als Ausdruck eines pathologisch verlagerten Cholesterindepots. Dieses Phänomen ist ein Hinweis für eine angelegte Mikrolithiasis ..." (S. 141).

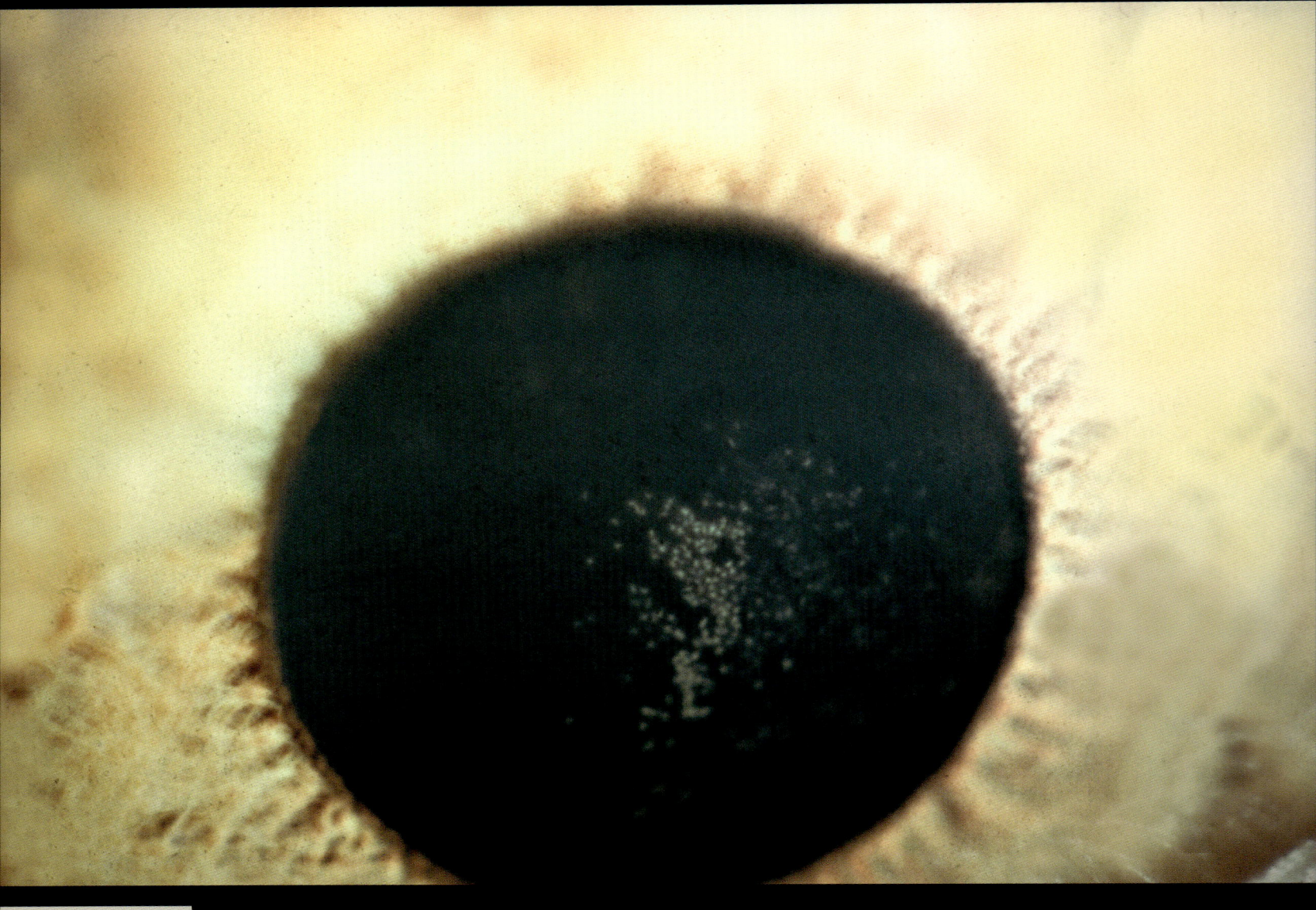

Bild 14 zu 3.3.

## 3. LINSENPHÄNOMENE

METHODIK – PHÄNOMENE – ERKRANKUNGEN

● Bild 15 zu 3.3.

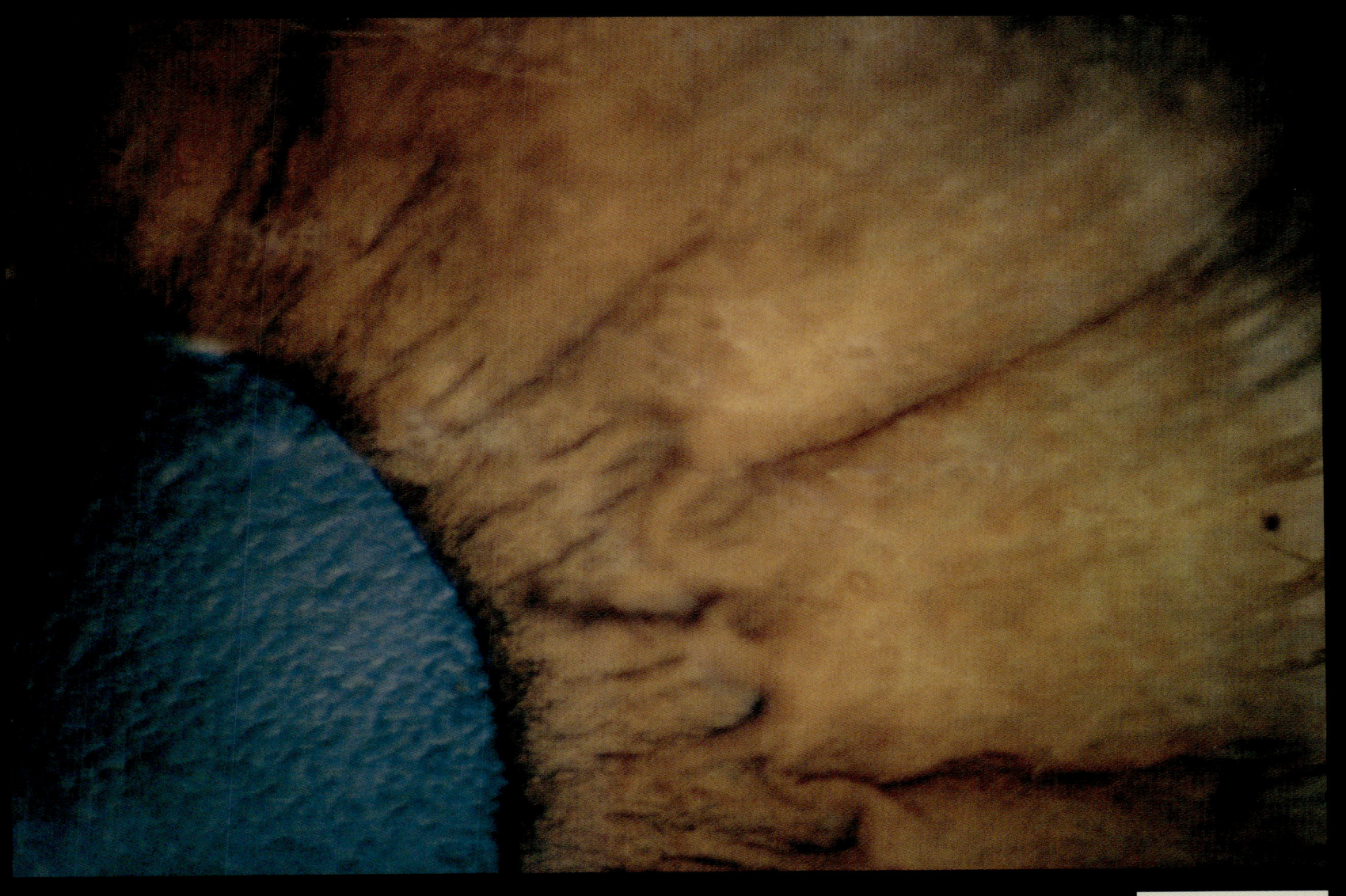

**Chagrinierte Linse** (Bild 15)

Die chagrinierte Linse (Wachstuchlinse) ist ebenfalls genetisch vorgegeben und nicht, wie manchmal angenommen, ein Zeichen altersbedingter Austrocknung der Linse (Bild 15, 28-jährige Frau). Eine Progression ist auch bei langjähriger Beobachtung nicht festzustellen und von Seiten des Augenarztes gibt es keine besonderen Hinweise.

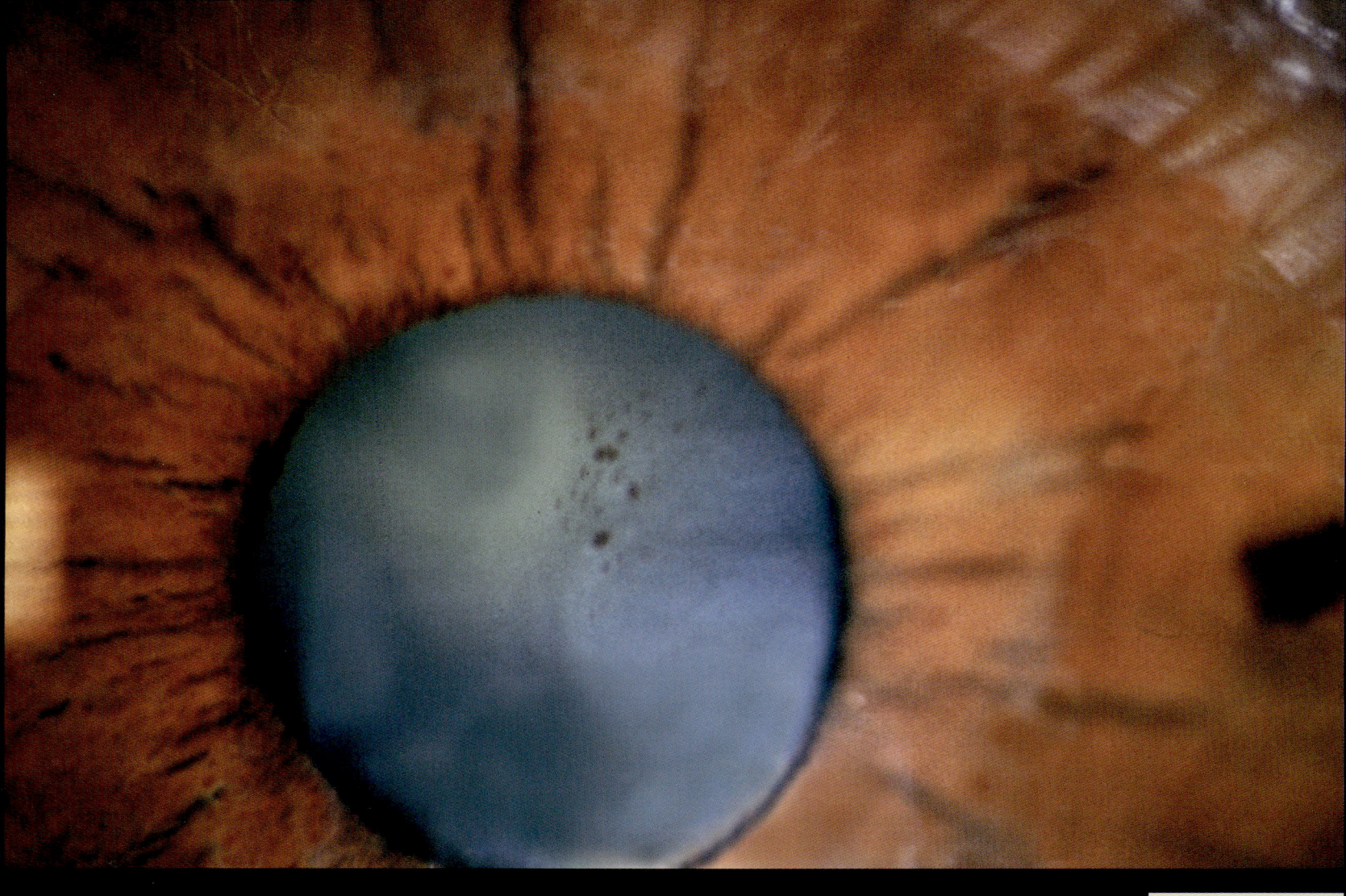

Bild 16 zu 3.3.

**Absprengsel nach Iritis** (Bild 16)

Im Rahmen einer schweren rheumatischen Polyarthritis (fokalbedingt) erlitt die 56-jährige Frau eine glücklicherweise glimpflich ablaufende Iritis, die der hinzugezogene Augenarzt lege artis mit Kortison behandelte. In solchen Fällen sieht man zuweilen die ganze Iris verzogen. Im vorliegenden Fall (Bild 16) finden wir lediglich neben der gelblichen Lichtkonzentration bräunlich-rötliche Absprengsel vom Pupillarsaum. Sehbehinderung ist keine gegeben.

**Die Vakuolenkatarakt** (Bild 17 und 18)

Auf Bild 17 und Bild 18 sehen wir eine sehr plastische Vakuolenkatarakt. Es handelt sich um das gleiche Auge der selben Person, einmal in 20facher und das andere Mal in 30facher Vergrößerung (um auch zu demonstrieren, was es mit den verschiedenen Vergrößerungen auf sich hat). Wie schon erwähnt, hätte man unter Verwendung einer Spaltlampe eine noch größere und plastischere Tiefendarstellung.

Die 77-jährige Patientin fühlt sich nicht wesentlich sehbehindert und der Ophtalmologe drängt sie nicht zur Operation. Eindeutige Erklärungen finden sich in augenärztlichen Lehrbüchern nur spärlich. Es ist die Rede davon, dass sich diese Kugeln aus Abbaustufen des Linseneinweißes, gemischt mit Fetten, Lipiden, anorganischen Niederschlägen und Kalk zusammensetzen (Prof. H. Sauter). Auch kommt der aus der Chemie allgemein bekannte Umwandlungsprozess vom Sol- in den Gelzustand zur Sprache. Auf den beiden anschließenden Bildern 19 und 20 ist die Faktenlage etwas anders. In Bild 19 sind im Verlauf der y-förmigen Linsennaht die Vakuolen angelagert und im Zusammetreffen der Nähte sehen wir die große Vakuole. Kurz nach der Aufnahme wurde die Katarakt-Operation vorgenommen. Dasselbe gilt für den Fall einer 75-Jährigen (Bild 20) mit dieser ausgeprägten Spalte in der Linse.

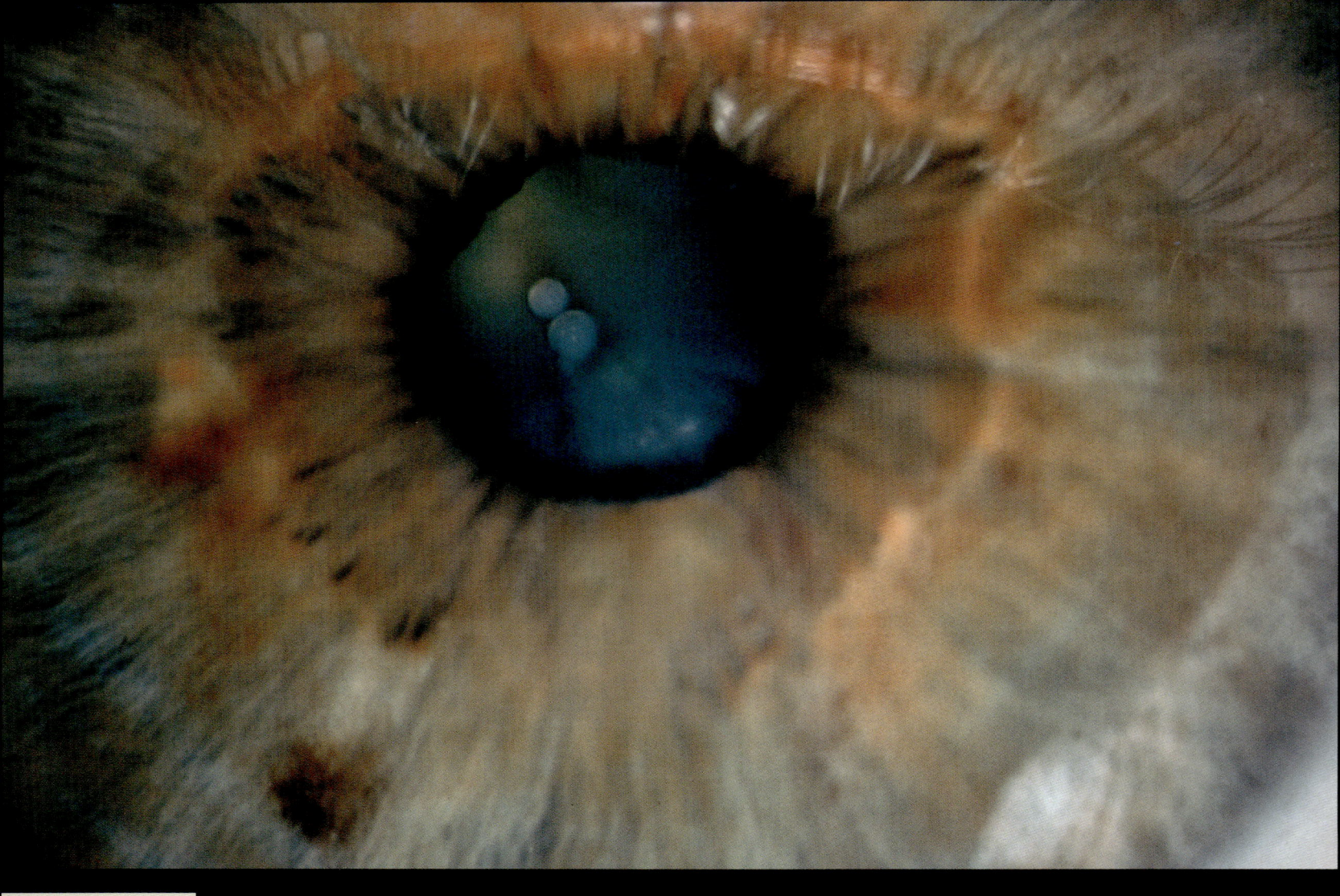

Bild 17 zu 3.3.

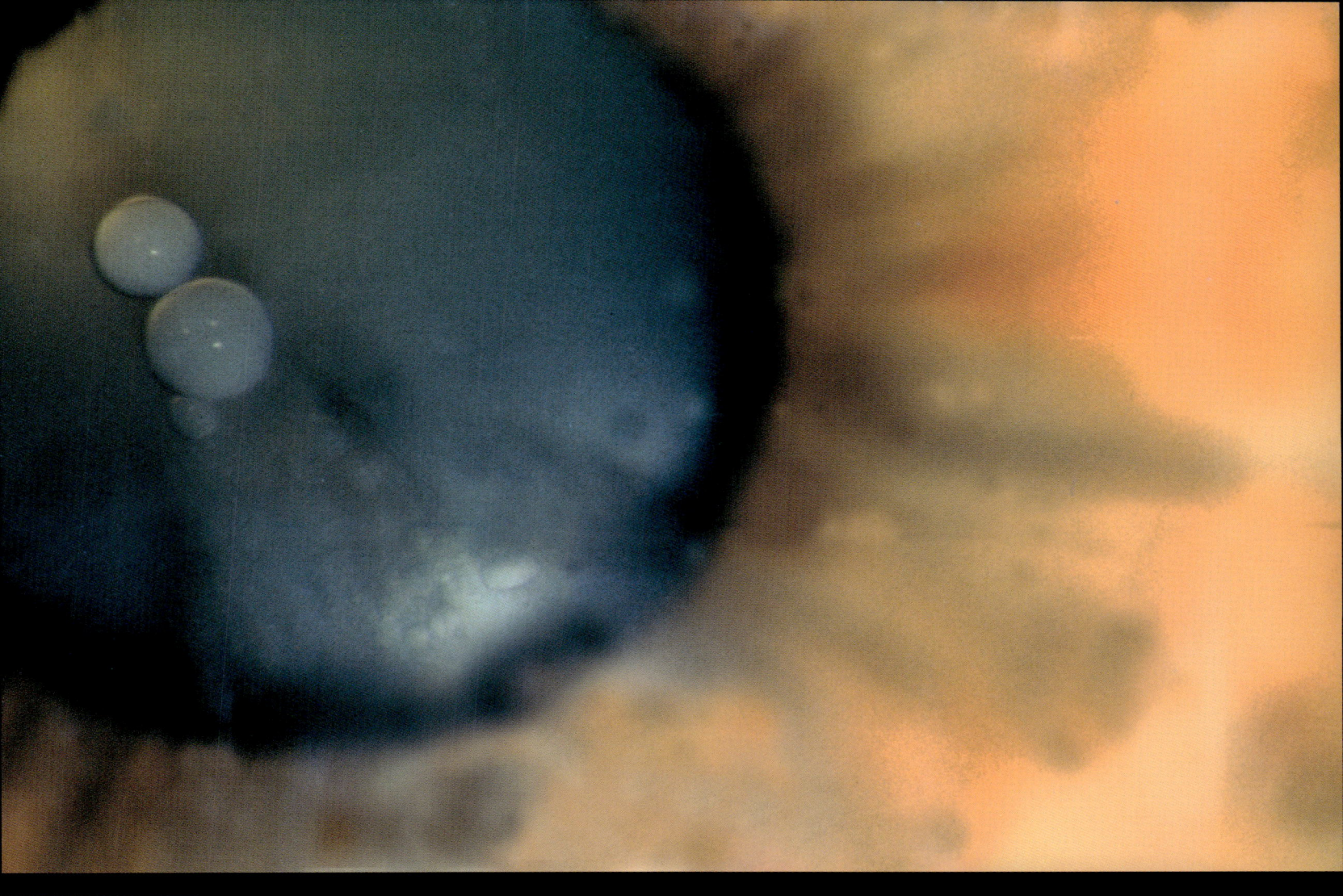

Bild 18 zu 3.3.

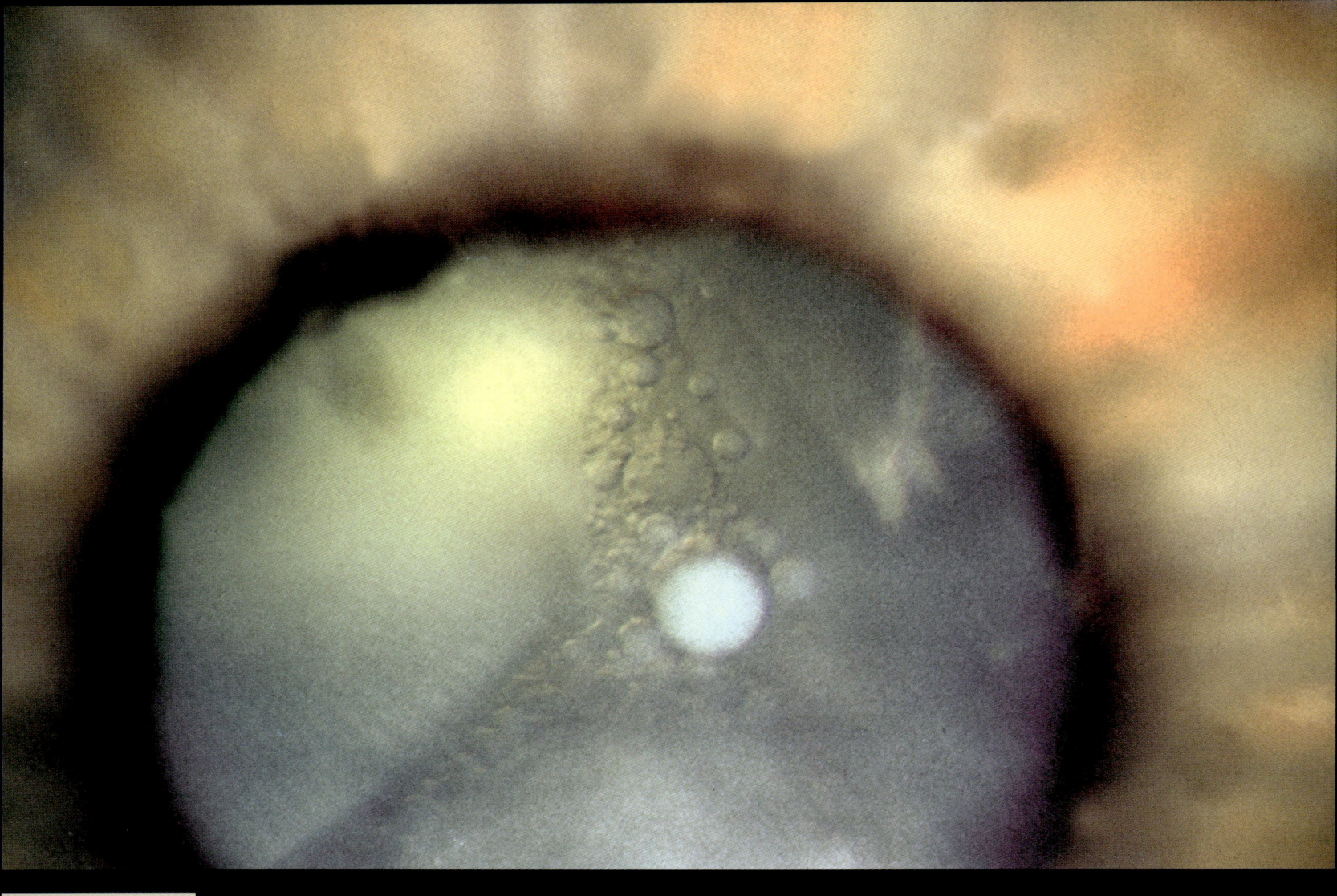

Bild 19 zu 3.3.

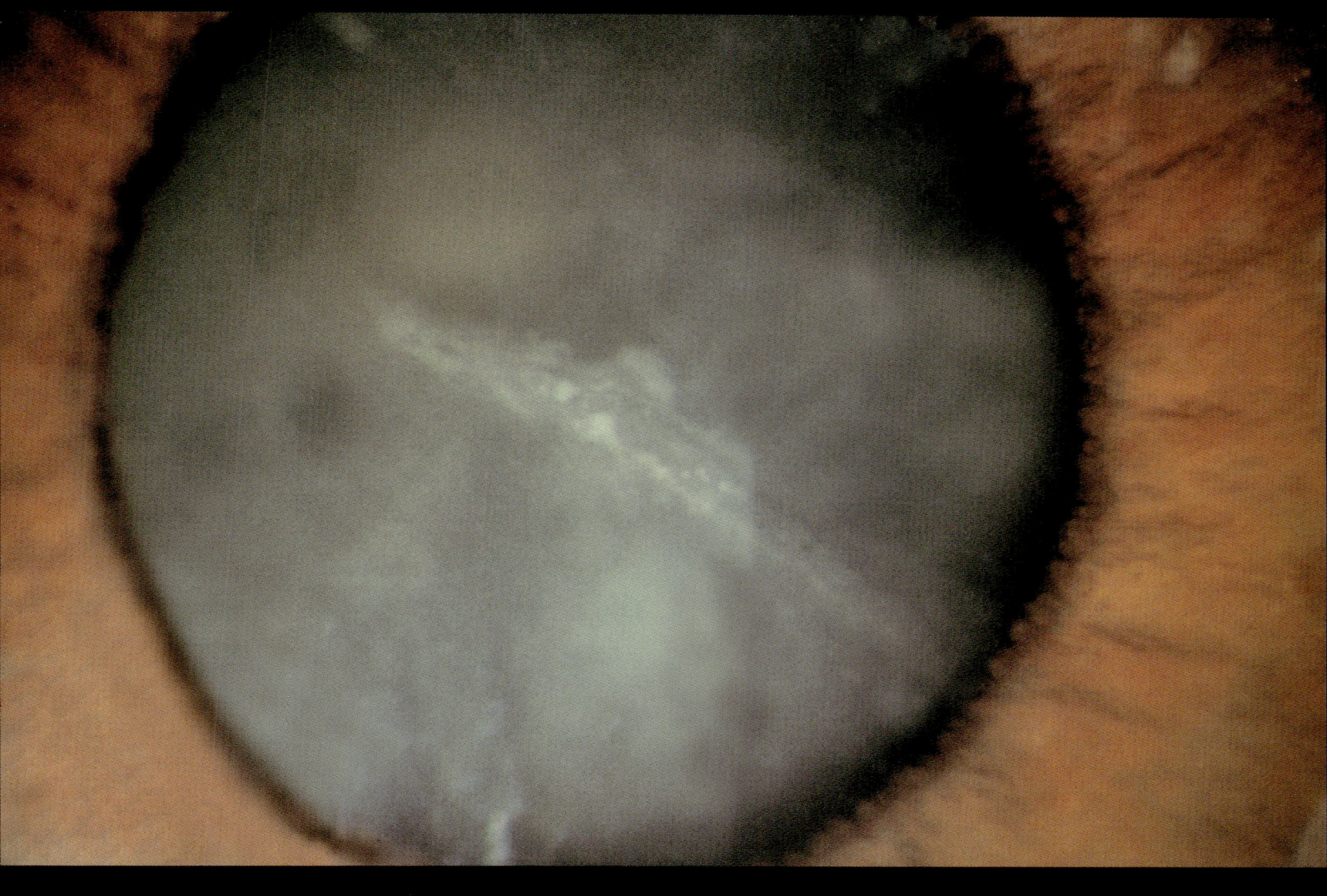

## 3. LINSENPHÄNOMENE METHODIK – PHÄNOMENE – ERKRANKUNGEN

● Bild 20 zu 3.3.

**Die Entwicklung der Staroperation**

Anhand von drei Bildern sollen historisch die Staroperationen aufgezeigt werden. Bild 21 stellt die Situation dar, bei der noch vor ein paar Jahrzehnten die Linse über einen Einschnitt in die Iris entfernt und durch eine sogenannte Starbrille ein Ausgleich versucht wurde.

Auf Bild 22 wurde die künstliche Linse außen angebracht. Perfekt und im Jahr 2000 wurde die Operation an einer 89-Jährigen durchgeführt. Das Entnehmen der Linse und der Einsatz der Kunststofflinse ist lediglich an den Abflachungen der Pupille auf der rechten Seite zu erkennen. Das Auge war mir schon vor der Operation bekannt und wurde auch fotografisch dokumentiert. Die Frau ist mit der Operation sehr zufrieden.

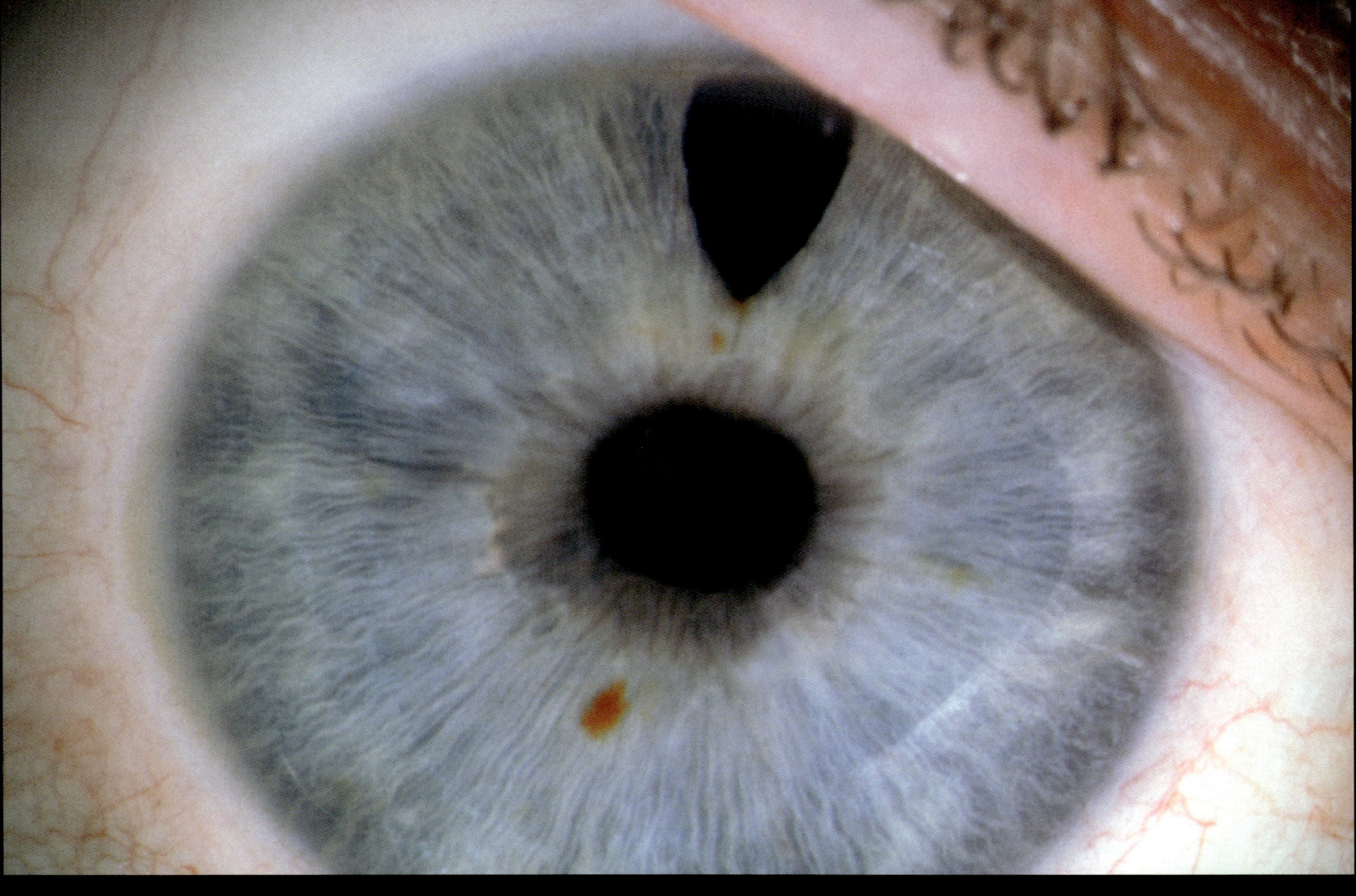

Bild 21 zu 3.3.

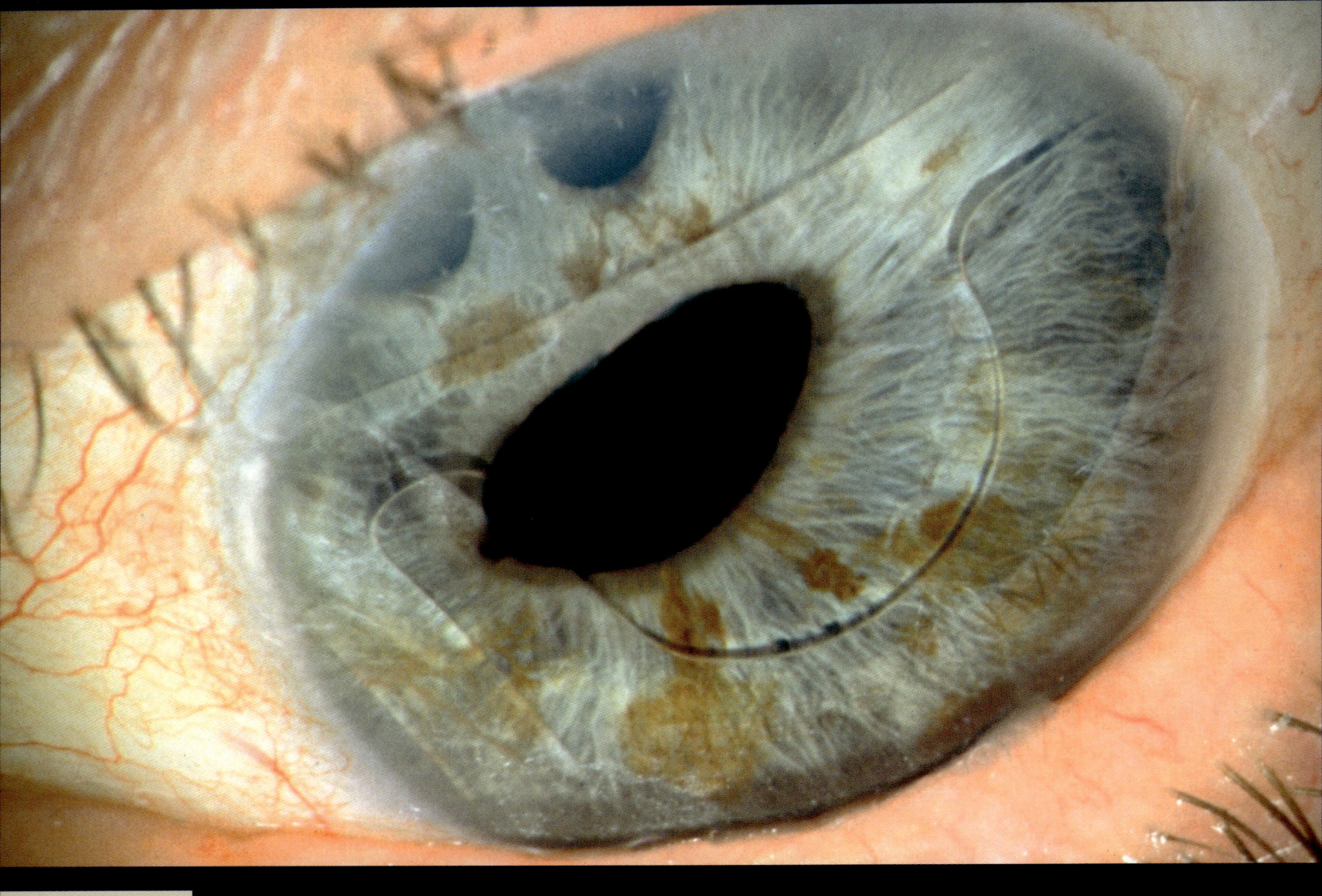

Bild 22 zu 3.3.

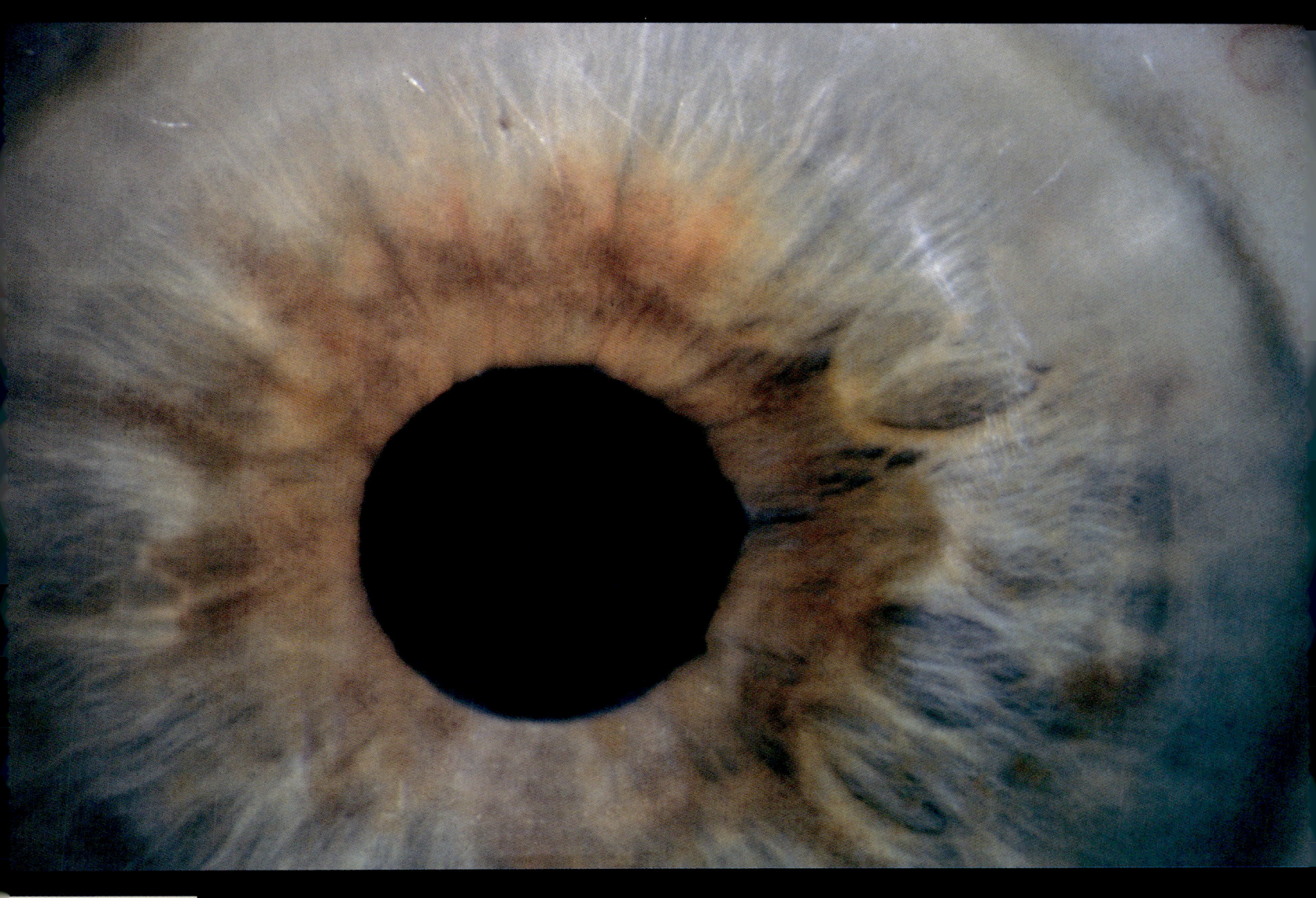

3. LINSENPHÄNOMENE  METHODIK – PHÄNOMENE – ERKRANKUNGEN

Bild 23 zu 3.3.

**Anmerkungen zur symptomatischen Behandlung des Grauen Stars**

Ein Beweis für den sicheren Erfolg einer medikamentösen Behandlung konnte bisher nicht erbracht werden. Subjektive Verbesserungen werden in bescheidenem Umfang trotzdem berichtet.

Ein Versuch könnte gemacht werden mit:

- Antikatarakt N Augentropfen von Ursapharm
  (Dinatriuminosinmonophosphat)

- Clarvison von Alcon (Pironoxin-Natrium)

- Conjunctisan A Augentropfen von vitOrgan
  (homöopathische Zubereitung, vornehmlich aus
  Tierorganbestandteilen)

Bei den vorgenannten Mitteln handelt es sich um Augentropfen, die verschreibungsfrei sind (siehe Rote Liste).

**Zur innerlichen Anwendung wird nicht viel angeboten**

Antikataraktikum N oral Tabletten von Ursapharm (Uridinmonophosphat). Außerdem können Gaben von Zink, Selen und Magnesium nützlich sein. Vitamin A hat auf die Linse keinen besonderen Einfluss, es ist bei Nachtblindheit und Hornhautstörungen indiziert. Anthroposophisch orientierte Arzneimittelfirmen bieten ebenso eine kleine Auswahl an.

Es sei nochmals betont, dass dieser Bildbeitrag keine entwicklungsgeschichtliche, anatomische, physiologische oder pathologische Abschrift aus Lehrbüchern der klassischen Ophtalmologie ist und weder sein will noch sein kann. Warum dann diese Darstellung, wenn es heutzutage, wie auf allen Gebieten, eine Fülle von hervorragender bebilderter Literatur gibt?

Ganz einfach: die prima vista, der erste und ohne Hilfsmittel vorgenommene Anblick ist kaum zu finden. Es soll uns jedoch auch im Teil eines Teils eine Mindestkenntnis zu weiteren Erkenntnissen führen.

RUDOLF STOLZ

# 4. ERKRANKUNGEN

METHODIK – PHÄNOMENE – ERKRANKUNGEN 4. ERKRANKUNGEN

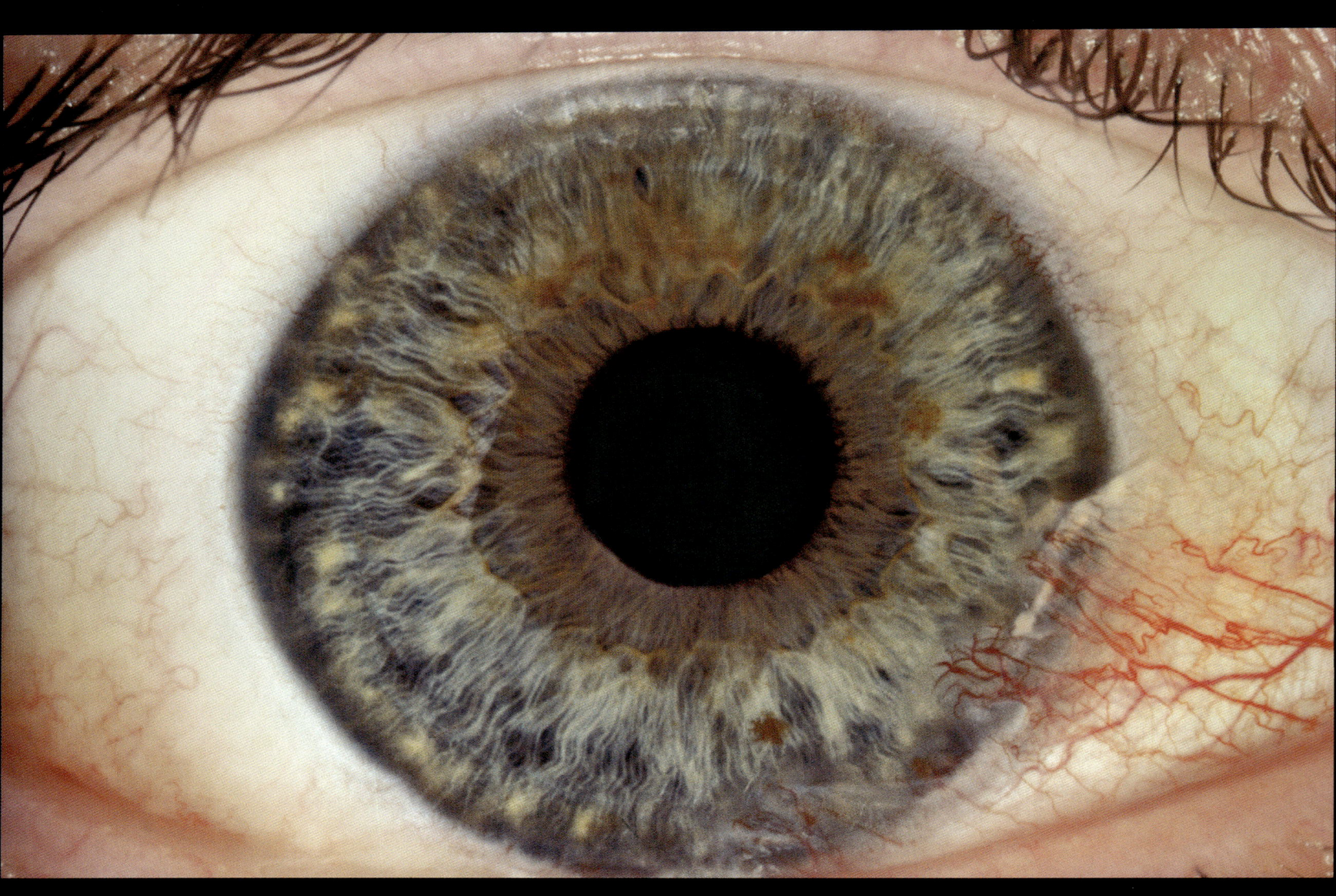

Bild 1 zu 4.1. ♀ L

## 4. Erkrankungen

Als Irisdiagnostiker habe ich per Augenmikroskop viele tausend Augen angeschaut und mein Sehen nicht auf die strukturellen und chromatischen Zeichen der Iris beschränkt.

Mit dem Bildbeitrag aus meiner Praxis über Erkrankungen und Phänomene des Auges will und kann ich auch nicht im Geringsten irgendein Lehrbuch oder einen Atlas der Augenheilkunde ersetzen. Ganz im Gegenteil, mein Beitrag soll für all diejenigen, die sich mit Iridologie beschäftigen ein Anreiz sein, die klassischen Lehrbücher der Augenheilkunde mit Fleiß zu studieren.

### 4.1. Das Pterygium (griechisch: Flügelfell)

Die Pterygien beginnen ihr Wachstum meist nasal in der Konjunktiva mit unterschiedlich dickem, gefäßreichem Epithel und greifen nach und nach auf die periphere Kornea über. Ein Einsprossen in die Bowman-Membran ist möglich. Pterygien zeigen eine sehr unterschiedliche Wachstumstendenz. Viele bleiben über Jahrzehnte stationär, andere bewegen sich relativ schnell zum Hornhautzentrum hin und beinträchtigen das Sehvermögen.

Ätiologie: Möglicherweise wird das Auftreten eines Pterygiums durch chronische Austrocknung und viel Sonneneinstrahlung begünstigt.

Bild 1: Ein seit mehr als 10 Jahren stationär gebliebenes Pterygium.

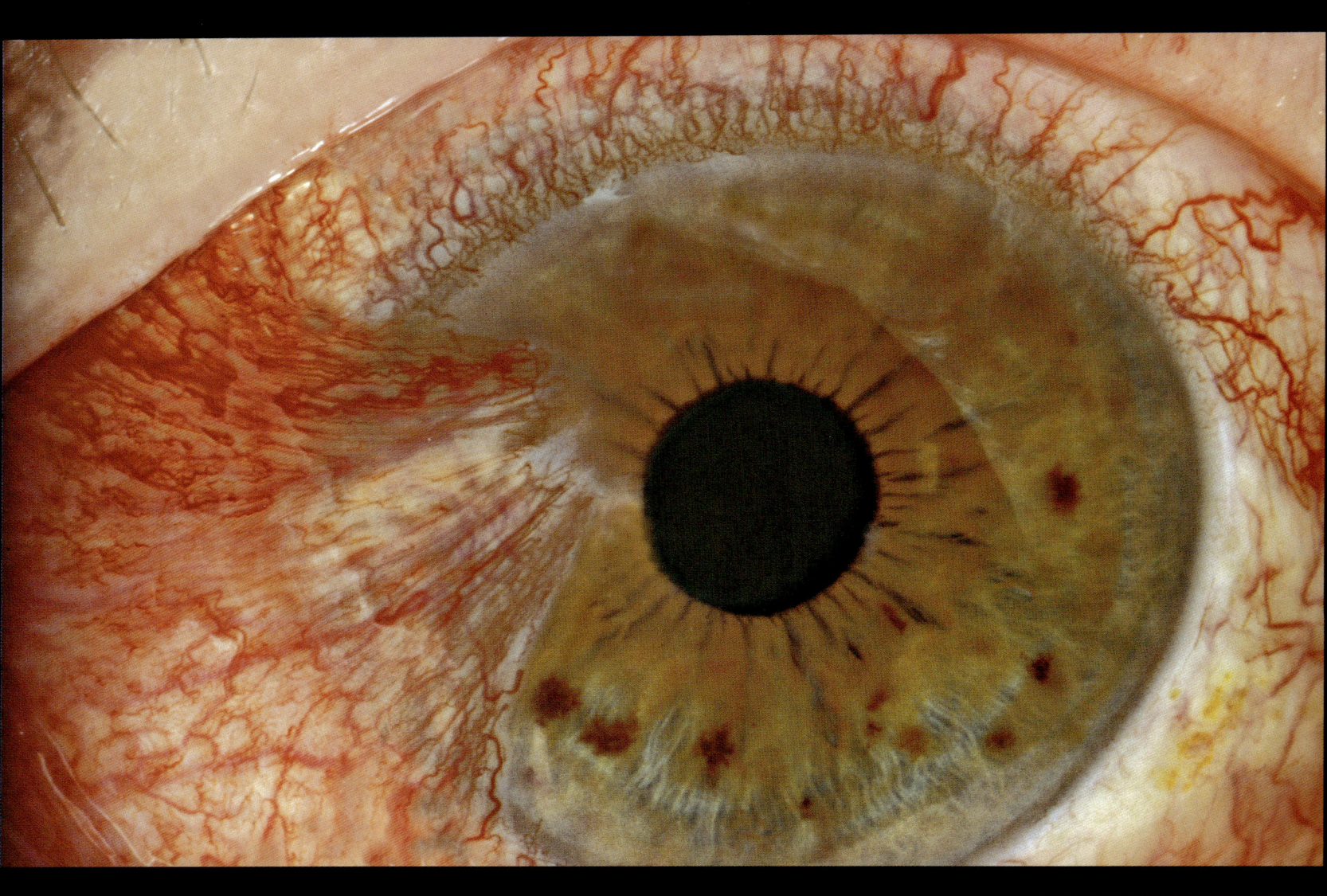

METHODIK – PHÄNOMENE – ERKRANKUNGEN　　　　　　　　　　　　　　　　　　　　　　　　4. ERKRANKUNGEN

● Bild 2 zu 4.1.

Bild 2:
Ein progressiv wachsendes **Pterygium** mit
Annäherung zum Hornhautzentrum.

Hier wird ein operativer Eingriff wahrscheinlich werden.
Mit einer hohen Rezidivrate muss gerechnet werden.

Erwähnt wurde das Pterygium bereits bei
Aulus Cornelius Celsus (Rom 25 v. Chr. bis 50 n. Chr.),
Claudius Galenos von Pergamon (131 – 201 n. Chr.),
Hippokrates (Kos, ca. 460 – 370 v. Chr.).

METHODIK – PHÄNOMENE – ERKRANKUNGEN                    4. ERKRANKUNGEN

Bild 3 zu 4.2.

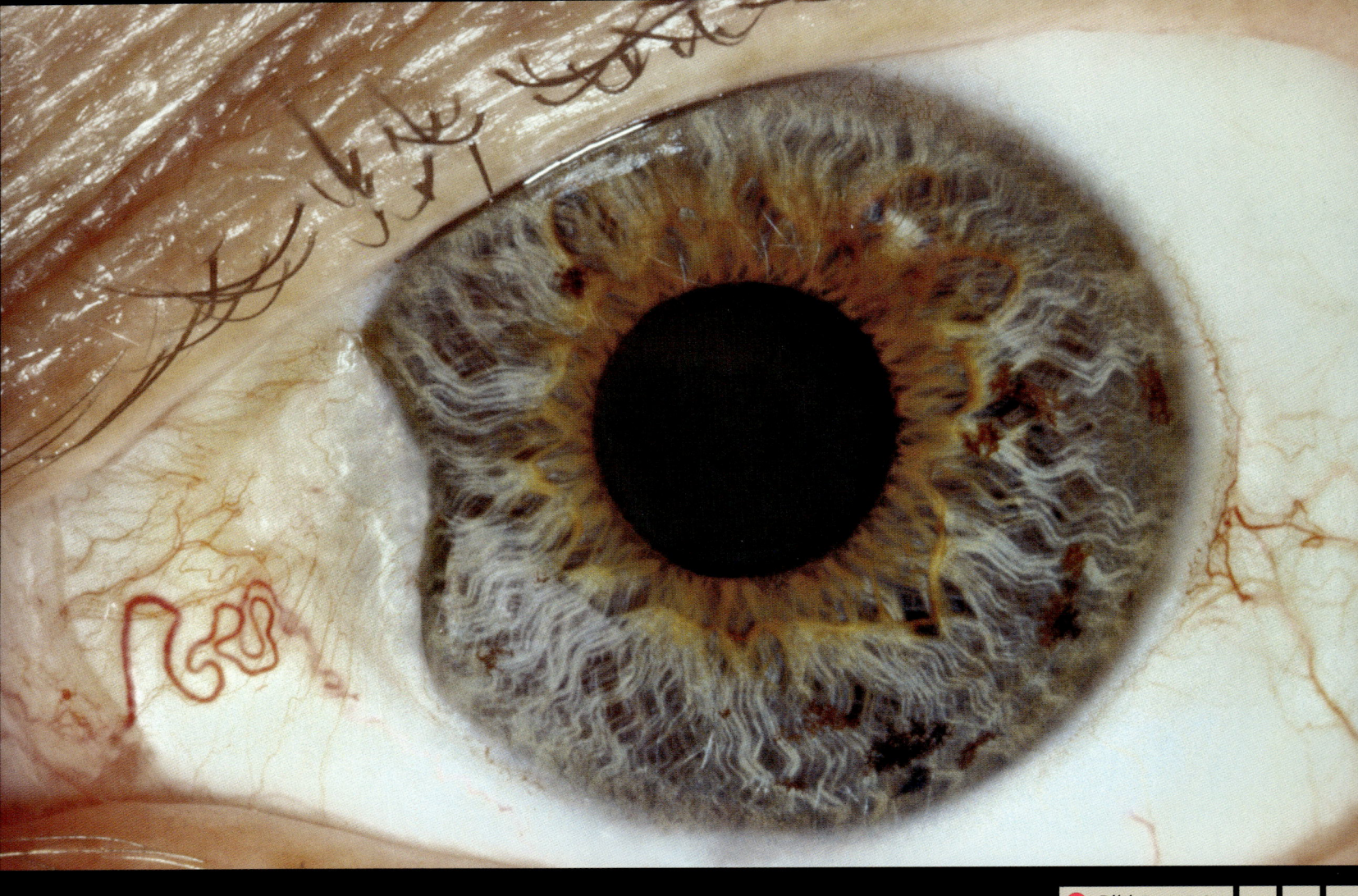

**4.2. Dermoid** (Bild 3)

Ein solides Dermoid am Limbus. Solche kongentialen Veränderungen bestehen aus gefäßarmem Gewebe embryonalen Ursprungs. Dermoide sind von konjunktivalem Epithel bedeckt. Das Wachstumspotential ist sehr gering.

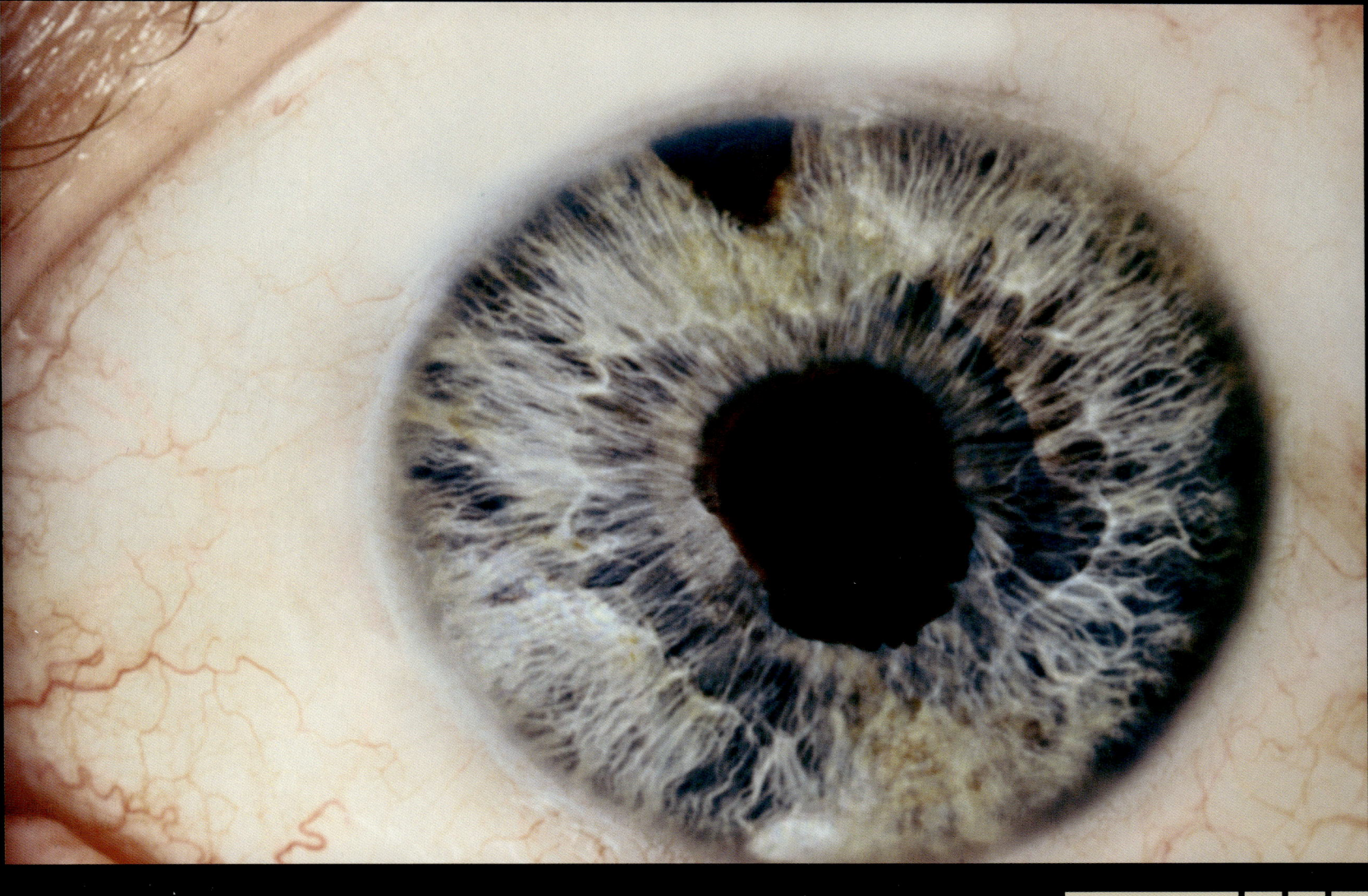

● Bild 4 zu 4.3.   ♂  45  L

**4.3. Neuroepithel** (Bild 4: Patient männlich, 45 Jahre)

Nach einem schweren Glaukomanfall wurde im anfallsfreien Intervall eine periphere Iridektomie durchgeführt (dreieckförmiger Ausschnitt bei 11 h). Caudal, bei 4 h – 7 h zeigt sich, von der Pupille ausgehend, ein an die Oberfläche umgeschlagenes Neuroepithel (hinteres ektodermales Pigmentblatt). Iridologisch betrachtet handelt es sich um ein hinweisgebendes Zeichen für psycho-nervale Störungen (siehe Neurolappen).

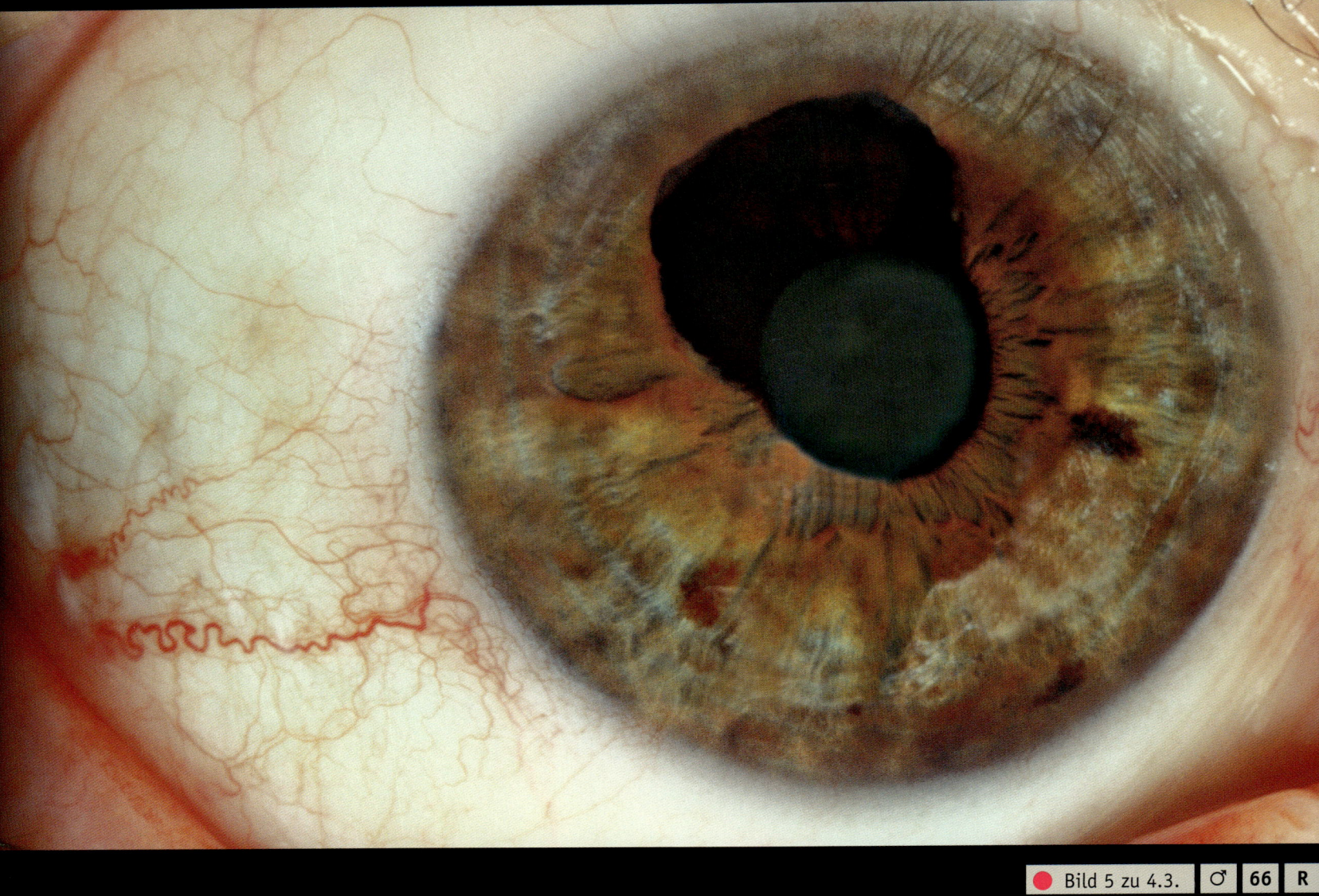

Bild 5: Patient 66 Jahre, männlich.

Hier haben wir es mit einem seltenen Phänomen zu tun. Das Neuroepithel ist von unten her umgeschlagen und hat sich über die Iris bis weit in die Ziliarzone hineingelegt. Zwischen 11 h und 12 h sieht man – wie durch ein Fenster – die hellbraune Krausenzone. Neuroepithel am falschen Ort signalisiert dem Iridologen, Nerven und Psyche des Patienten besondere Beachtung zu zollen. Der Patient zeigt paranoide Züge.

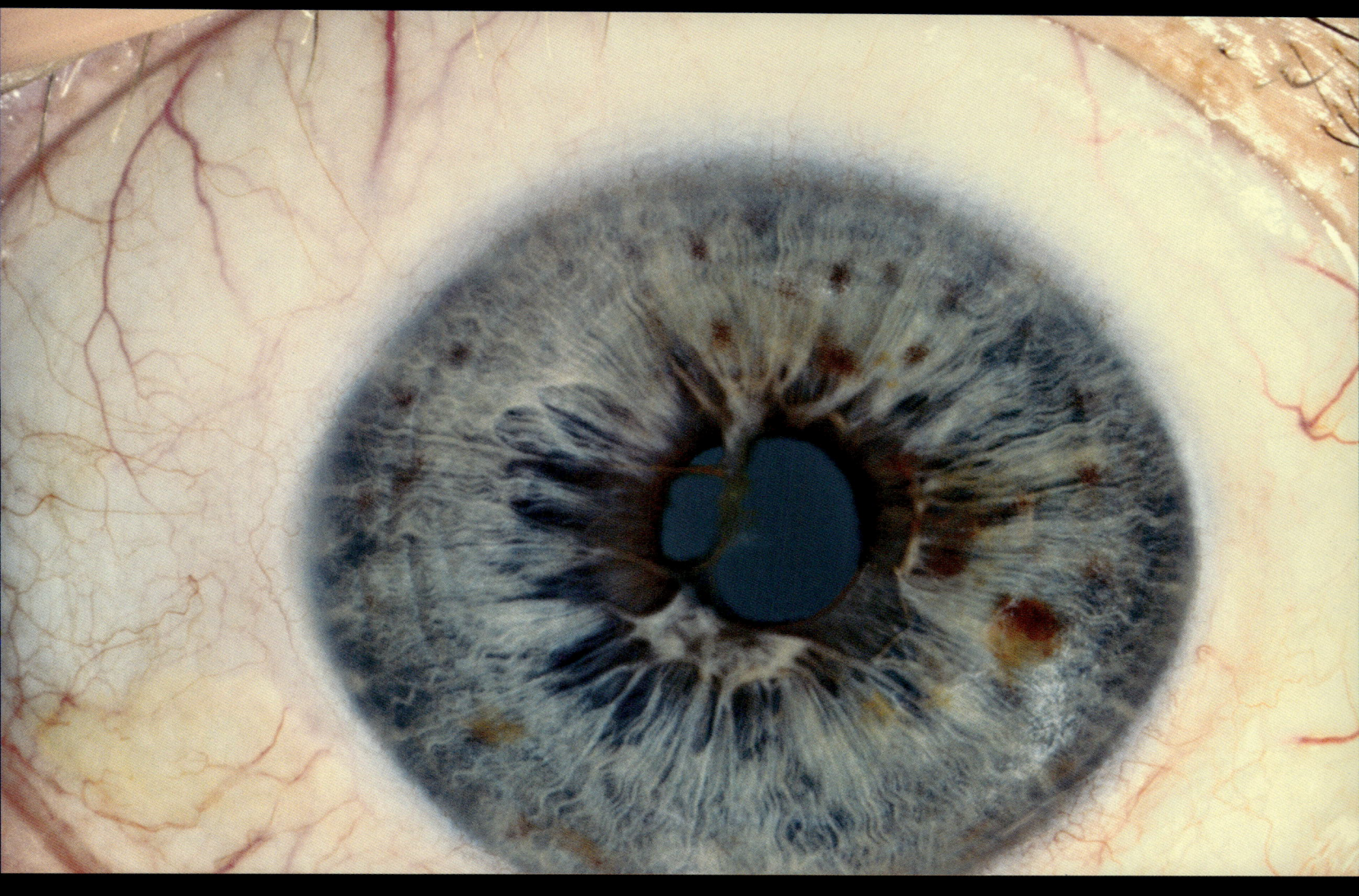

● Bild 6 zu 4.4.  ♀ 66

**4.4. Membrana pupillaris persistenz** (Bild 6: Patient weiblich, 65 Jahre)

Ein schwerer Fall einer Rückbildungsstörung, eine **Membrana pupillaris persistenz** (persister = hartnäckig, verheerend). Die bei Feten bis zur 32. Schwangerschaftswoche die Pupille überziehende Bindegewebsmembran hat sich unvollständig zurückgebildet und schränkt das Sehvermögen der Patientin ein.
Heute wird schon beim Kleinkind eine solche Pupillarmembran operativ entfernt.

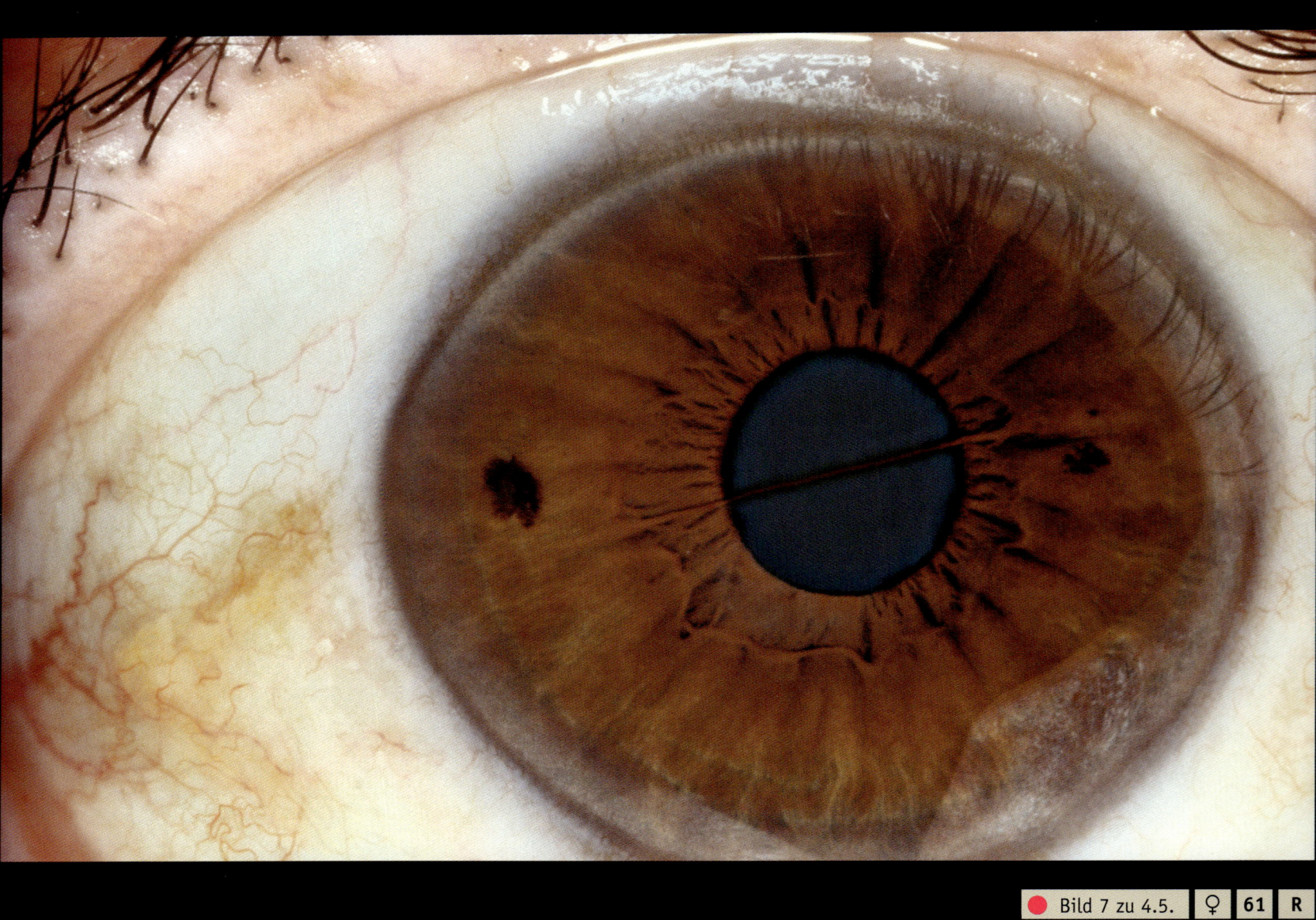

METHODIK – PHÄNOMENE – ERKRANKUNGEN　　　　　　　　　　　　　　　　　　　　　　　　　　　　　　4. ERKRANKUNGEN

Bild 7 zu 4.5.　♀　61　R

### 4.5. Koch'sche Zeichen (Bild 7)

Das **Koch'sche Zeichen** (oder flottierendes Seil) spannt sich von Krausenrand zu Krausenrand über die Pupille. Hierbei handelt es sich ebenfalls um eine Rückbildungsstörung der Membrana pupillaris.

Laut Erfahrung der Iridologen ist das Koch'sche Zeichen ein Hinweis für tuberkuline Belastung aus der Genetik. In dieser hämatogenen Iris ist das »flottierende Seil« mit einem Solitärpigment auf dem pulmonalen Sektor kombiniert.

Die 61-jährige Frau, deren Iris wir hier sehen, stammt aus einer Bergarbeiterfamilie, in der es Silikose und Tuberkulose der Lungen gab.

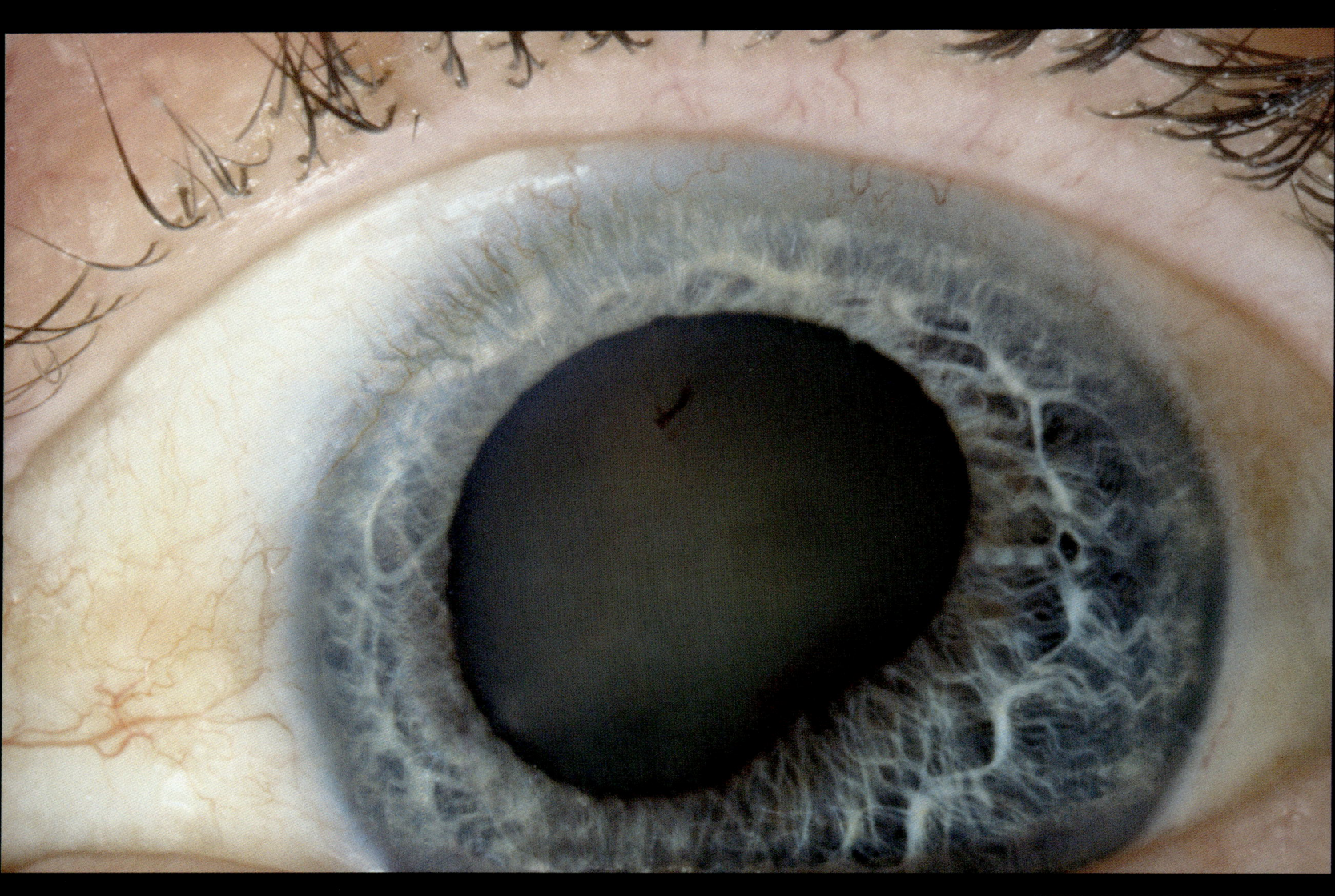

METHODIK – PHÄNOMENE – ERKRANKUNGEN　　　　　　　　　　　　　　　　　　　　　　　　4. ERKRANKUNGEN

● Bild 8 zu 4.6.　♀　34　L

### 4.6. Synechie (Bild 8: Patient weiblich, 34 Jahre)

Das Bild einer hinteren **Synechie** (Synechia = Verwachsung) infolge einer Iridozyklitis.

Durch die Verwachsung der Iris mit der Linsenvorderkapsel bei 4 h bis 5 h ist die Pupille deformiert. Bei 11 h finden sich vom Pupillarsaum abgesprengte Partikel im Lumen.

Die Patientin litt an einer rheumatischen Arthritis. Da sich hinter einer Iritis oder Iridozyklitis sehr oft eine systemische Erkrankung verbirgt, sollte stets nach einer solchen gesucht werden.

Bei folgenden Primärerkrankungen kommt es häufig zu einer Iridozyklitis:

1. Morbus Bechterew = Spondylitis ankylosans
2. Morbus Reiter
3. Bei juvenilen rheumatoiden Arthritiden ist oft eine schleichende, beidseitig auftretende Iritis das Initialsymptom.
4. Sarkoidose
5. Toxoplasmose
6. Tuberkulose

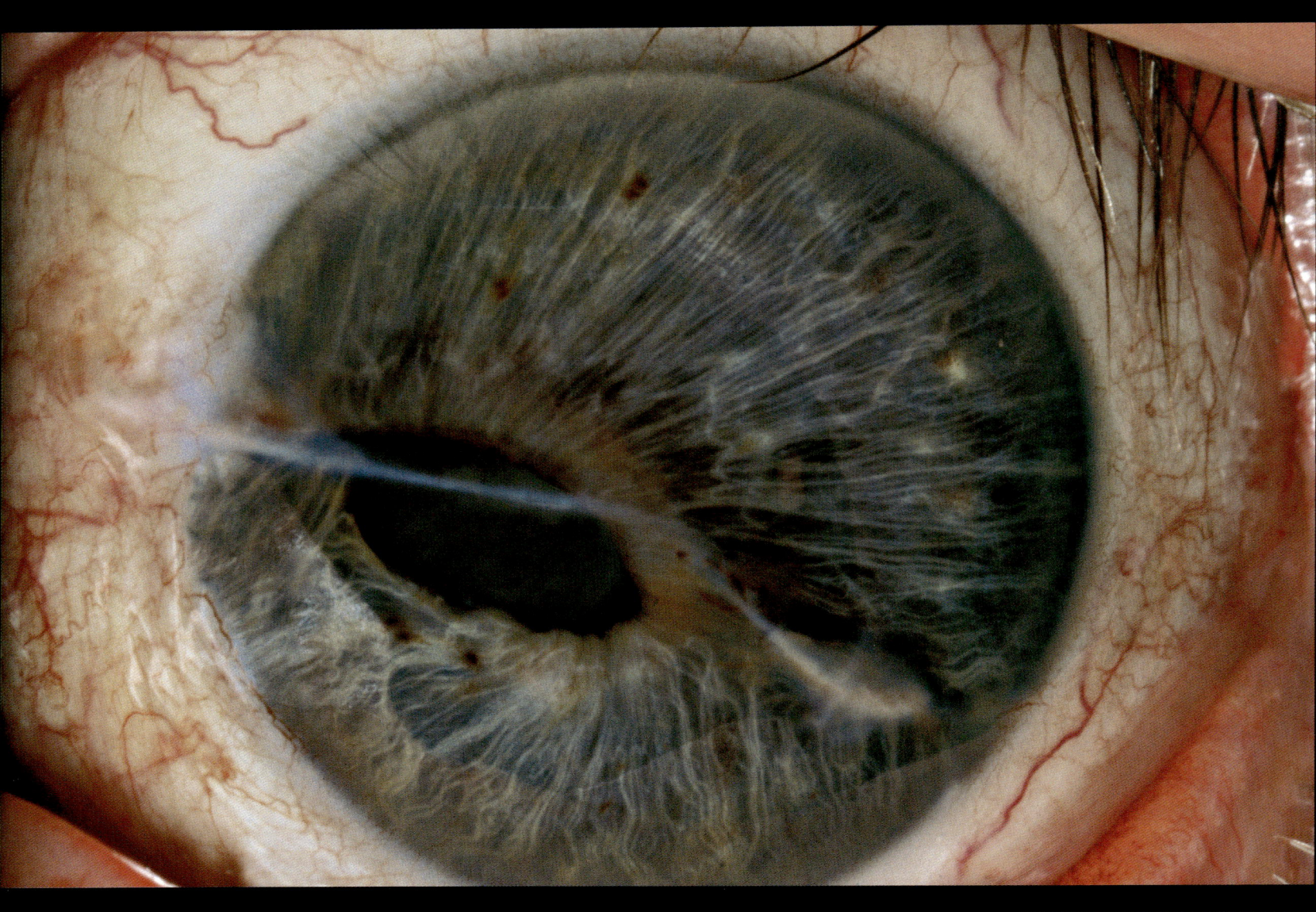

METHODIK – PHÄNOMENE – ERKRANKUNGEN    4. ERKRANKUNGEN

Bild 9 zu 4.6.   ♀ 56 L

Bild 9: Patient weiblich, 56 Jahre.

## Vordere Synechie

Nach einer perforierenden Verletzung ist die Iris mit der Korneahinterfläche verwachsen. Ursache der Verletzung war ein Autounfall – ohne Gurtschutz! Außer durch Verletzungen kann eine vordere Synechie infolge perforierender Hornhautulceration entstehen.

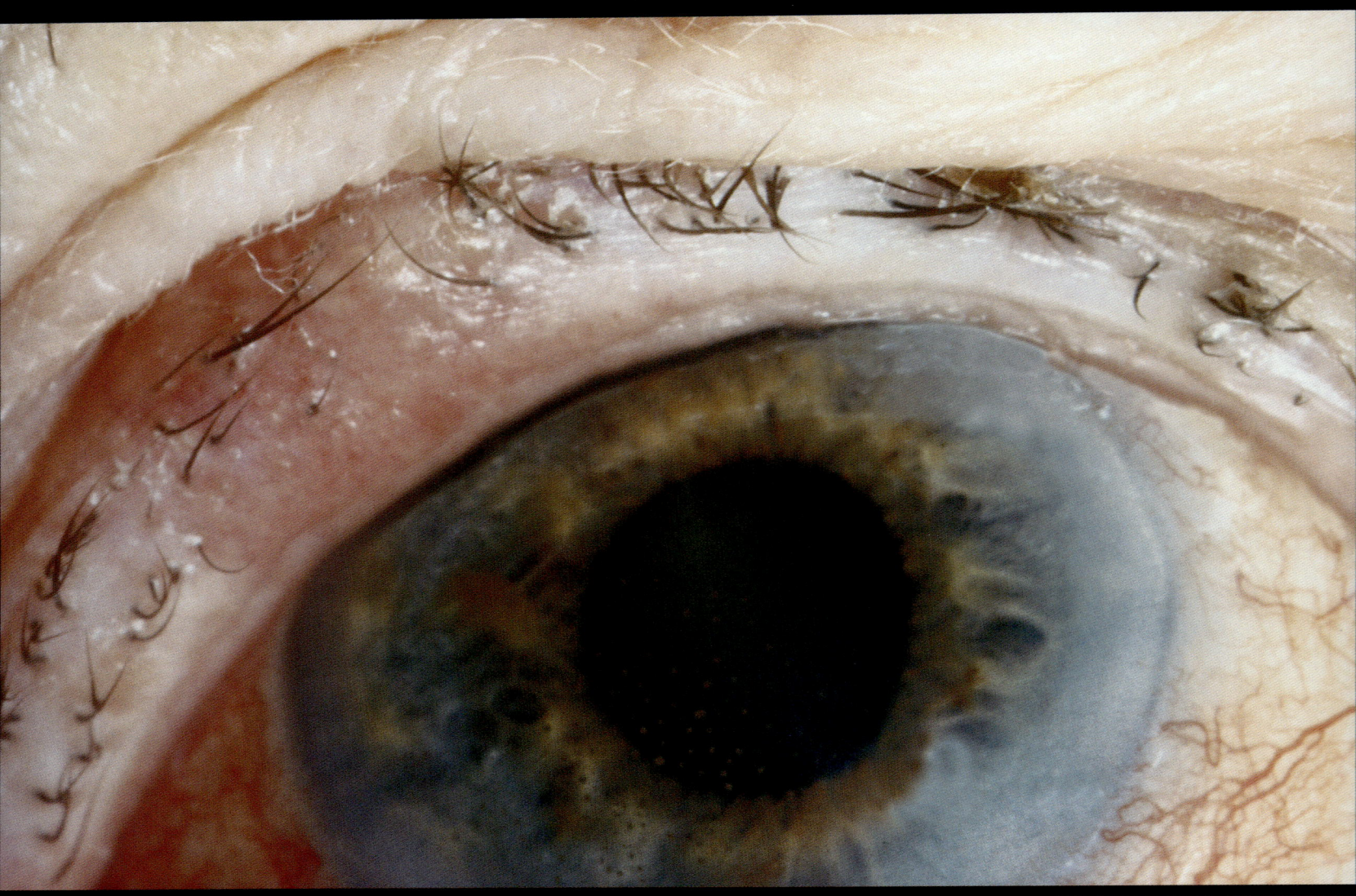

METHODIK – PHÄNOMENE – ERKRANKUNGEN  4. ERKRANKUNGEN

● Bild 10 zu 4.7.  ♀  82

Bild 10: Patient weiblich, 82 Jahre.

## 4.7. Herpes Zoster ophthalmicus

Die 82jährige Patientin bekam eine Zoster-Infektion, den 1. Ast des Nervus trigeminus betreffend. Nach einer nur geringen Hautbeteiligung folgten: Zoster-Iritis und Zoster-Keratitis.

Die Iris wurde verwaschen trüb. Dem pustulösen Hautausschlag ähnlich zeigte sich die Keratitis durch Epithelstipping. Ein Stipping des Korneaepithels wird vorwiegend durch umschriebene Erosionen verursacht, die sich in Anfangsstadien verschiedener Hornhauterkrankungen zeigen.

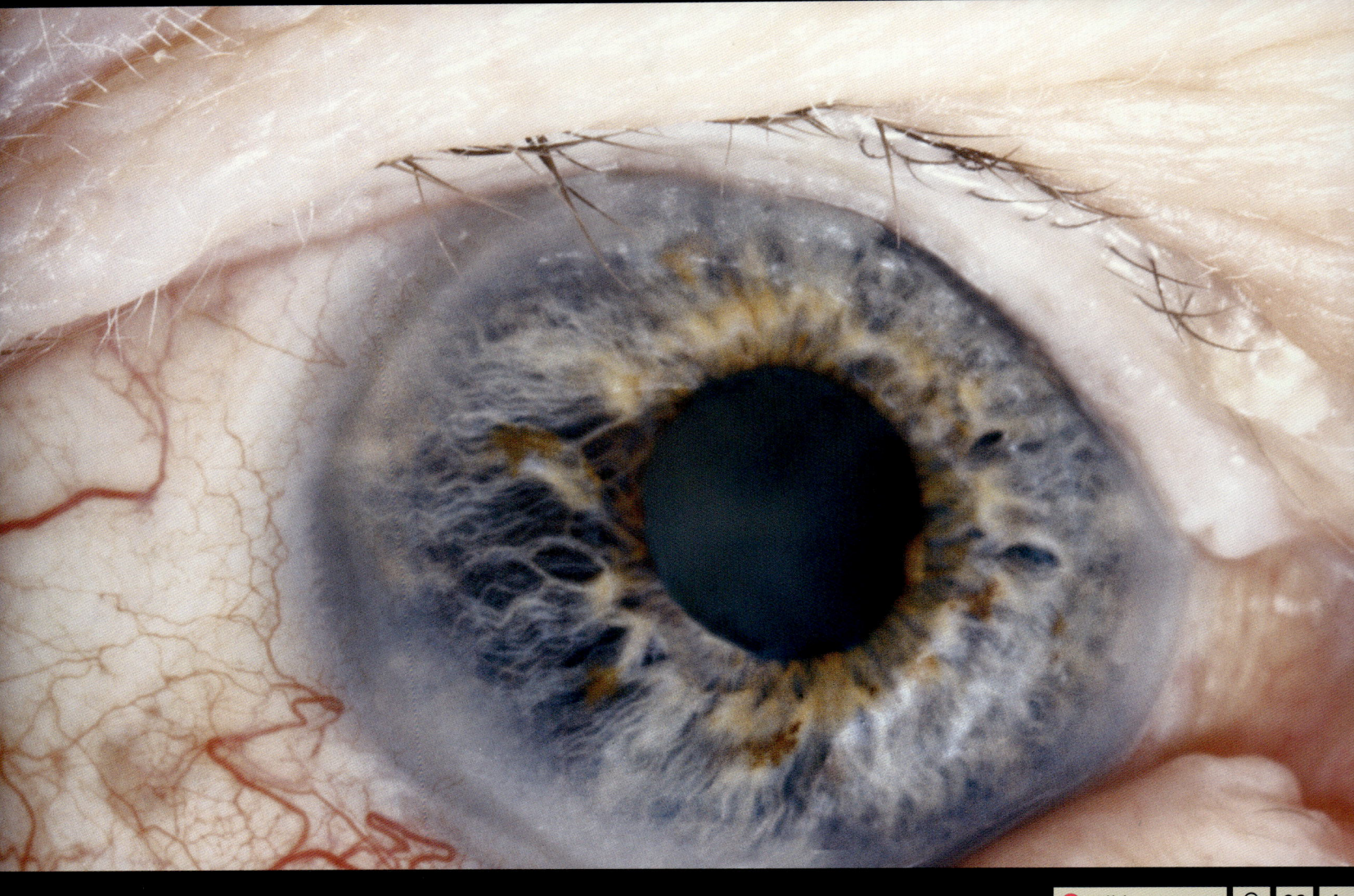

METHODIK – PHÄNOMENE – ERKRANKUNGEN 4. ERKRANKUNGEN

● Bild 11 zu 4.7. ♀ 82 L

Bild 11: Patient weiblich, 82 Jahre.
Das an Herpes Zoster erkrankte Auge nach rechtzeitiger, adäquater Therapie durch den Ophthalmologen plus adjuvanter Immuntherapie. Iritis und Keratitis heilten schadlos ab.
Mögliche Komplikationen eines Herpes Zoster ophthalmicus sind: Vernarbung der Kornea infolge der Keratitis , Neuritis nervi optici, Augenmuskellähmung oder Sekundärglaukom.

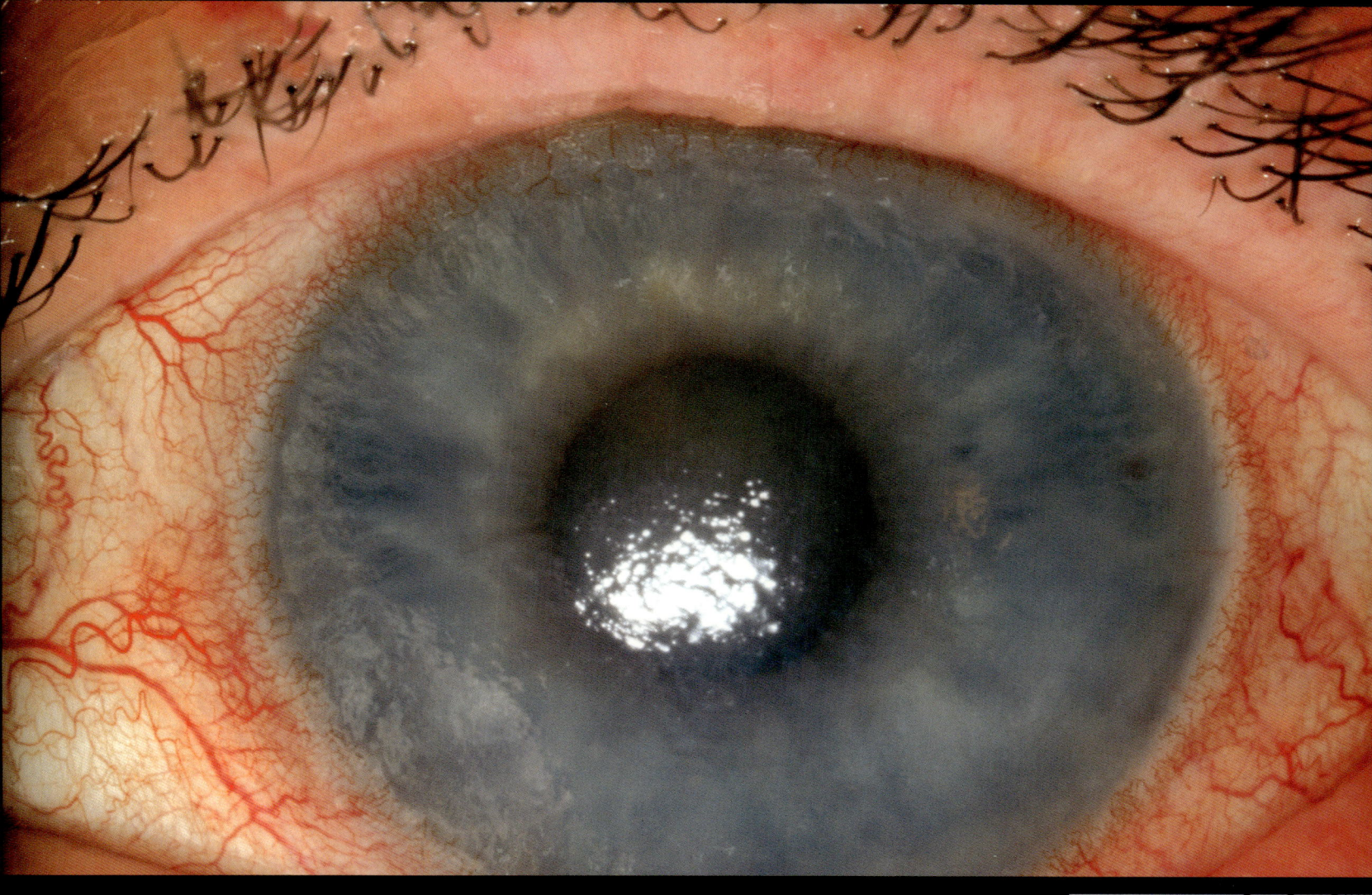

Bild 12 zu 4.7.  ♀  52

Bild 12: Patient weiblich, 52 Jahre.
**Akute Zoster-Keratitis**
Die Kornea zeigt eine milchigmatte Oberfläche mit Epitheloedem und Parenchymquellung.
Bei 10 h bis 12 h sehen wir Gefäßinjektionen in die Kornea. Die Patientin wurde in einer
Universitätsaugenklinik therapiert.

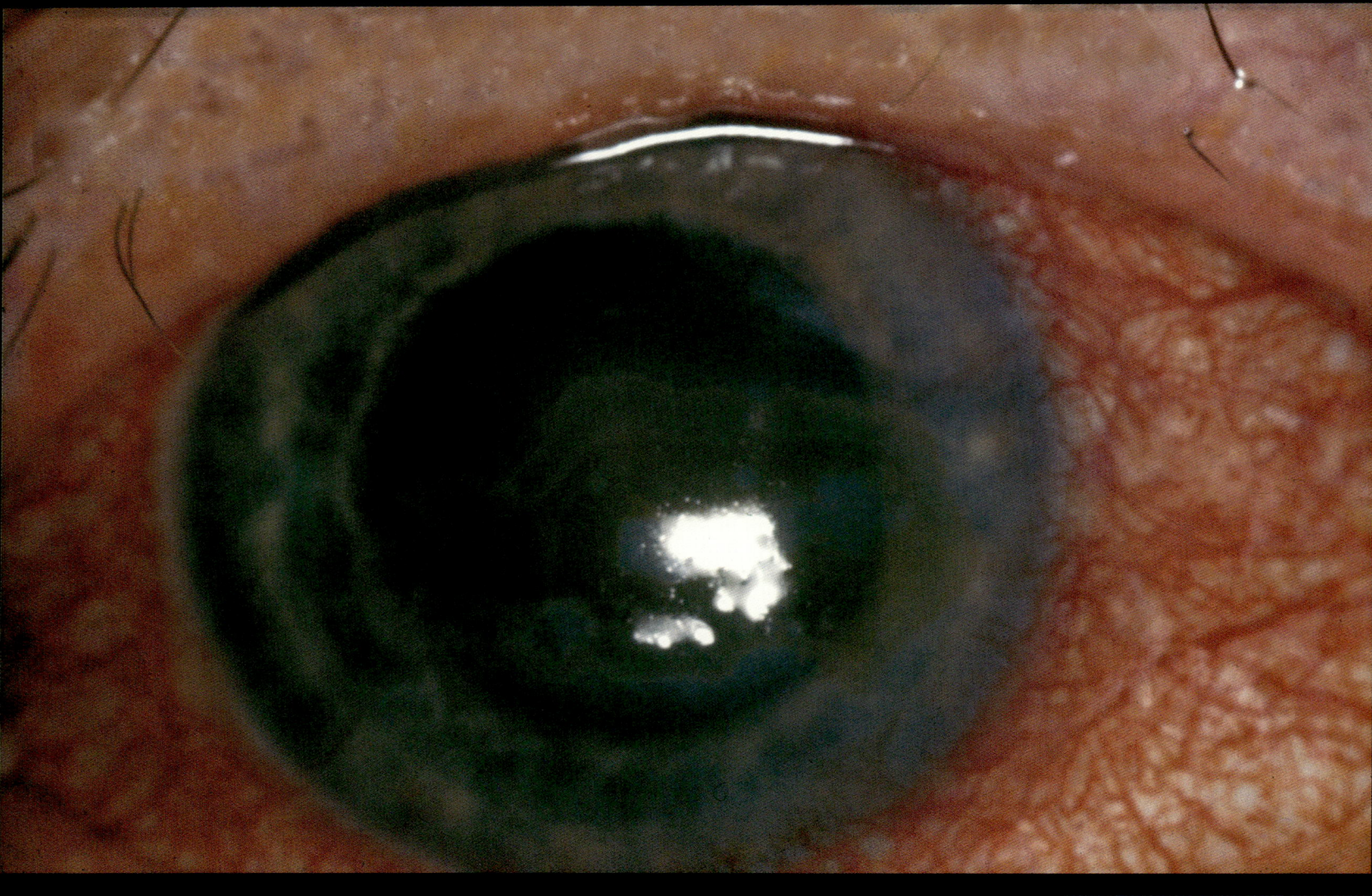

METHODIK – PHÄNOMENE – ERKRANKUNGEN                                    4. ERKRANKUNGEN

Bild 13 zu 4.7.   ♀   76

Bild 13: Patient weiblich, 76 Jahre.

Das Bild zeigt das Auge nach einem chronischen, therapieresistenten Verlauf eines **Zoster ophthalmicus**.

Konjunktivitis, Skleritis, Iritis und Keratitis haben das Auge total geschädigt. Obschon das Sehvermögen auf Null reduziert war, verstärkten sich die Augenschmerzen bei Lichteinfall. Nachdem durch Zusammennähen der Lider der Lichteinfall ausgeschaltet wurde, reduzierte sich der Schmerz.

Dieser Fall möge uns den Ernst einer Erkrankung an Herpes Zoster ophthalmicus vor Augen führen.

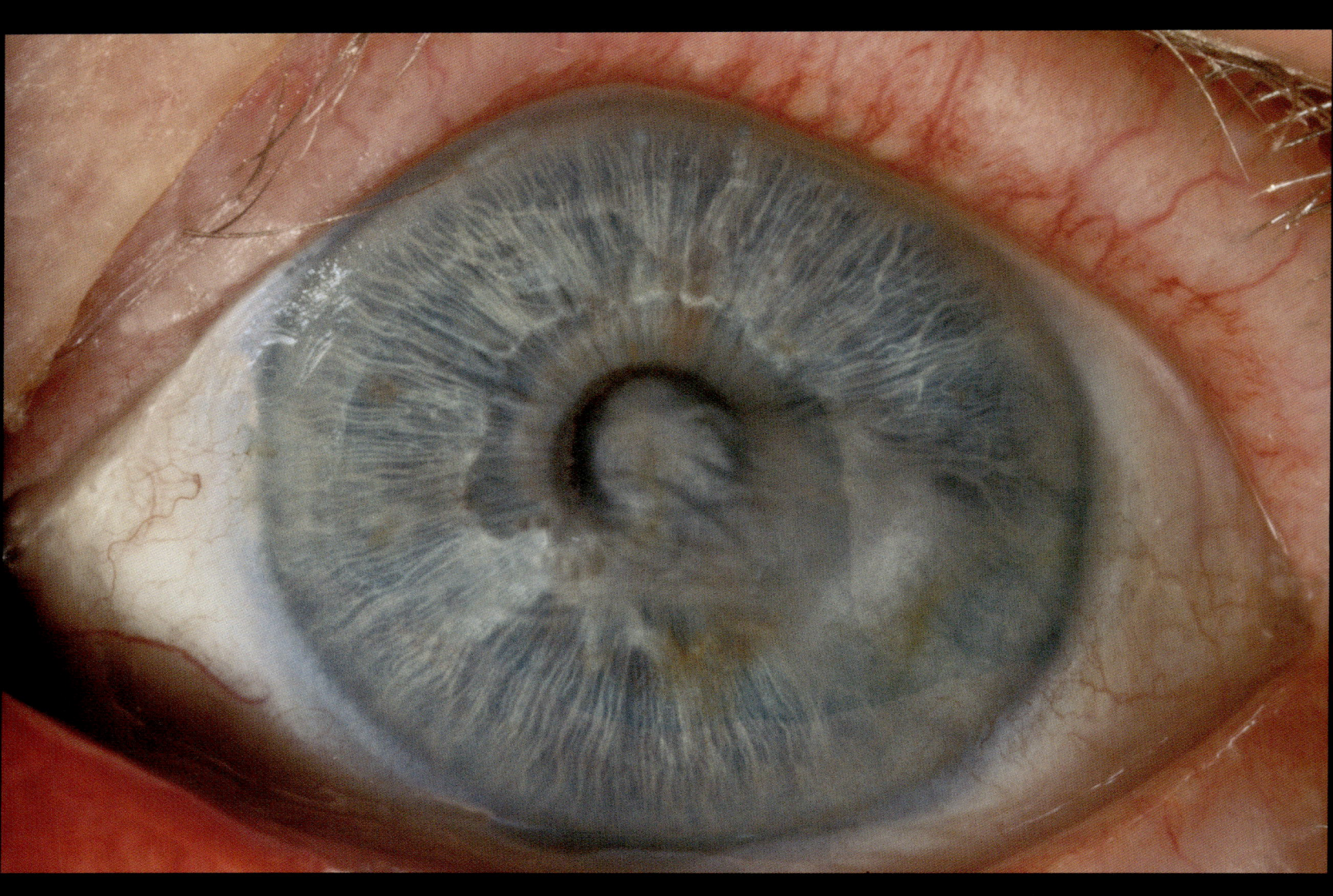

METHODIK – PHÄNOMENE – ERKRANKUNGEN								4. ERKRANKUNGEN

Bild 14 zu 4.8. ♀ 87 L

## 4.8. Katarakt

Bild 14: Das Auge einer 87-jährigen Frau mit sehr gutem Allgemeinzustand. Die **Katarakt** hat das Auge nahezu blind gemacht und die Kornea ist stark geschädigt. Zustand nach Keratokonjunktivitis skrofulosa, Pannus skrofulosum (pannus = Granulationsgewebe zwischen Epithel und Bowman-Membran der Kornea).

Anamnese: Die Patientin gibt an, sie habe in früher Kindheit über viele Jahre an einer skrofulösen Augenentzündung gelitten und könne seitdem schlecht sehen. Der graue Star sei in den letzten Jahren hinzugekommen.

Skrofulose gab es früher weit mehr als heute. Es handelt sich wahrscheinlich um eine Erkrankung auf dem Boden einer dyskratischen Lymphe. Symptomatik: chronische Lymphadenitis, Blepharitis, Konjunktivitis und Keratitis.

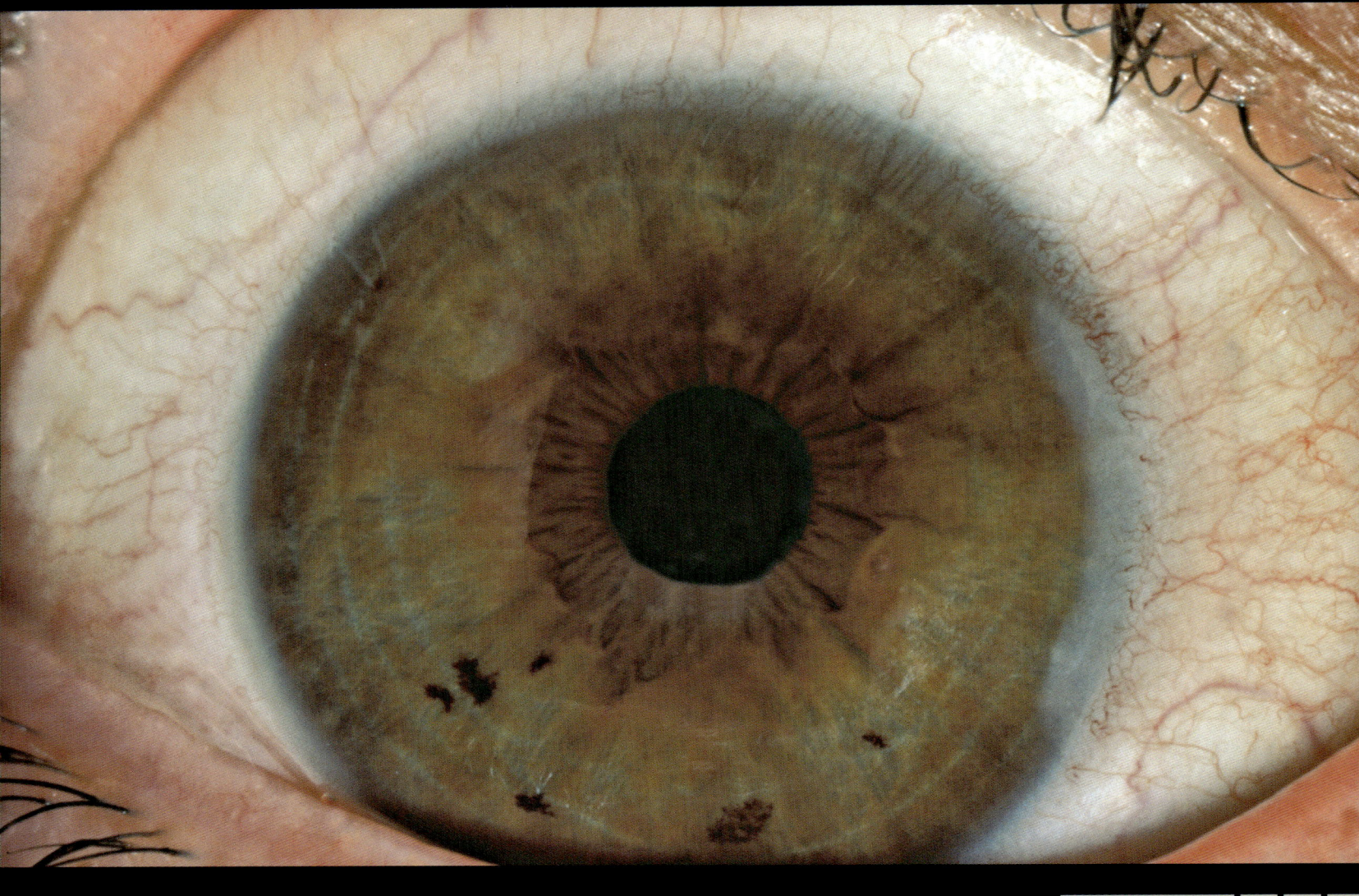

Bild 15: Patient weiblich, 36 Jahre, rechtes Auge.

Die Kornea ist von innen her am Limbus von 2 h bis 4 h eingetrübt. Man nimmt an, dass die Descementmembran (Basalmembran) der Kornea unter einem Geburtstrauma zerrissen ist. Ursache könnte auch eine lokale, periphere Keratitis sein.

4. ERKRANKUNGEN  METHODIK – PHÄNOMENE – ERKRANKUNGEN

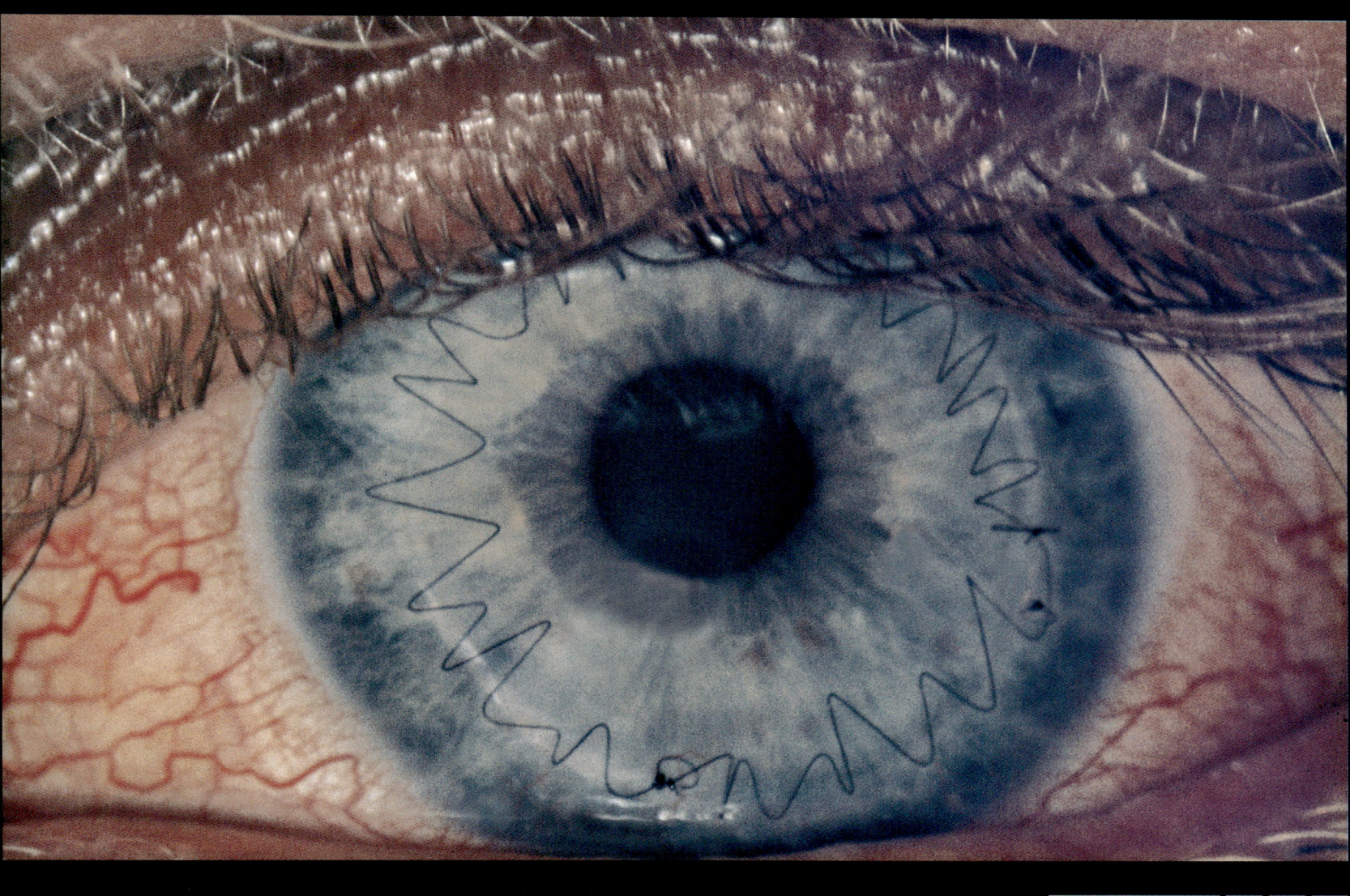

● Bild 16 zu 4.8.   L

**Bild 16: Keratoplastik.**
Auch dieser Patient litt von Kindheit an unter einer chronischen Keratitis auf dem Boden einer Skrofulose, kombiniert mit Neurodermitis. Im Alter von 14 Jahren war die Kornea nahezu undurchsichtig geworden. Jahre später konnte eine Hornhauttransplantation mit Erfolg durchgeführt werden. Das Transplantat wurde mit fortlaufender Naht fixiert.

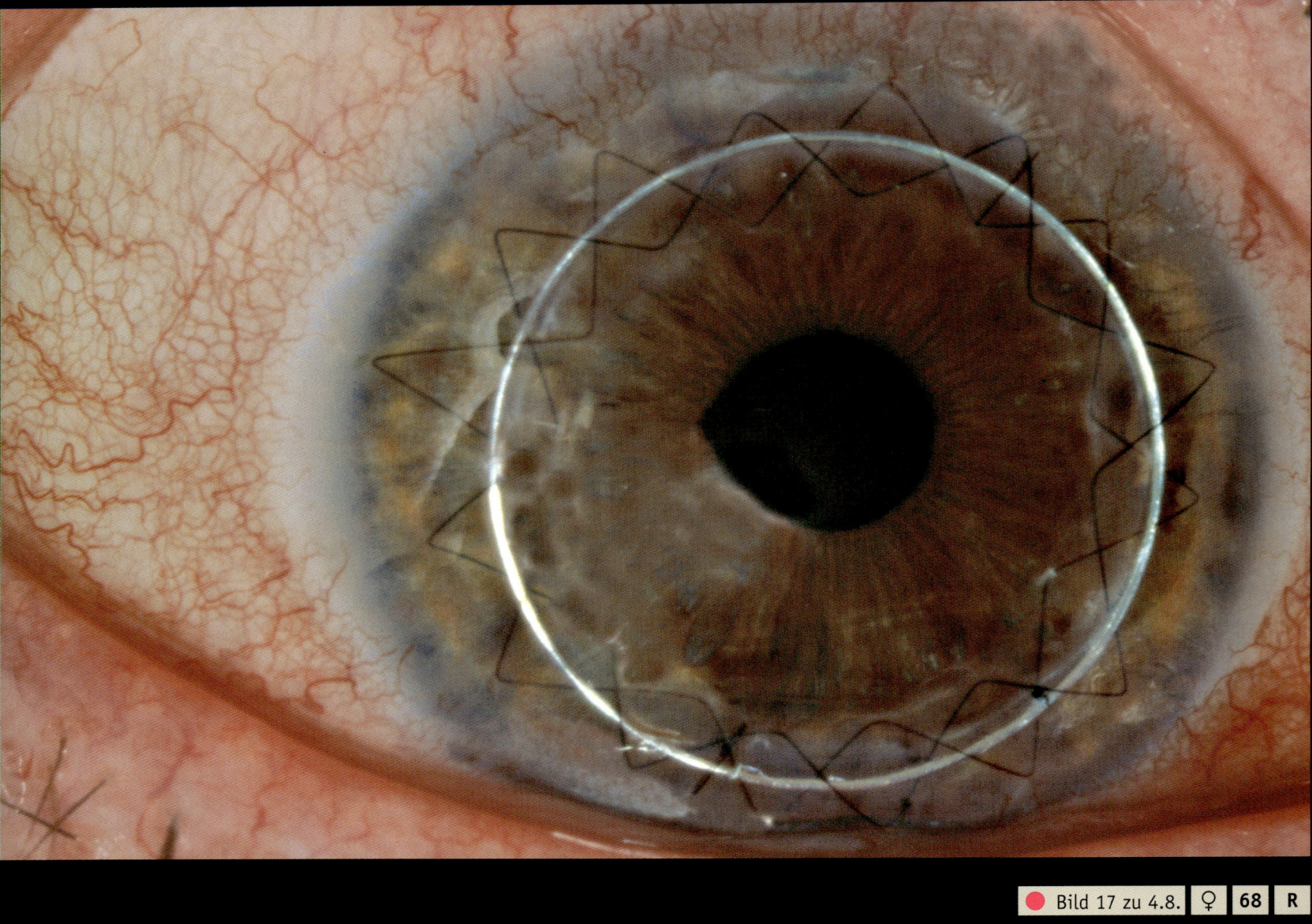

METHODIK – PHÄNOMENE – ERKRANKUNGEN  4. ERKRANKUNGEN

Bild 17 zu 4.8. ♀ 68 R

Bild 17: Patient weiblich, 68 Jahre.

Das Auge einer 68-jährigen Frau mit einem **eingenähten Metallring**. Die Patientin leidet an einer starken Brechungshypermetropie (Übersichtigkeit).

Infolge einer Abflachung der Hornhaut ist die Brechkraft des optischen Apparates zu gering. Der eingenähte Metallring soll die Kornea straffen und so kugelförmiger gestalten, damit die parallel laufenden Strahlen statt hinter der Retina wieder auf der Retina vereinigt werden.
Diese Methode ist noch im Experimentalstadium.

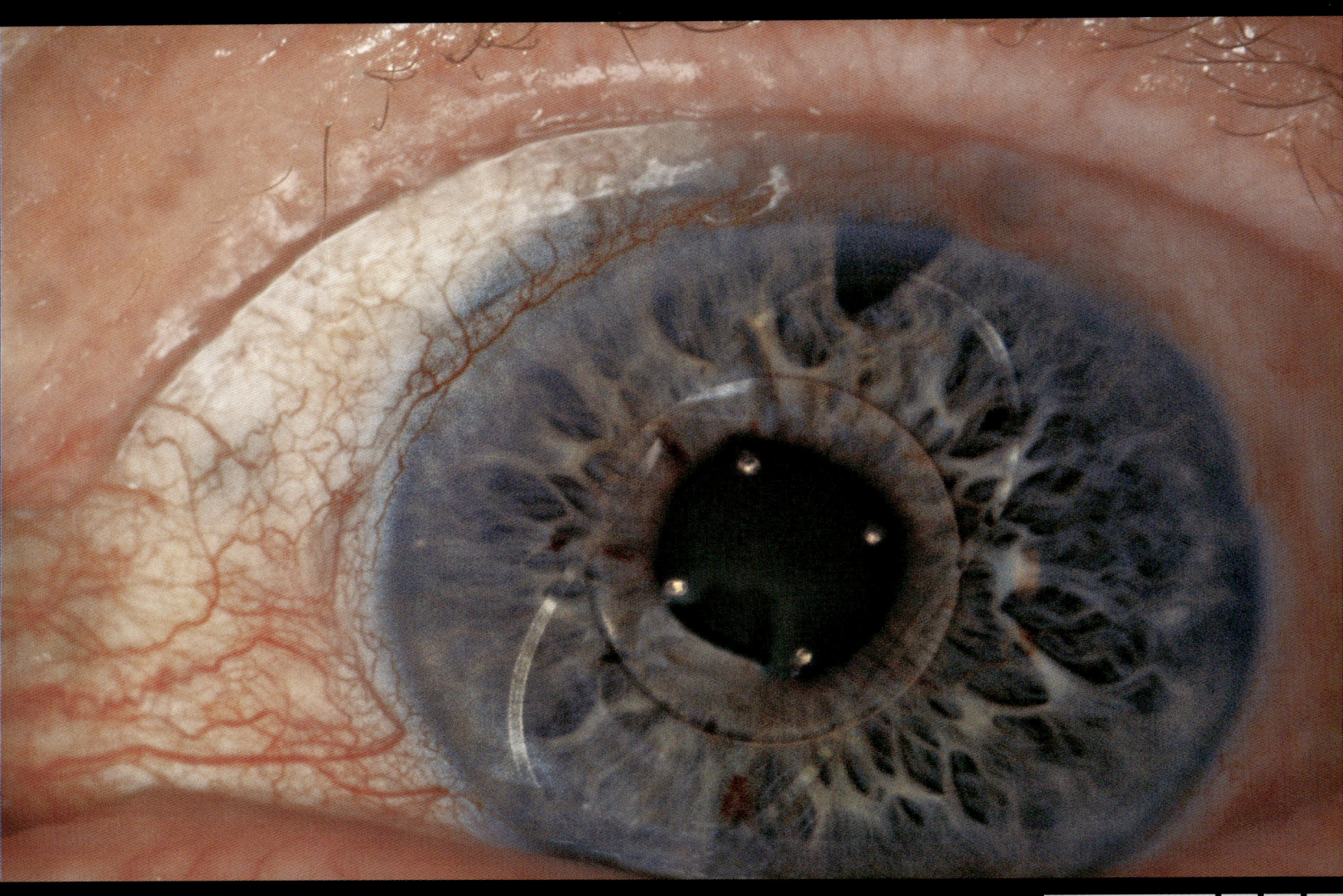

METHODIK – PHÄNOMENE – ERKRANKUNGEN                                    4. ERKRANKUNGEN

● Bild 18 zu 4.1.

Bild 18:

Ein an **Katarakt** operiertes Auge mit Zugang durch periphere Iridektomie bei 12 h und irisgetragener Linse. 1949 pflanzte Harold Ridley die erste intraokulare Linse ein.

Aufgrund vieler Komplikationen wurde diese Methode in den darauf folgenden 20 Jahren nur noch selten durchgeführt. Gute Ergebnisse erzielte man erst ab den 70er Jahren durch verbesserte Technik.

Heute implantiert man Kunstlinsen in die Hinterkammer, in den Kapselsack hinein, aus dem zuvor die undurchsichtig gewordene Linse entfernt wurde.

Etwa 400.000 solcher Operationen werden alljährlich in Deutschland durchgeführt.

METHODIK – PHÄNOMENE – ERKRANKUNGEN 4. ERKRANKUNGEN

Bild 19 zu 4.1.

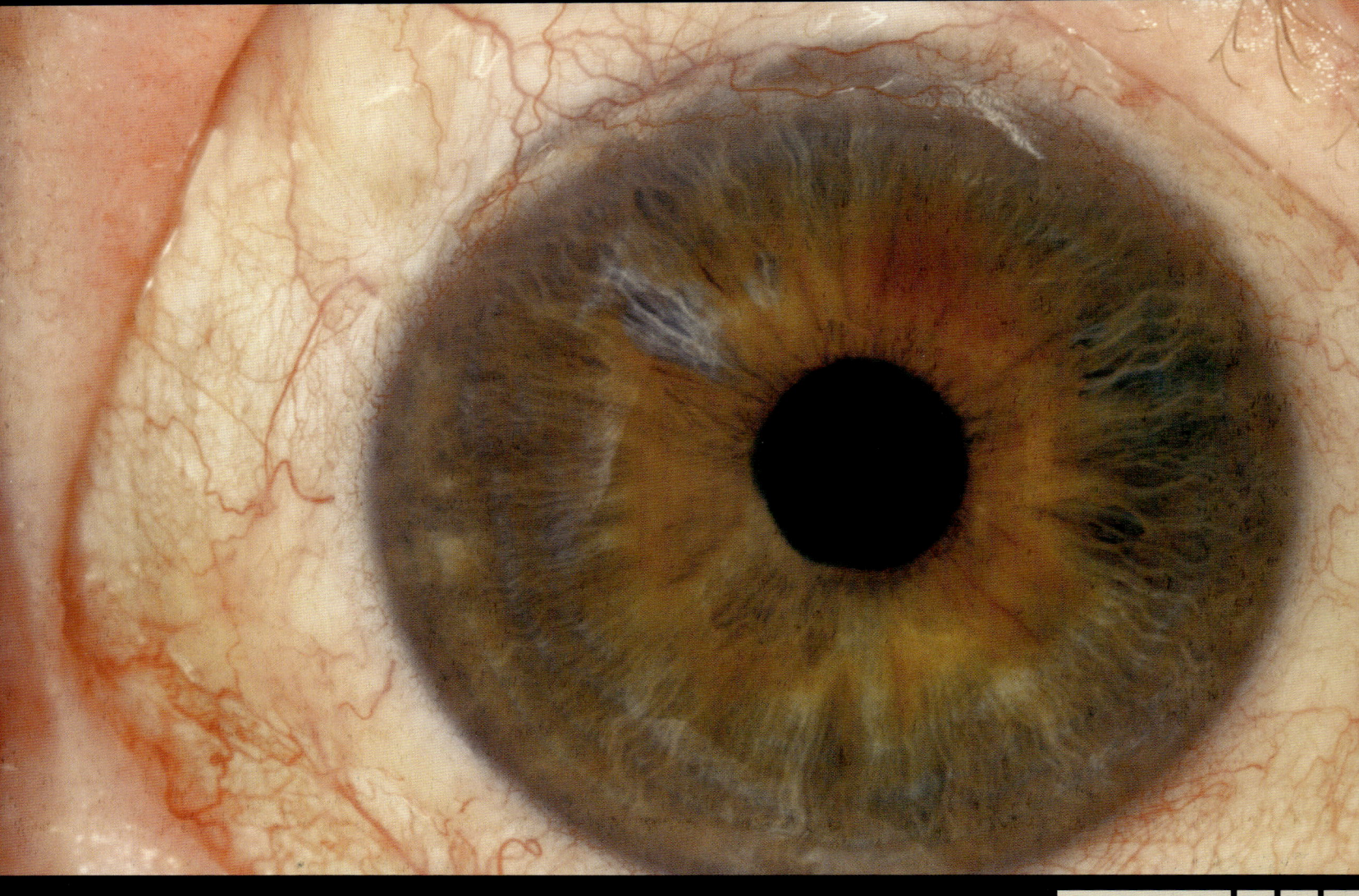

**Bild 19:**

Ein an **Katarakt** operiertes Auge mit Zugang vom Limbus corneae bei 12 h. Durch das intraokulare Implantieren der Linse kam es zu einer traumatischen Irritation, die zu einem Pigmentverlust, zu einer Depigmentation in der Iris

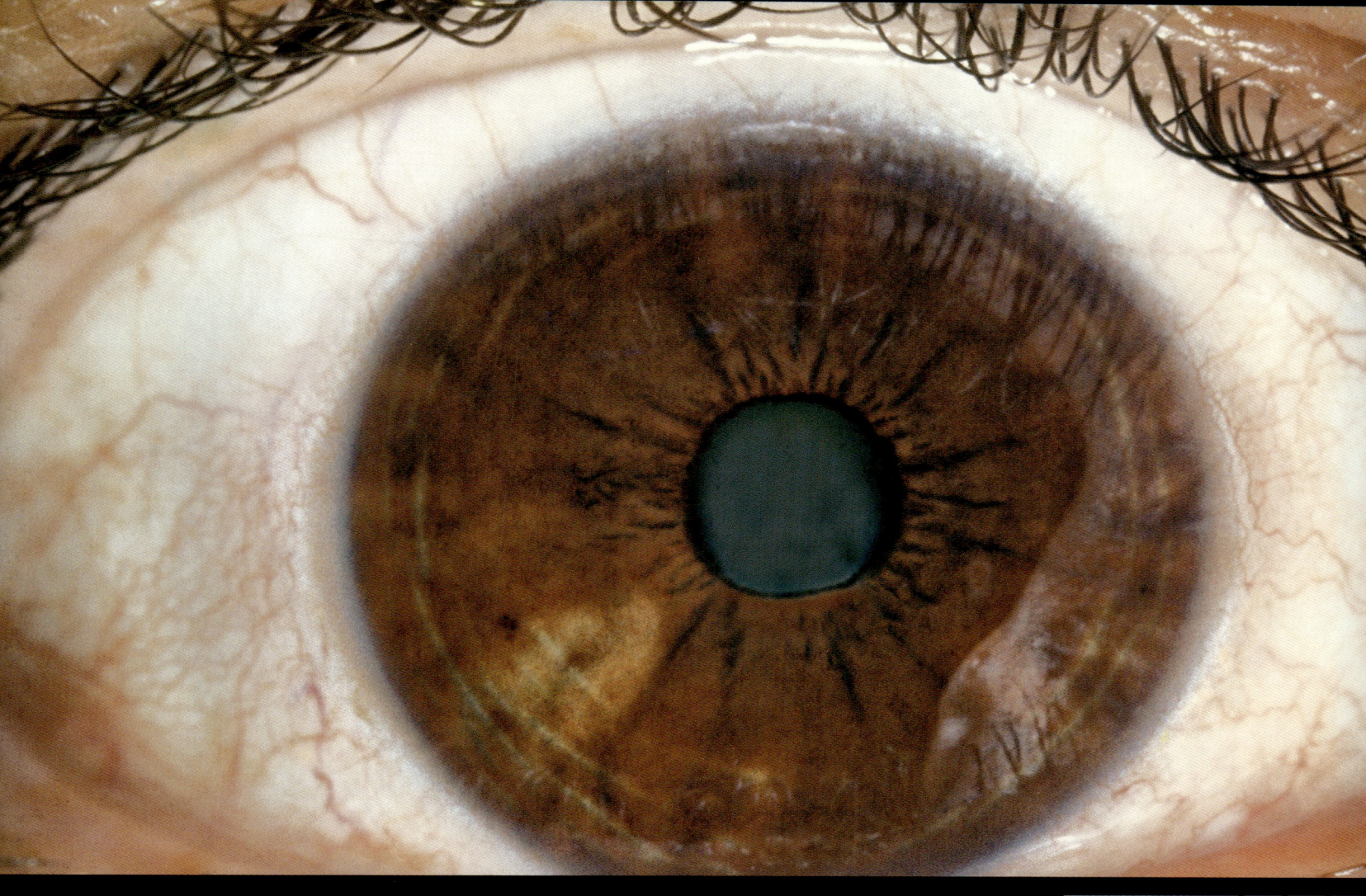

● Bild 20 zu 4.9. ♀ 57 R

**4.9. Sektorale Depigmentation** (Bild 20: Patient weiblich, 57 Jahre)
Bei dieser 57-jährigen Frau war dieser helle, wie abgeschmirgelt aussehende Sektor genetisch determiniert. Eine sektorale Depigmentation kann aber auch die Folge einer sympathischen Fehlsteuerung sein.

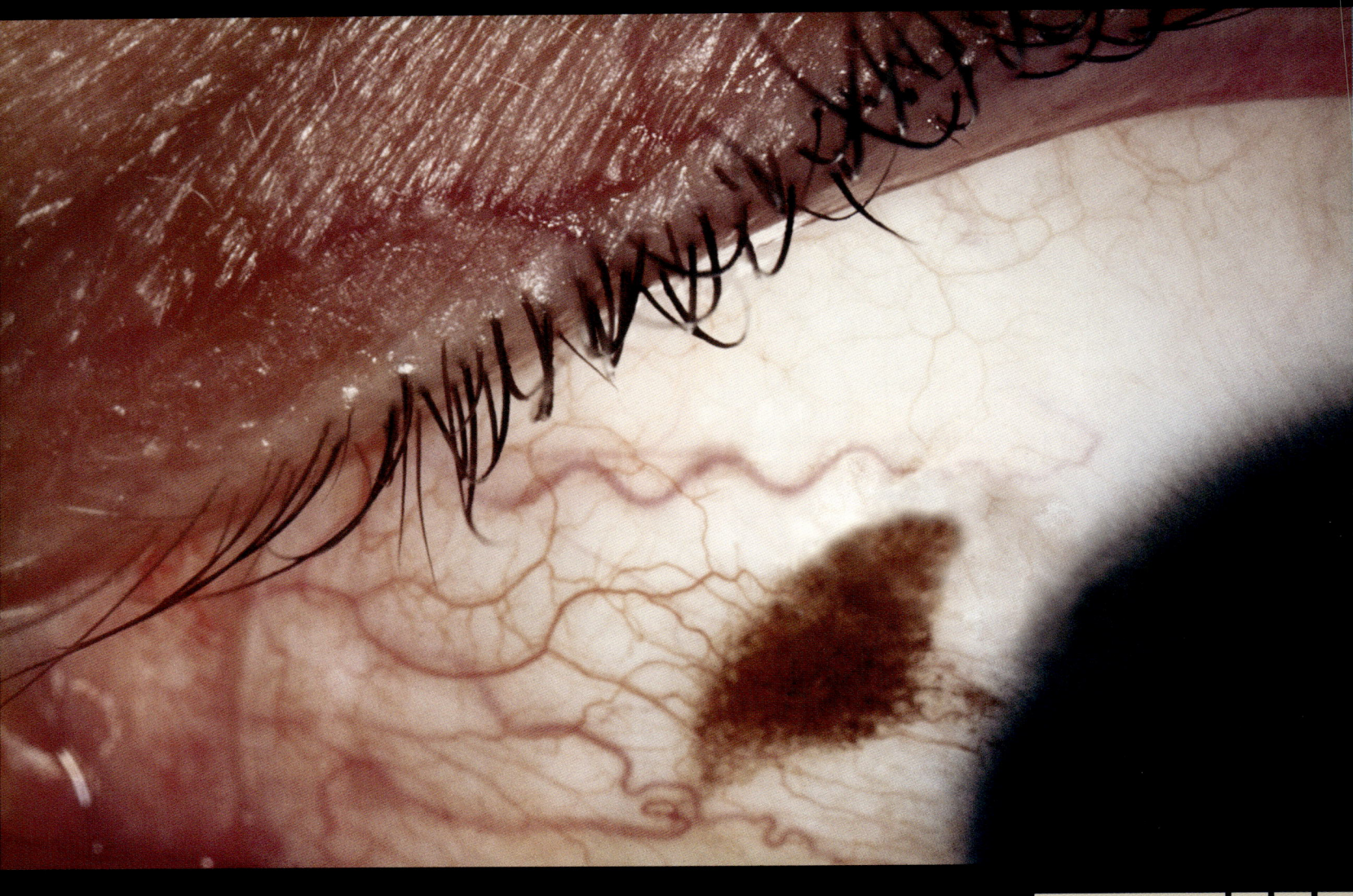

METHODIK – PHÄNOMENE – ERKRANKUNGEN　　　　　　　　　　　　　　　　　　　　　　　　4. ERKRANKUNGEN

Bild 21 zu 4.10.

Bild 21:

## 4.10. Pigment Nävus der Konjunktiva

Nävi sind die häufigsten Bindehauttumore, die sich in der Regel beim Verschieben der Konjunktiva mit bewegen.

Dieser Nävus ist nicht mehr ganz plan, unterschiedlich stark pigmentiert und sollte deshalb fotografisch dokumentiert und beobachtet werden, obschon das Risiko zur malignen Entartung gering ist.

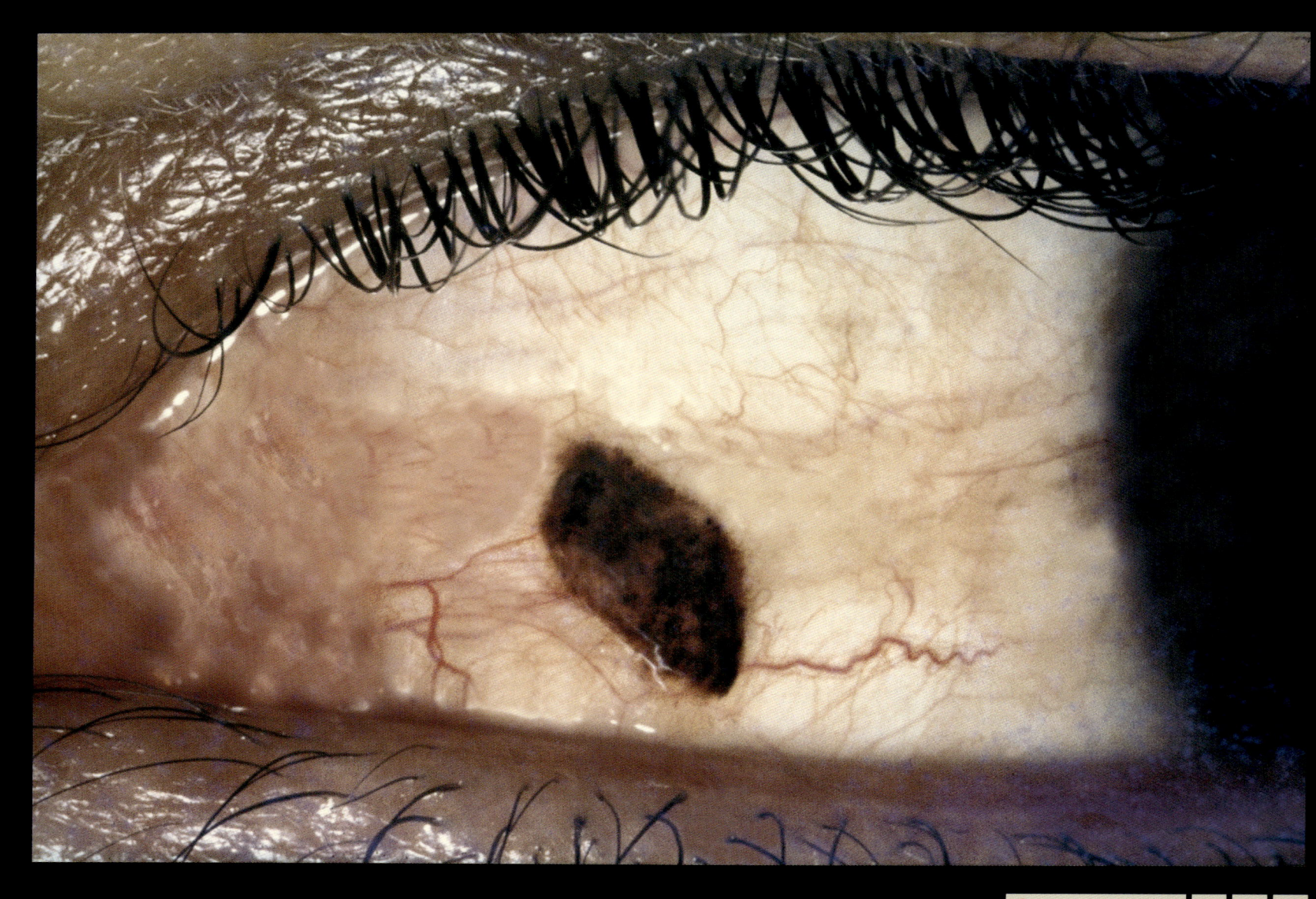

METHODIK – PHÄNOMENE – ERKRANKUNGEN  4. ERKRANKUNGEN

● Bild 22 zu 4.10.

Bild 22:

a) Die Konjunktiva zeigt eine vermehrte **Verfärbung durch Melanin**. Eine solche benigne epitheliale Bindehautmelanosis findet sich bei einem Großteil der Menschen aus der schwarzen und bei 5 – 10 % aus der weißen Rasse.

b) Dieser konjunktivale **Tumor** wurde wegen Verdacht auf Malignität exzisiert.

Bindehautmelanome entstehen laut Aussage der Ophthalmologen zu ca. 50 % aus einer völlig unveränderten Konjunktiva, zu ca. 33 % aus Nävi und zu ca. 17 % aus einer präkanzerösen Bindehautmelanose (Klinische Ophthalmologie, Kanski, Spitznas).

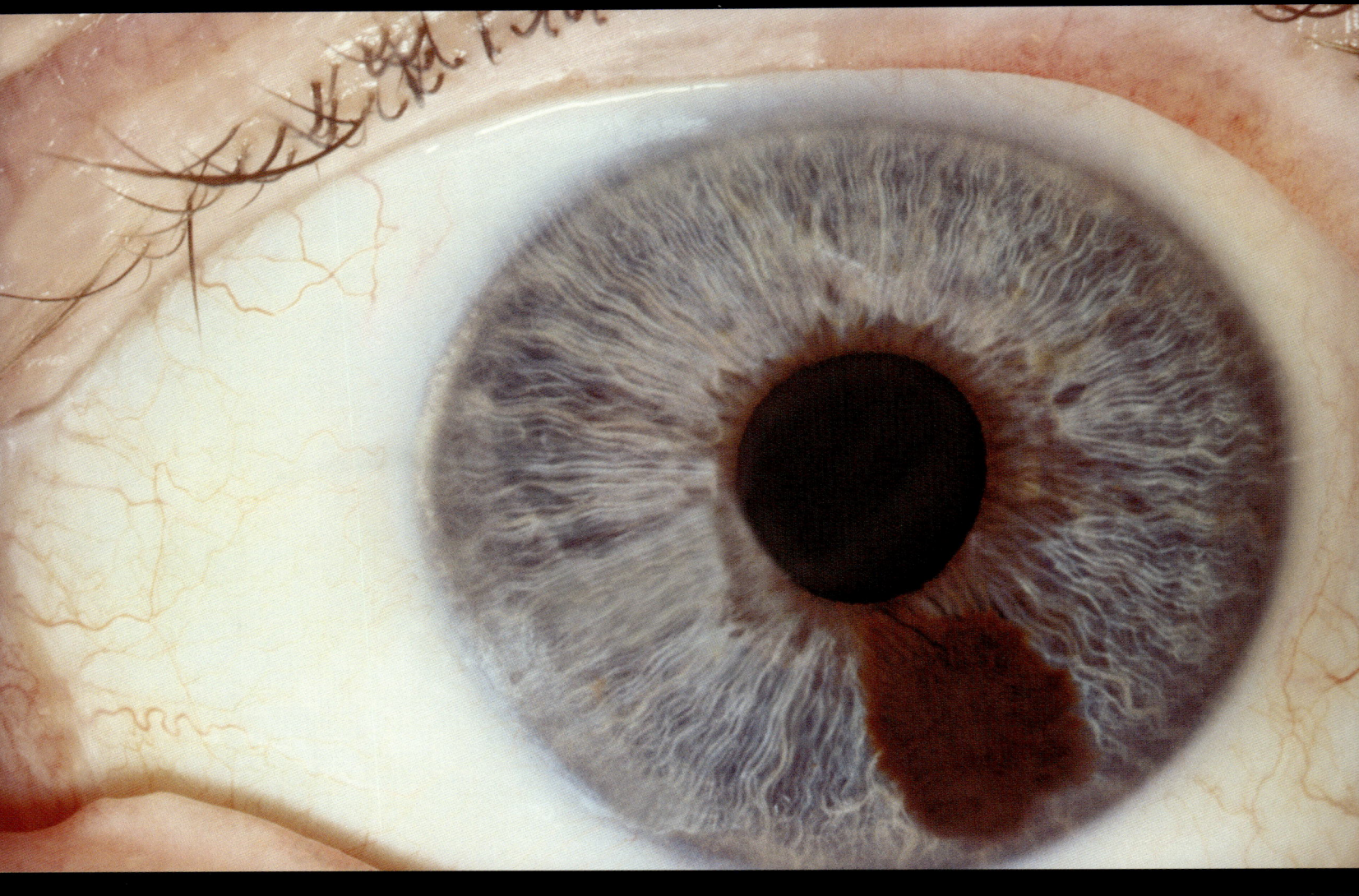

Bild 23 zu 4.10. ♀ 60 L

Bild 23: Patient weiblich, 60 Jahre.

Ein benigner **Pigmentnävus** in der Iris.

In den oberflächlichen Irisschichten liegende Nävi sind häufig zu sehen. Auch wenn solche benignen Nävi, wie im Bild, am Pupillarsaum beginnen, so führen sie nicht zur Entrundung der Pupille. Dies ist ein wichtiges, differentialdiagnostisches Kriterium.

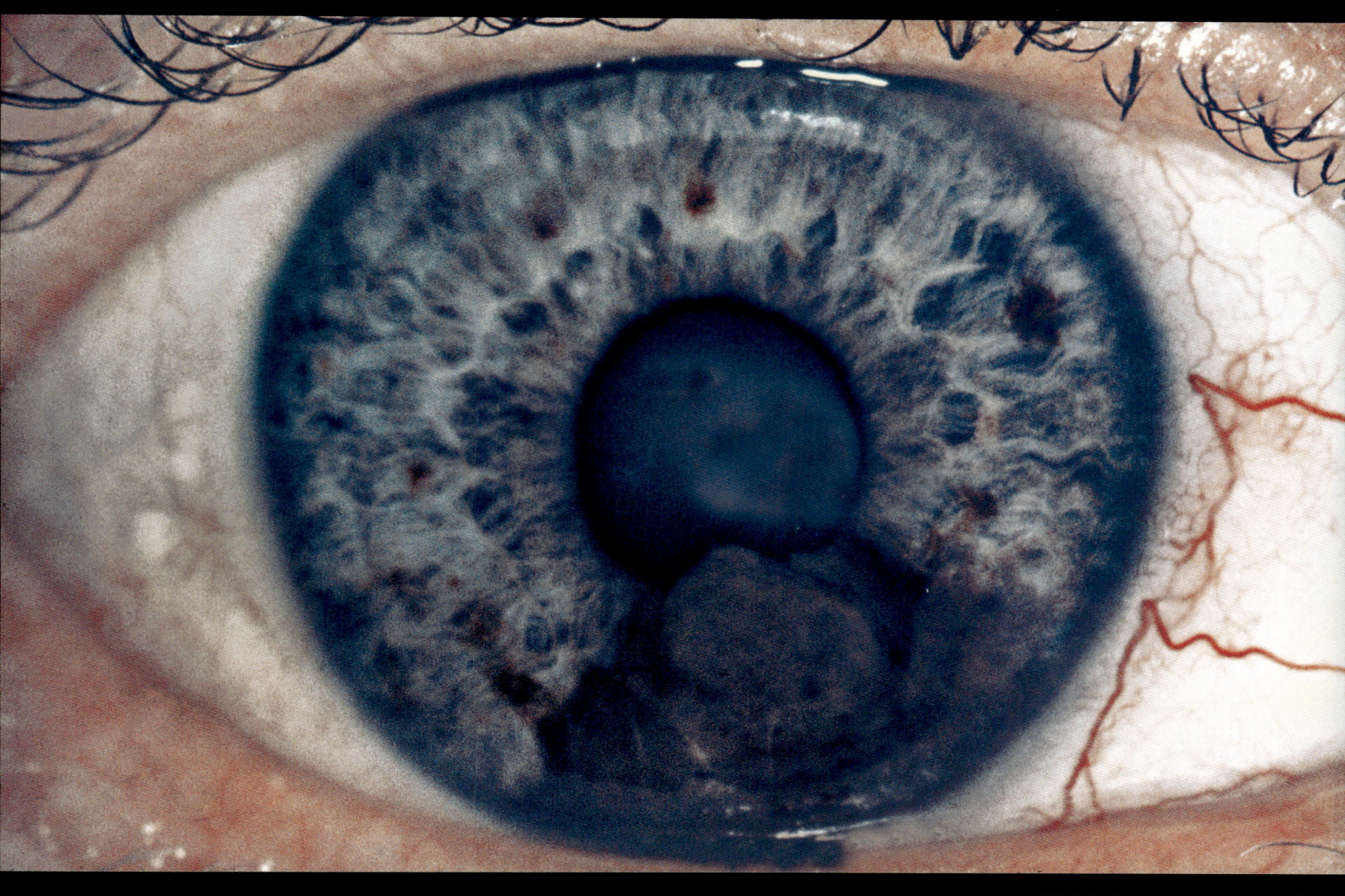

Bild 24: Patient männlich, 44 Jahre, benigner **Melanintumor** der Iris.
Dieser Tumor geht von der Basis einer sektoralen Heterochromie aus und überragt mit seiner nach zentral gerichteten Spitze den Pupillarsaum bis ins Lumen der Pupille hinein.
Eine Exzision wurde nicht erforderlich.

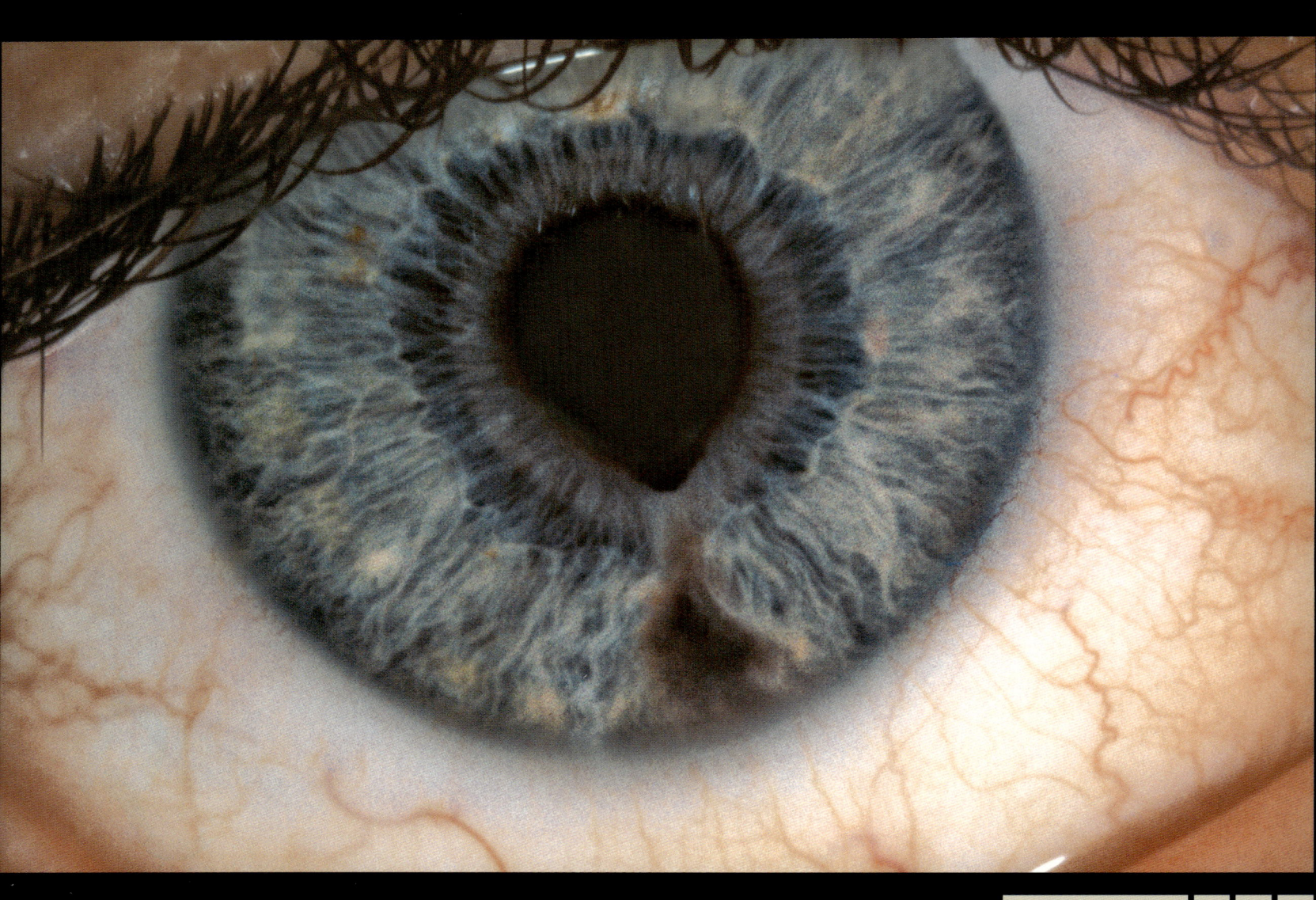

METHODIK – PHÄNOMENE – ERKRANKUNGEN                                    4. ERKRANKUNGEN

● Bild 25 zu 4.11.

Bild 25:

### 4.11. Malignes Melanom der Iris

Die wichtigsten Differenzierungsmerkmale zwischen einem benignen und einem malignen Melanom sind folgende:

a)  die birnenförmige Entrundung der Pupille zum Melanom hin
b)  ein Ektropium uvae = Umstülpung zum Herd hin
    (Prof. Dr. med. Fritz Hollwich)

Maligne Melanome in der Iris sind in der Regel ohne diffuses Wachstum im Stroma begrenzt.

In der ophthalmologischen Fachliteratur wird berichtet, dass ca. 5 – 10 % aller Uvealtumore die Iris befallen, und dies meist in der unteren Hälfte.

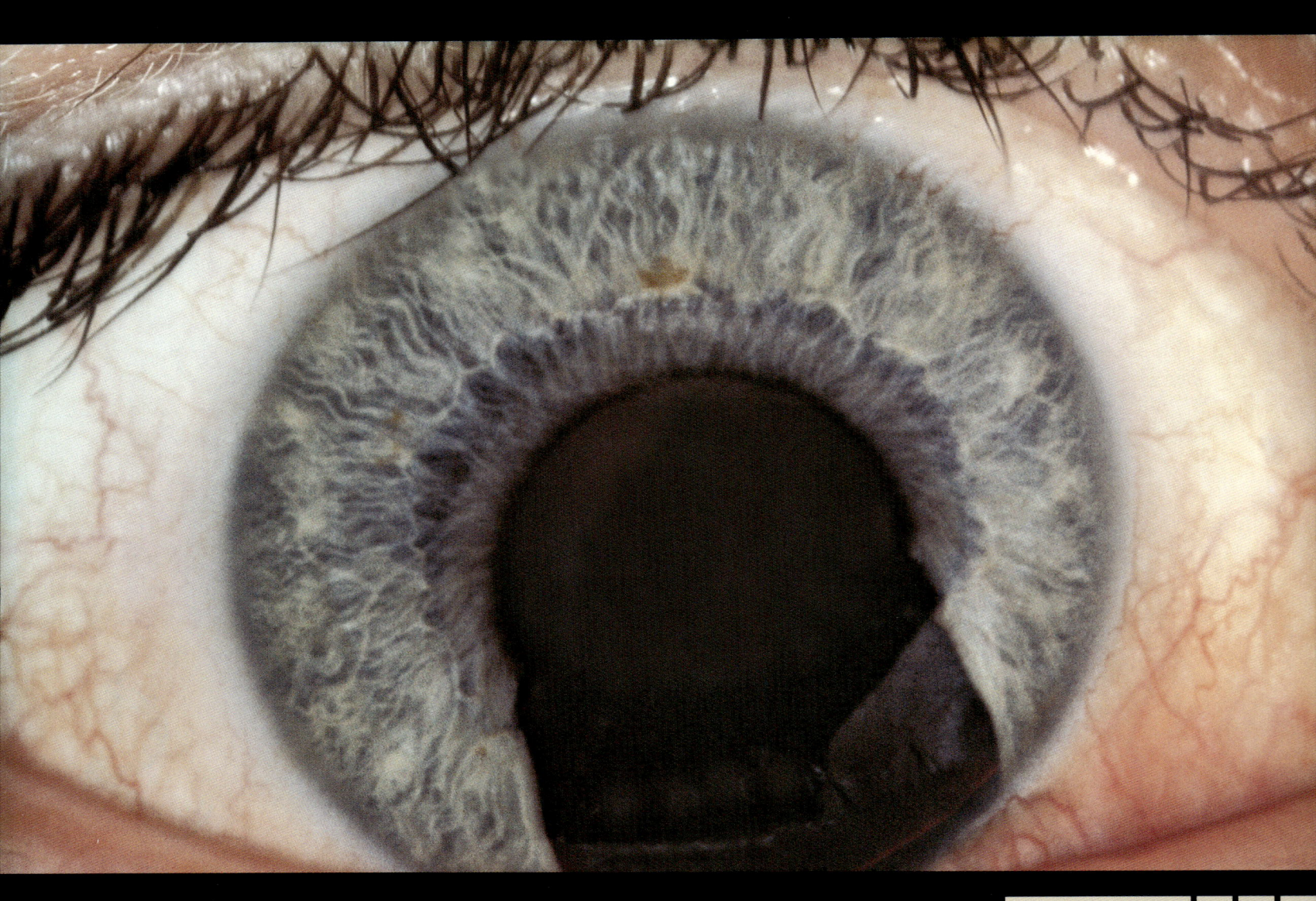

METHODIK – PHÄNOMENE – ERKRANKUNGEN4. ERKRANKUNGEN

Bild 26 zu 4.11.

Bild 26:

**Malignes Melanom der Iris – Iridektomie**

Diese Iris fotografierte ich und schickte den Patienten sofort mit einem Begleitschreiben wegen des Verdachts auf ein malignes Melanom der rechten Iris in die Universitätsaugenklinik Marburg zu Herrn Prof. Dr. med. Straup.

Schon am darauffolgenden Tag führte Herr Prof. Dr. med. Straup die Iridektomie durch. Eine Enukleation war nicht erforderlich und der Patient ist bis heute, 20 Jahre später, ohne Befund.

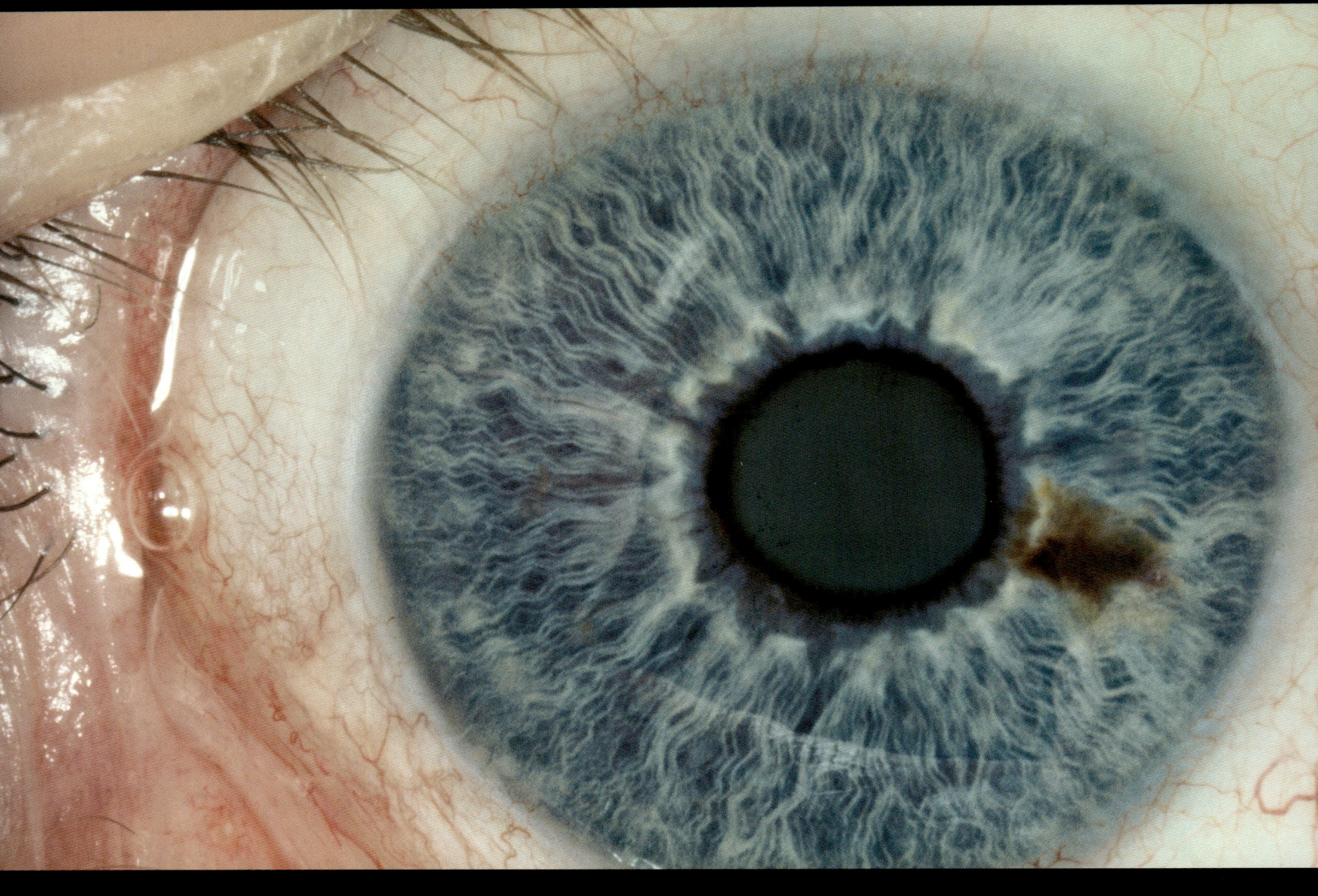

Bild 27: Patient weiblich, 66 Jahre.

Die rechte Iris zeigt bei 9 ½ h ein dichtes Melaninpigment und additive Reizradialen. Die Pupille ist zum Pigment hin leicht angewinkelt. Cave! Hier ist eine regelmäßige Kontrolle durch den Ophthalmologen erforderlich.

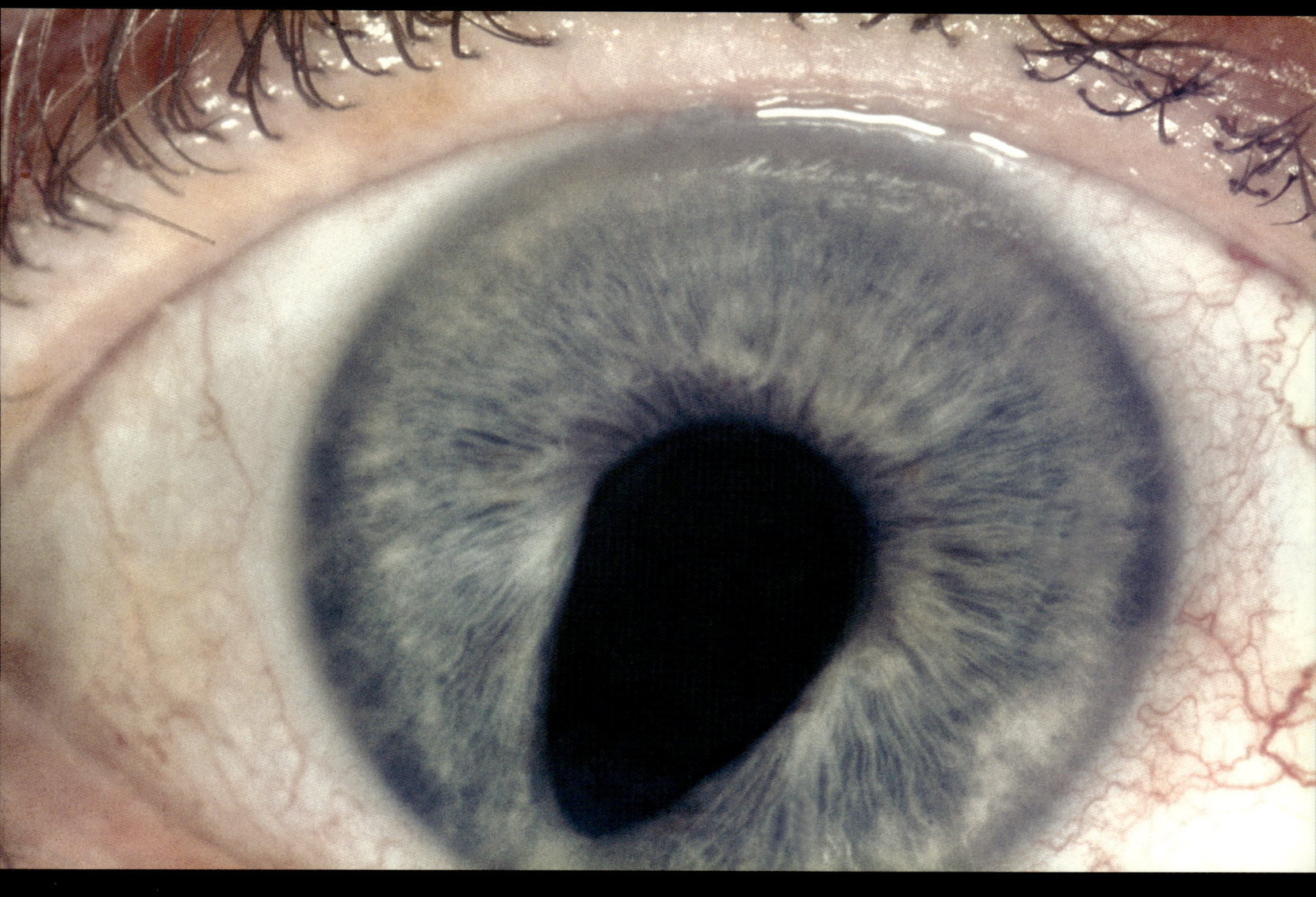

**4.12. Kolobom** (Bild 28)

Bild 28 zu 4.12.   R

Rechte Iris mit angeborenem, nach caudal gerichtetem **Kolobom**. Ein solches Kolobom beruht auf einem unvollständigem Verschluss der embryonalen Augenbecherspalte. Aus gleichem Grund gibt es das Kolobom als Liddefekt und das der Pupille.

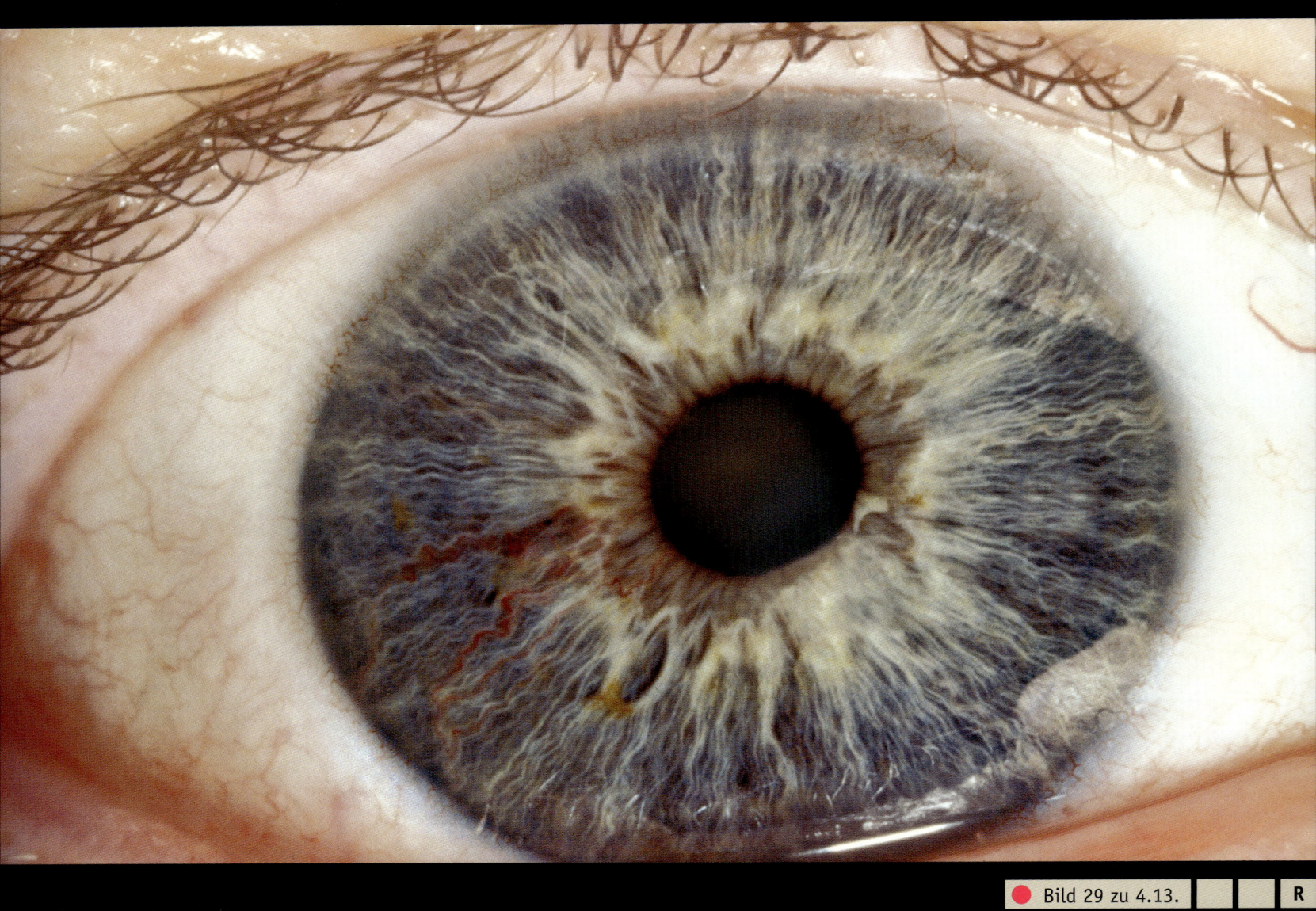

## 4.13. Varizen (Bild 29)

Unregelmäßige, zum Teil knotenförmige Varizen in der Iris bei 7 – 8 h. Iridologen denken dabei an Leberpfortaderstauung und therapieren entsprechend - Präventivtherapie!

Bild 30 zu 4.14.    R

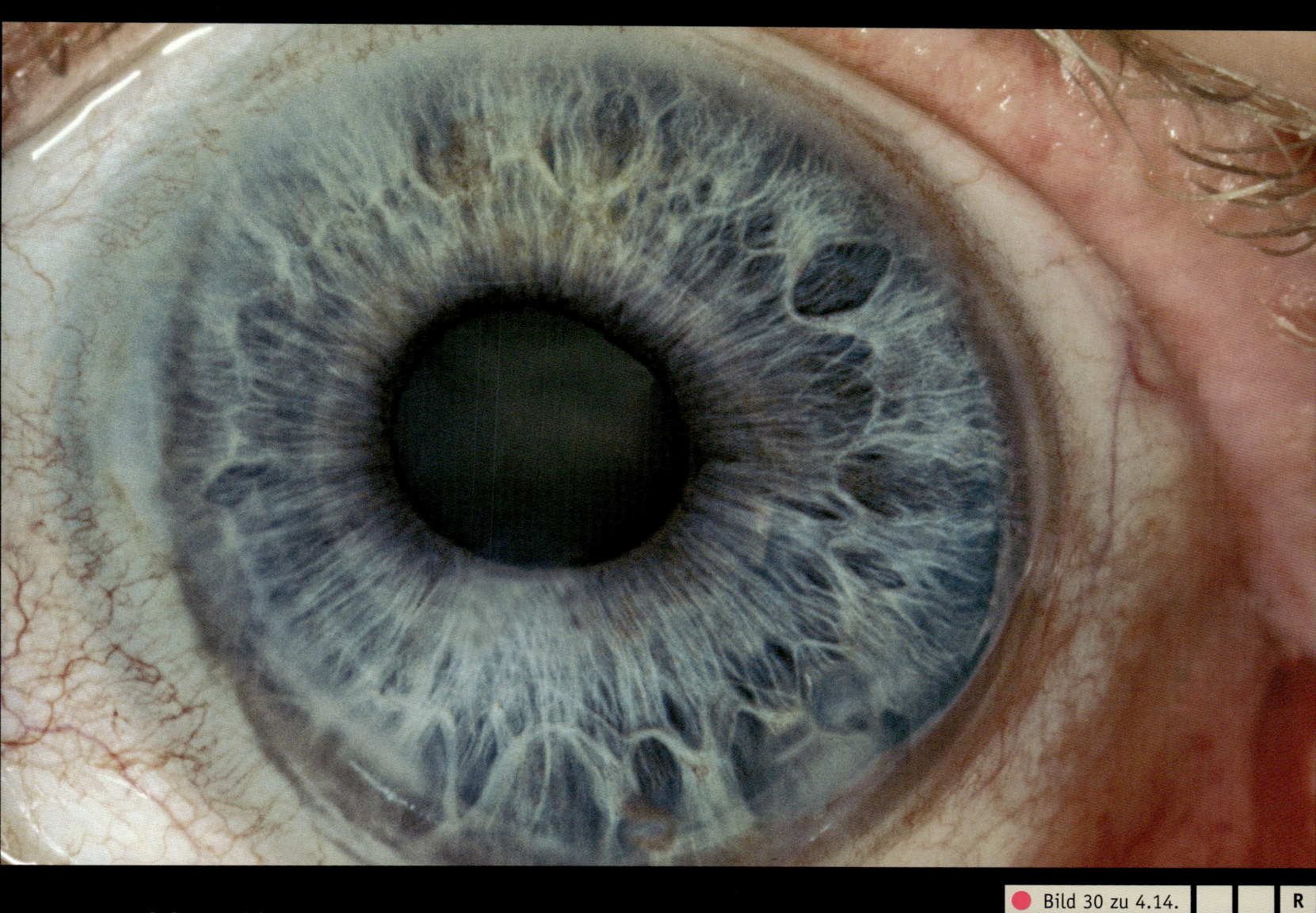

**4.14. Keratoglobus** (Bild 30)

Der Keratoglobus wird oft synonym mit Megalokornea gebraucht. In diesem Fall handelt es sich um eine einseitige, kugelförmige Ektasie der Hornhaut mit gleichmäßiger Verdünnung des Parenchyms auf etwa 1/3 der Norm (Prof. Dr. med. Fritz Hollwich).

Folge:  Starke Brechungsmyopie, bei der parallel einfallende Strahlen vor der Netzhaut vereinigt werden.

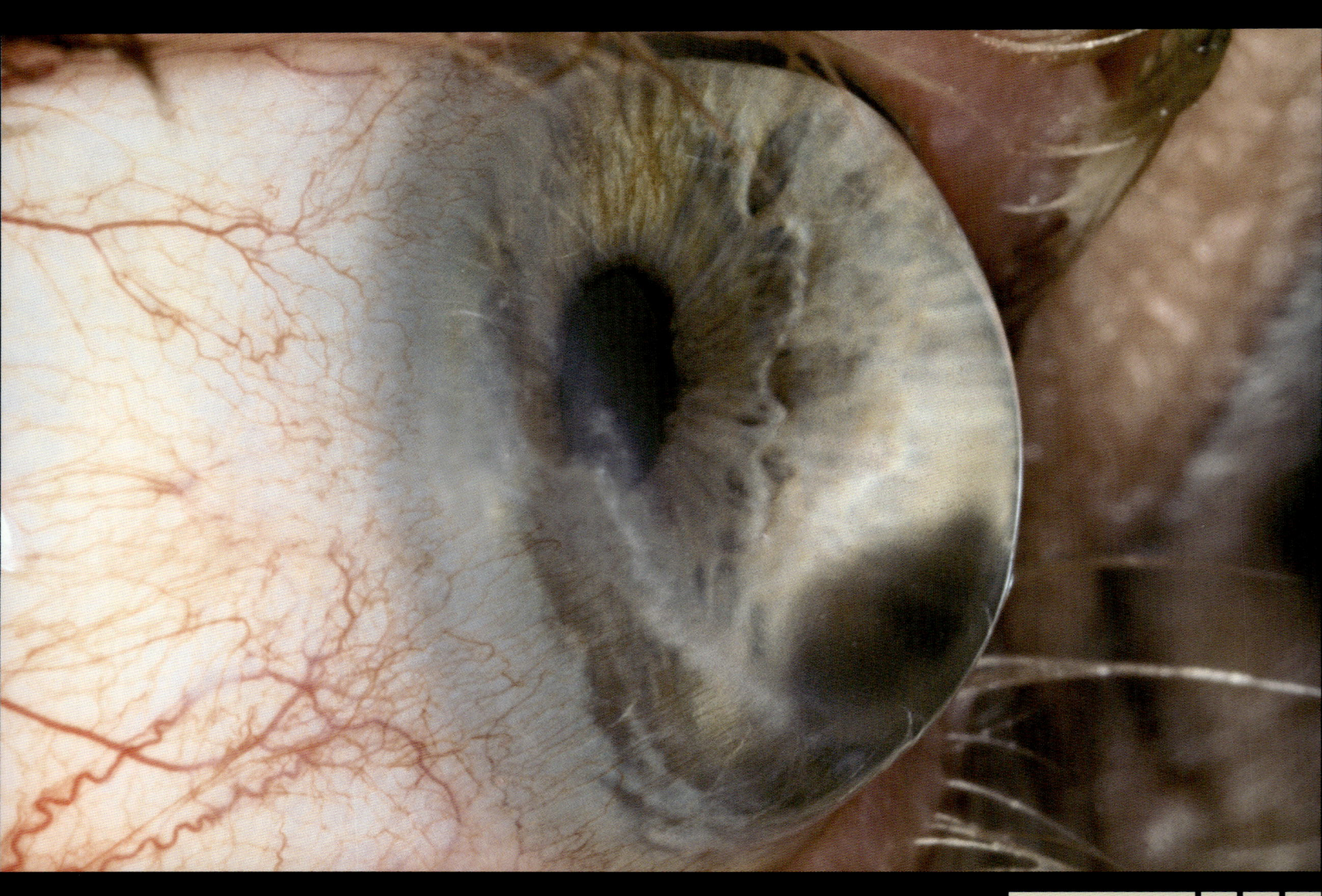

METHODIK – PHÄNOMENE – ERKRANKUNGEN　　　　　　　　　　　　　　　　　　　　　　　4. ERKRANKUNGEN

Bild 31 zu 4.14.

Bild 31:

**Keratoglobus**

Die Seitenaufnahme zeigt recht plastisch das Ausmaß der kugelförmigen Vorwölbung der Kornea. Die Anomalie war bei diesem Patienten angeboren und ohne Kombination mit Hydrophthalamus.

Differenzialdiagnostisch sollte an Keratokonus gedacht werden (kegelförmige Vorwölbung der Hornhaut), eine langsam fortschreitende Hornhautektasie, die in der Regel zwischen dem 10. und 20. Lebensjahr beginnt und meist beidseitig auftaucht (Prof. Dr. med. Fritz Hollwich).

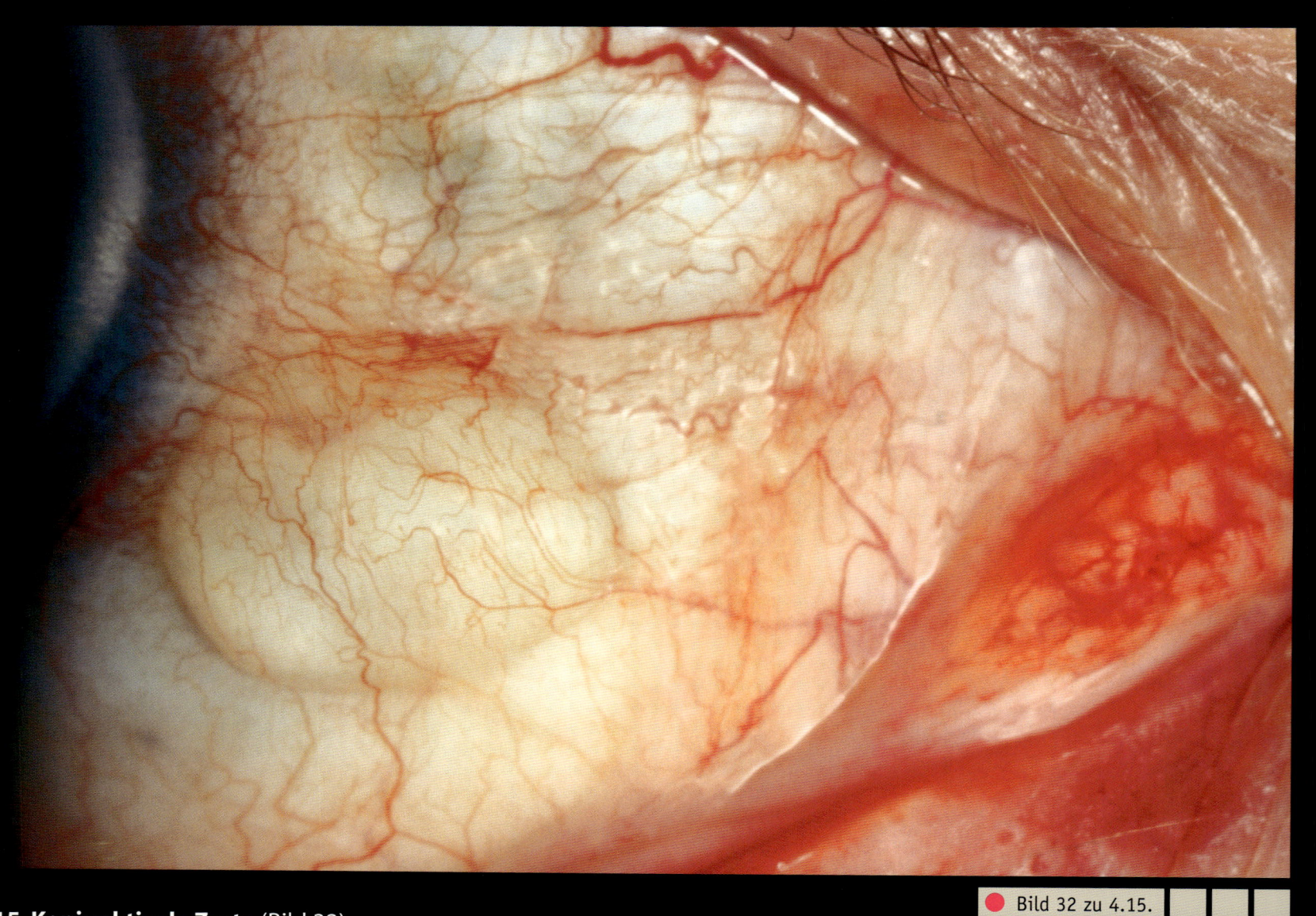

### 4.15. Konjunktivale Zyste (Bild 32)

Solche Zysten sind in der Regel mit klarer Flüssigkeit gefüllt und haben eine epitheliale Auskleidung. Zu Beschwerden kommt es nur dann, wenn durch zu starke Vorwölbung entzündliche Reizungen auftreten.

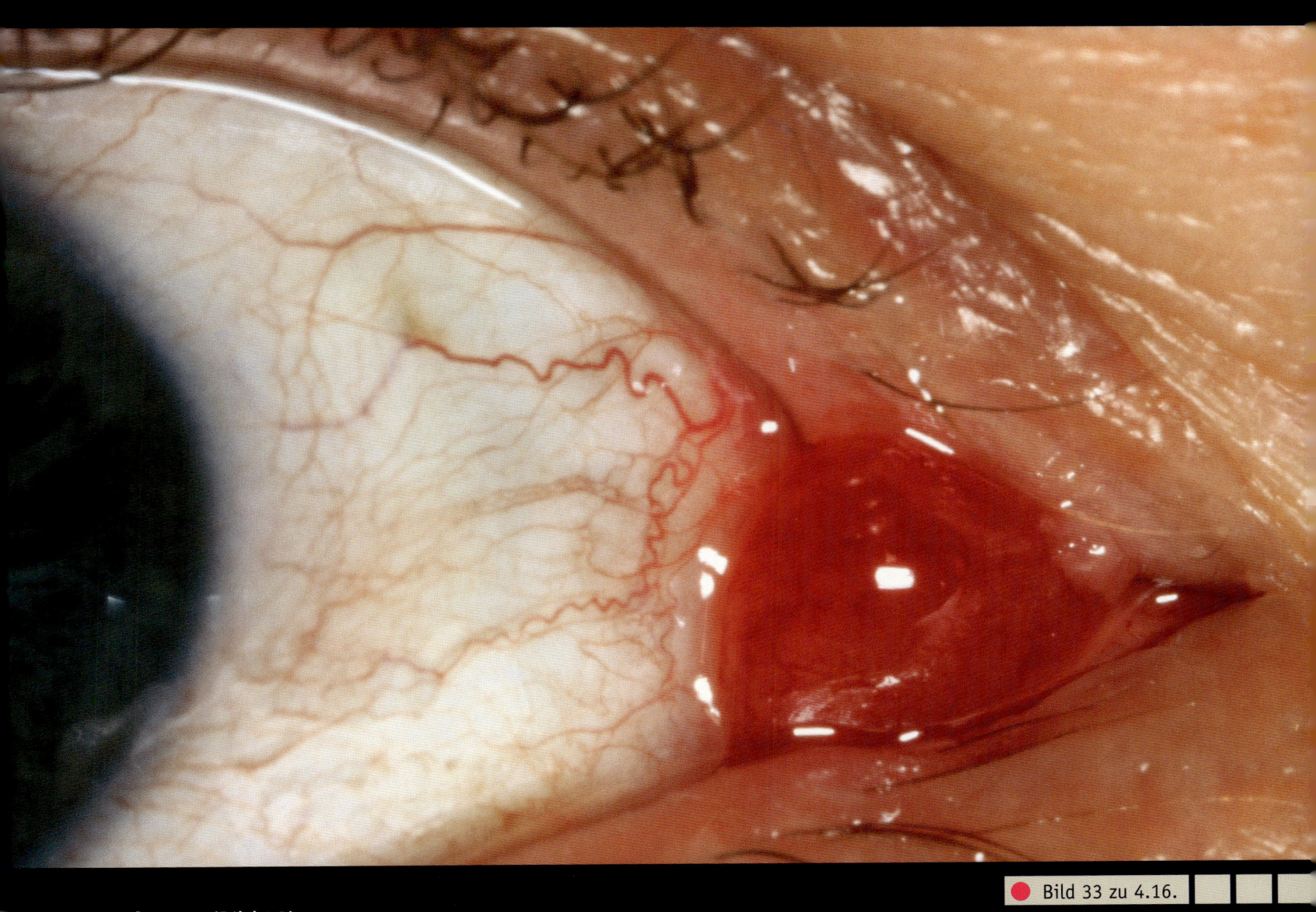

### 4.16. Zystadenom (Bild 33)

An der Karunkel sitzt ein fleischiger, vaskularisierter Tumor. In seltenen Fällen ensteht daraus einmal ein onkozytäres Karzinom. Der Tumor wurde chirurgisch abgetragen.

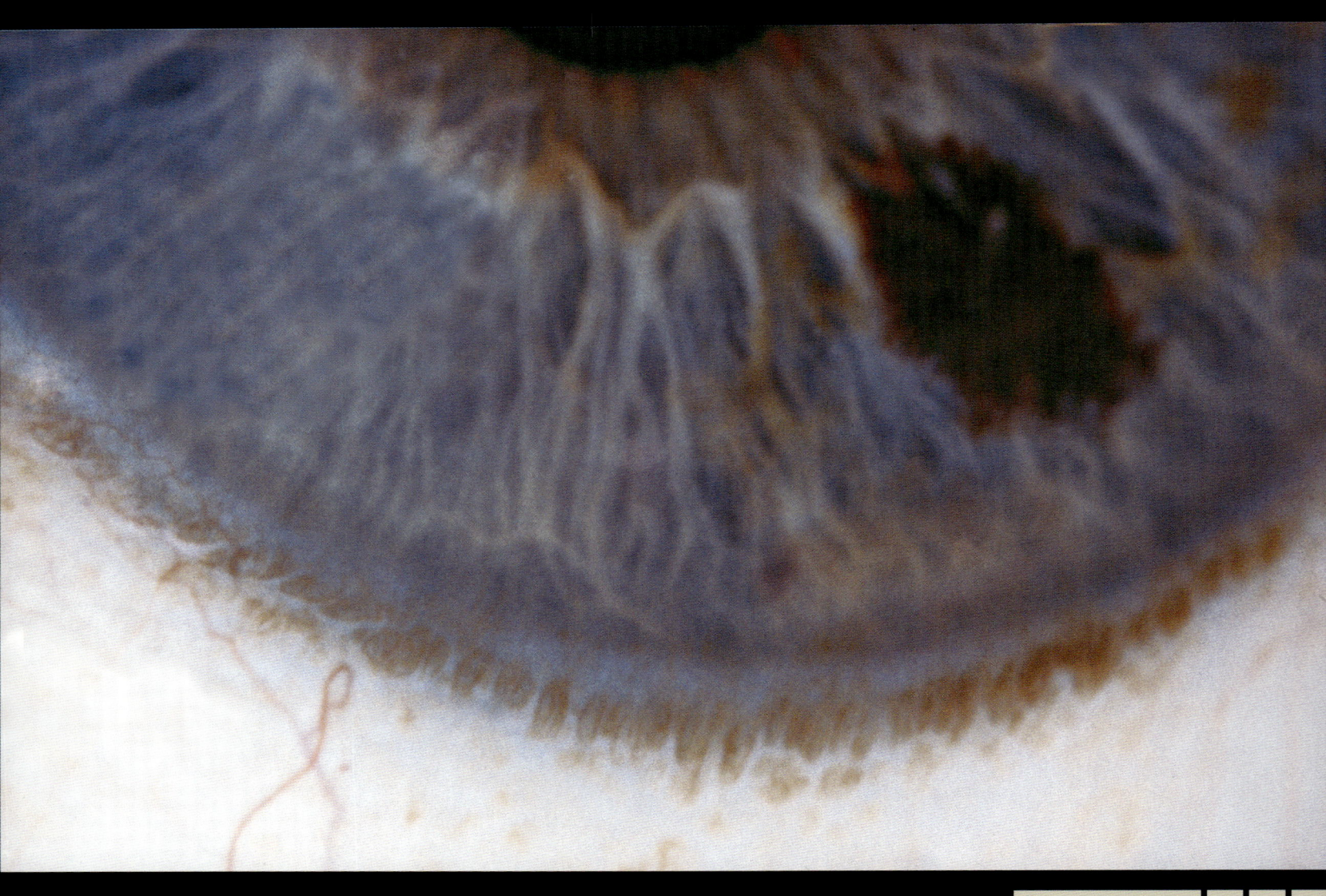

METHODIK – PHÄNOMENE – ERKRANKUNGEN 4. ERKRANKUNGEN

● Bild 34 zu 4.17.

Bild 34:

## 4.17. Leberstaketen

Leberstaketen sind immer ein ernstzunehmender Hinweis auf hepatogene Störungen. Sie liegen oberflächlich in der Konjunktiva am Limbus, sind schollen- oder hufeisenförmig und melaninpigmentiert.
Dieser Patient verstarb an einer Leberzirrhose.

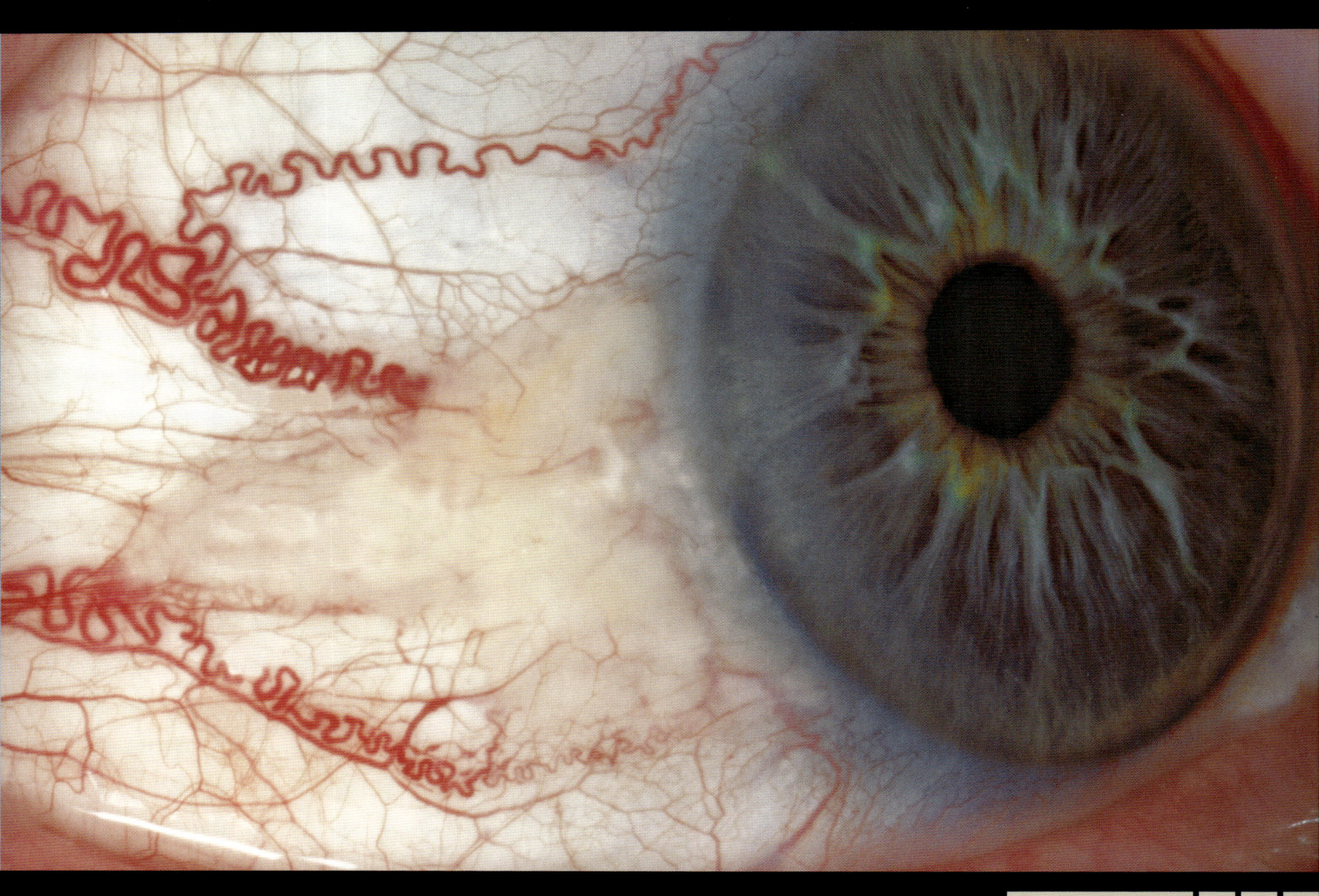

METHODIK – PHÄNOMENE – ERKRANKUNGEN 4. ERKRANKUNGEN

Bild 35 zu 4.18.

Bild 35:

## 4.18. Das Pinguekula (Lidspaltenfleck)

Es handelt sich um eine recht häufige, degenerative Veränderung der Konjunktiva, vorwiegend am nasalen Limbus lokalisiert.
Solche Pinguekula zeigen sich als gelb-weißlich, subepitheliale, zuweilen kalkhaltige Einlagerungen mit Degeneration der elastischen Fasern.

Pinguis: lateinisch = Fett.
Cave: Fettstoffwechsel beachten.

Therapie: Aus kosmetischen Gründen oder bei chronisch entzündlichen Reizungen erfolgt eine Exzision.

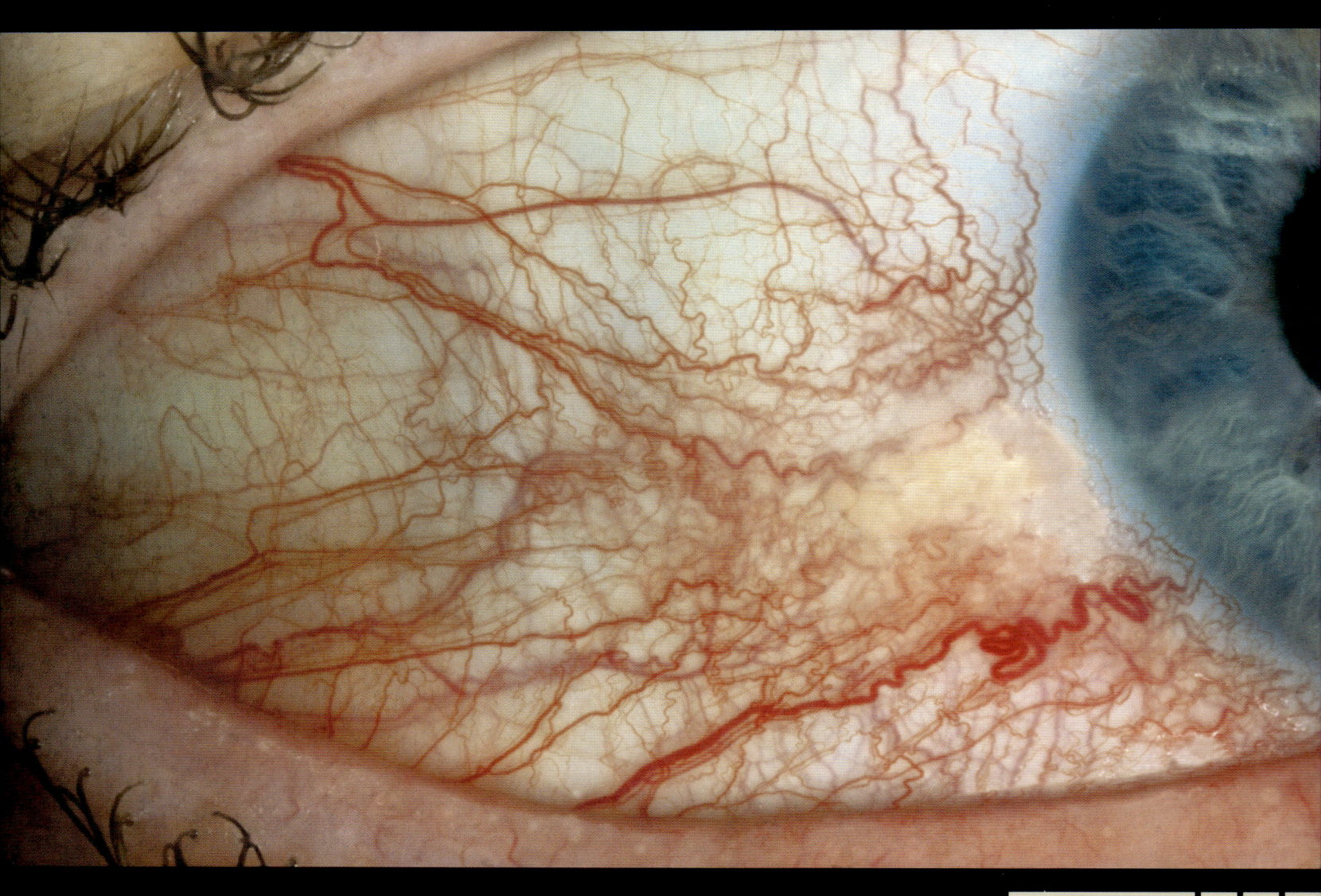

METHODIK – PHÄNOMENE – ERKRANKUNGEN 4. ERKRANKUNGEN

Bild 36 zu 4.19.

Bild 36:

## 4.19. Konjunktivitis

Die Konjunktiva besteht aus Epithel und gefäßreichem Stroma.
Das Stroma der bulbären Bindehaut ist nur lose, d.h. verschieblich
mit der darunter liegenden Tenon-Kapsel verbunden.

Lediglich am Limbus ist diese Verbindung fest. Bei jeder Konjunktivitis
kommt es zur Hyperämie und zum Ödem, wobei die Entzündung durch
eine Vielzahl von Erregern, viralen oder bakteriellen Ursprungs, wie auch
durch mechanische, chemische oder allergische Reize verursacht sein kann.

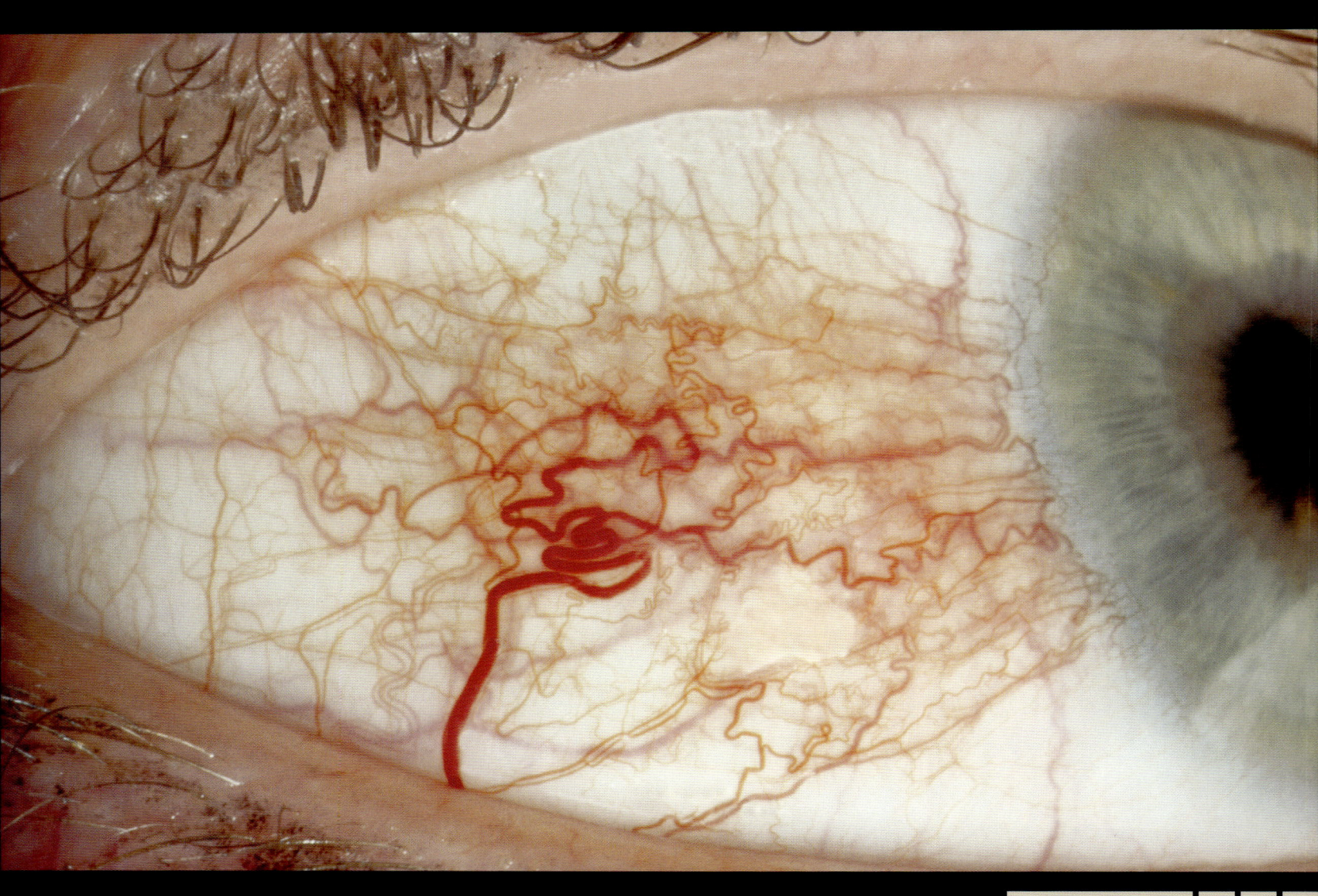

METHODIK – PHÄNOMENE – ERKRANKUNGEN                    4. ERKRANKUNGEN

● Bild 37 zu 4.20.

Bild 37:

## 4.20. Episkleritis

Das Bild einer Episkleritis mit Kongestion des episkleralen Gefäßplexus. Es handelt sich um eine relativ häufig, meist akut auftretende Erkrankung mit in der Regel gutartigem Verlauf. Bei rezidivierendem Verlauf sollte man jedoch nach einer systemischen Grunderkrankung fahnden. Hinter dieser rezidivierenden Episkleritis steckte eine rheumatische Erkrankung.

Die Sklera des Auges ist ektodermalen Ursprungs und besteht aus drei Lagen, der gefäßreichen Episklera (die ohne Begrenzung in die Tenon-Kapsel übergeht), dem Stroma und der Lamina fusca.

Drei Schichten Blutgefäße bedecken das vordere Segment: die konjunktivalen Gefäße, die oberflächlichen episkleralen Gefäße innerhalb der Tenonschen Kapsel und die Schicht der tiefen, kreuz und quer verlaufenden episkleralen Gefäße, die fest mit der Sklera verbunden sind (Erkrankungen des Auges: Chandler – Sugar – Edelhauser).

Die Differenzierung der drei Gefäßschichten erfordert viel Erfahrung. Unter den oberflächlich liegenden Gefäßen der Konjunktiva können bei Entzündung die gestauten episkleralen Gefäße sichtbar werden. In dem noch tieferen Gefäßplexus kommt es bei Skleritis zu einsehbaren Blutstauungen. Die Differenzierung ist am besten mittels Spaltlampe bei grünem Licht möglich.

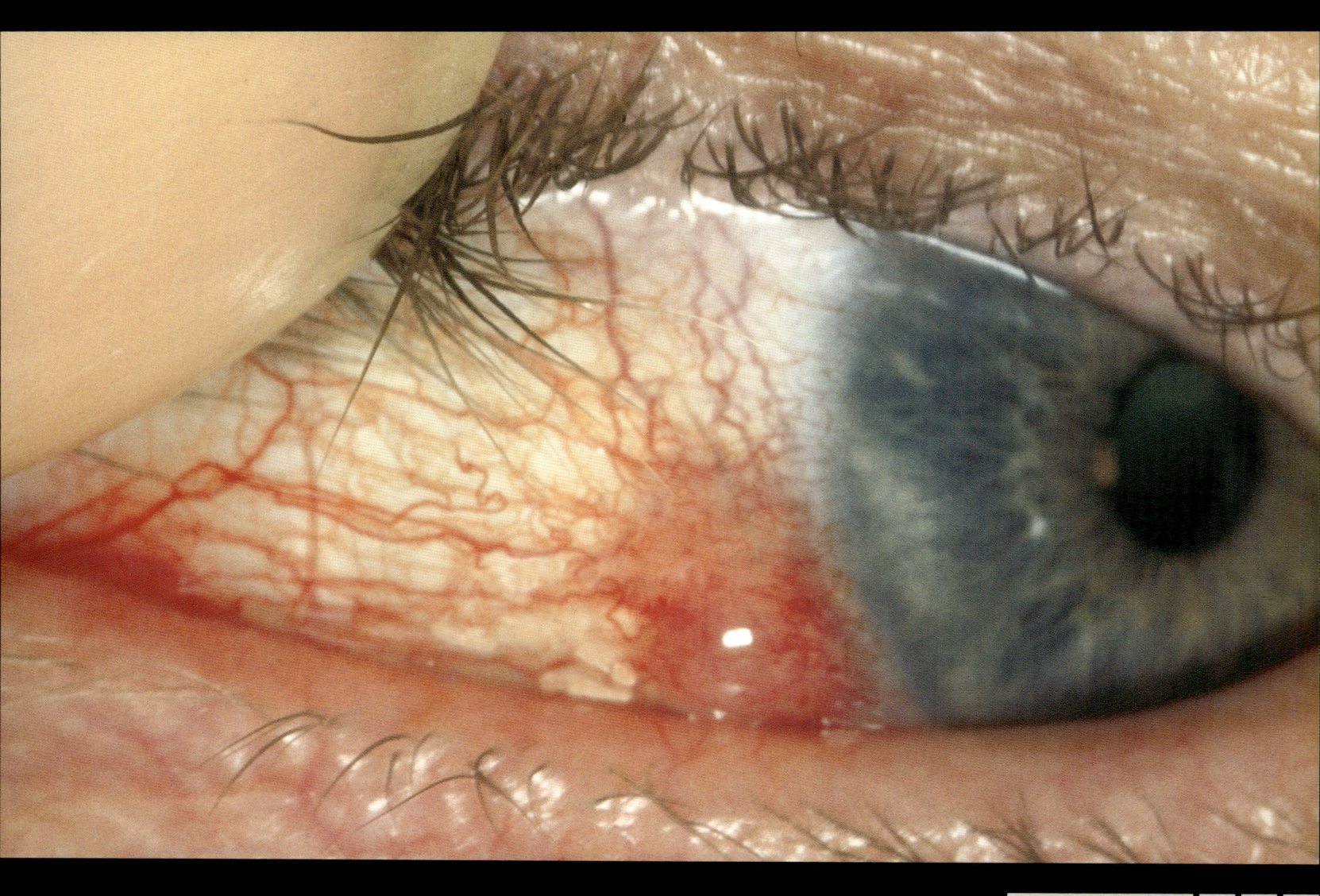

METHODIK – PHÄNOMENE – ERKRANKUNGEN                    4. ERKRANKUNGEN

Bild 38 zu 4.21.

Bild 38:

## 4.21. Noduläre Skleritis

Die Skleritis beginnt im Gegensatz zur Episkleritis meist subakut, jedoch mit stärkeren, in die Tiefe gehenden Schmerzen. Jeder Verdacht auf Skleritis sollte durch den Ophthalmologen abgeklärt und therapiert werden! Die Gefahr einer Gewebsschädigung bis hin zur Netzhautablösung darf nicht unterschätzt werden.

Eine Skleritis kann assoziiert sein mit:
der rheumatischen Arthritis, der Wegener-Granulomatose, dem systemischen Lupus erythematodes, der Sarkoidose, dem Morbus Behçet, dem Morbus Bechterew, dem Morbus Crohn, der Colitis ulcerosa und einigen anderen Erkrankungen mehr.

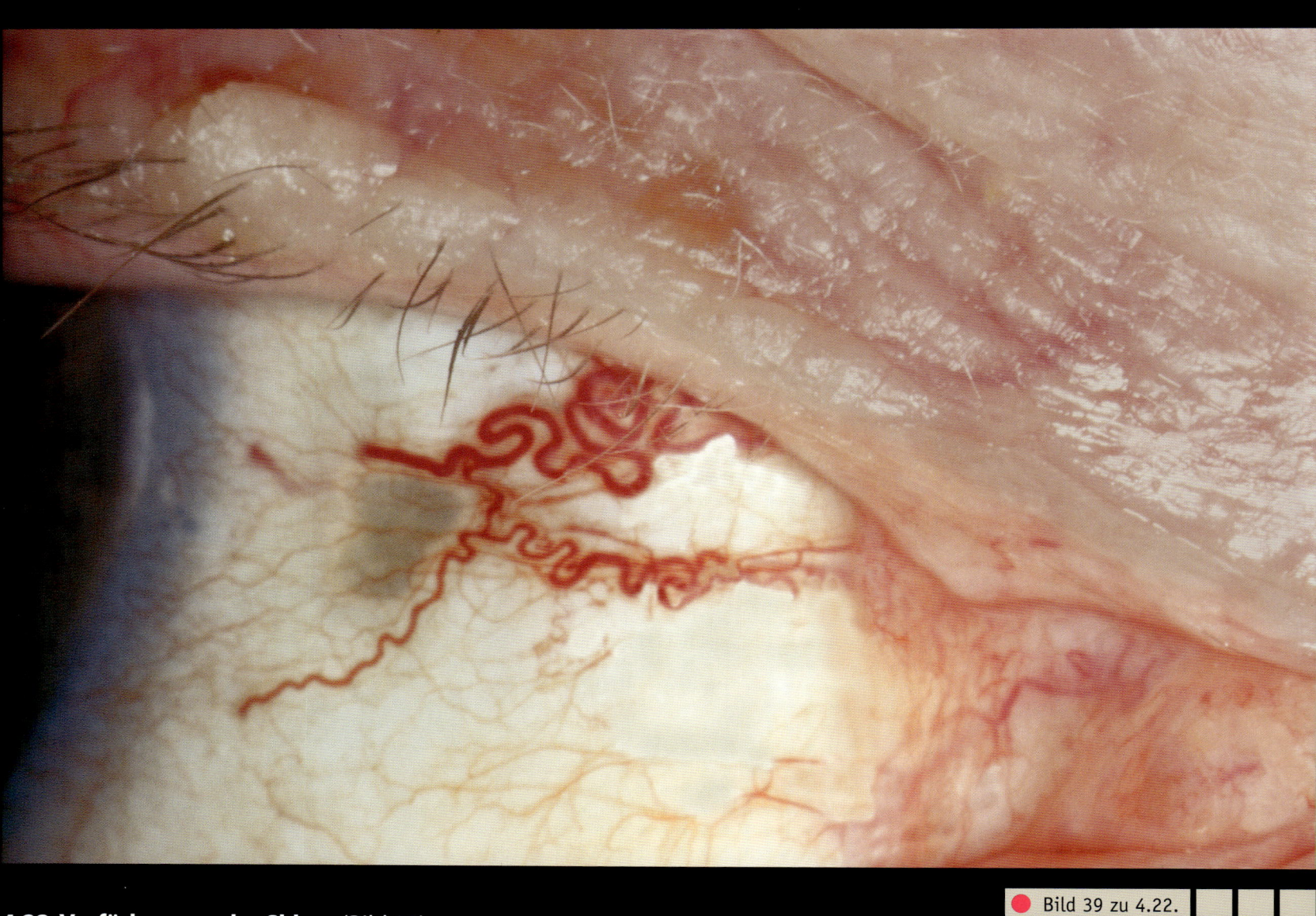

## 4.22. Verfärbungen der Sklera (Bild 39)

Der von Gefäßen begrenzte, subepithelial gelegene graue Fleck zwingt zu der anamnestischen Frage nach einer Erkrankung des rheumatischen Formenkreises. In die gleiche Richtung deutet der bläuliche Saum vor dem Limbus (belegt durch hinreichende Erfahrung der Iridologen). Generell sollte bei bläulich, blauen Skleren an Osteogenesis imperfecta gedacht werden.

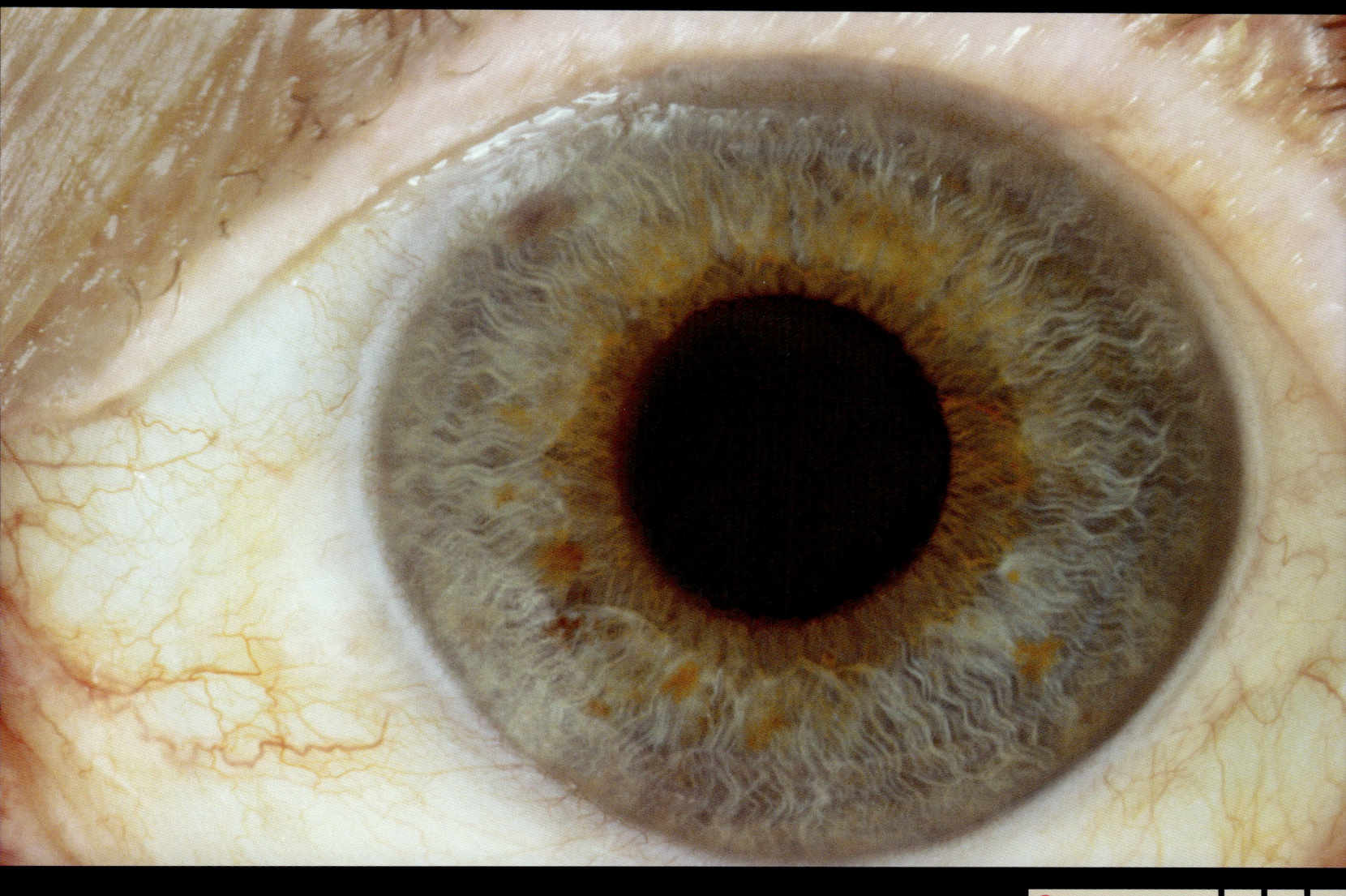

Bild 40 zu 4.23.

## 4.23. Embryotoxon (Bild 40)

Das **Embryotoxon** posterius (toxon = griechisch Bogen → der gelbe Ring am Limbus)
Es handelt sich um eine kollagene, ringförmige Verdickung des Trabeculum corneosklerale, auch Schwalbe-Linie genannt. Für dieses Phänomen konnte keine klinische Bedeutung nachgewiesen werden. Wenn der Schwalb'sche Grenzring nach zentral versetzt ist, spricht man von einer Axenfeld-Anomalie. Bei einigen Autoren ist zu lesen, dass der Schwalbe-Ring vermehrt bei Glaukom-Patienten auftritt.

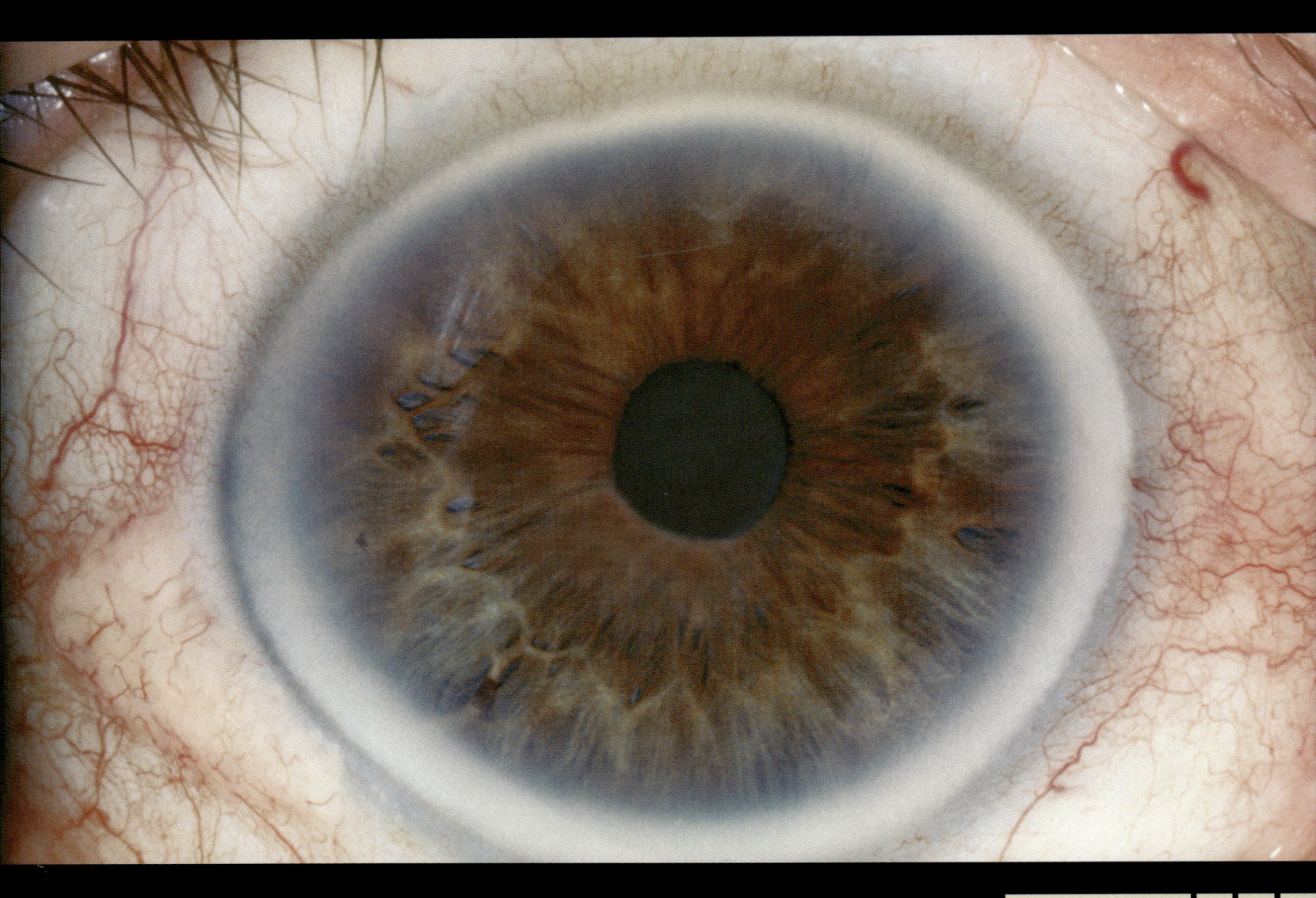

METHODIK – PHÄNOMENE – ERKRANKUNGEN
4. ERKRANKUNGEN

Bild 41 zu 4.24.

Bild 41:

## 4.24. Arcus lipoides cornae

Bei dem Arcus lipoides cornae handelt es sich um ringförmige Eintrübungen, die in der Regel durch eine schmale Zone vom Limbus abgegrenzt sind.

Bei älteren Menschen spricht man auch vom Arcus lipoides senilis, oder vom Gerontoxon (griechisch Geron = Greis; toxon = Bogen).

Die Eintrübungen beginnen individuell sehr unterschiedlich, mal caudal, mal lateral, jedoch am häufigsten cranial. Da es sich um Einlagerungen von Cholesterinestern, Phosphorlipiden und Neutralfetten handelt, sollte der Lipidstoffwechsel unter Kontrolle gehalten werden. Vor allem, wenn der Arcus lipoides corneae schon vor dem 40. Lebensjahr beginnt, steigt das KHK-Risiko!

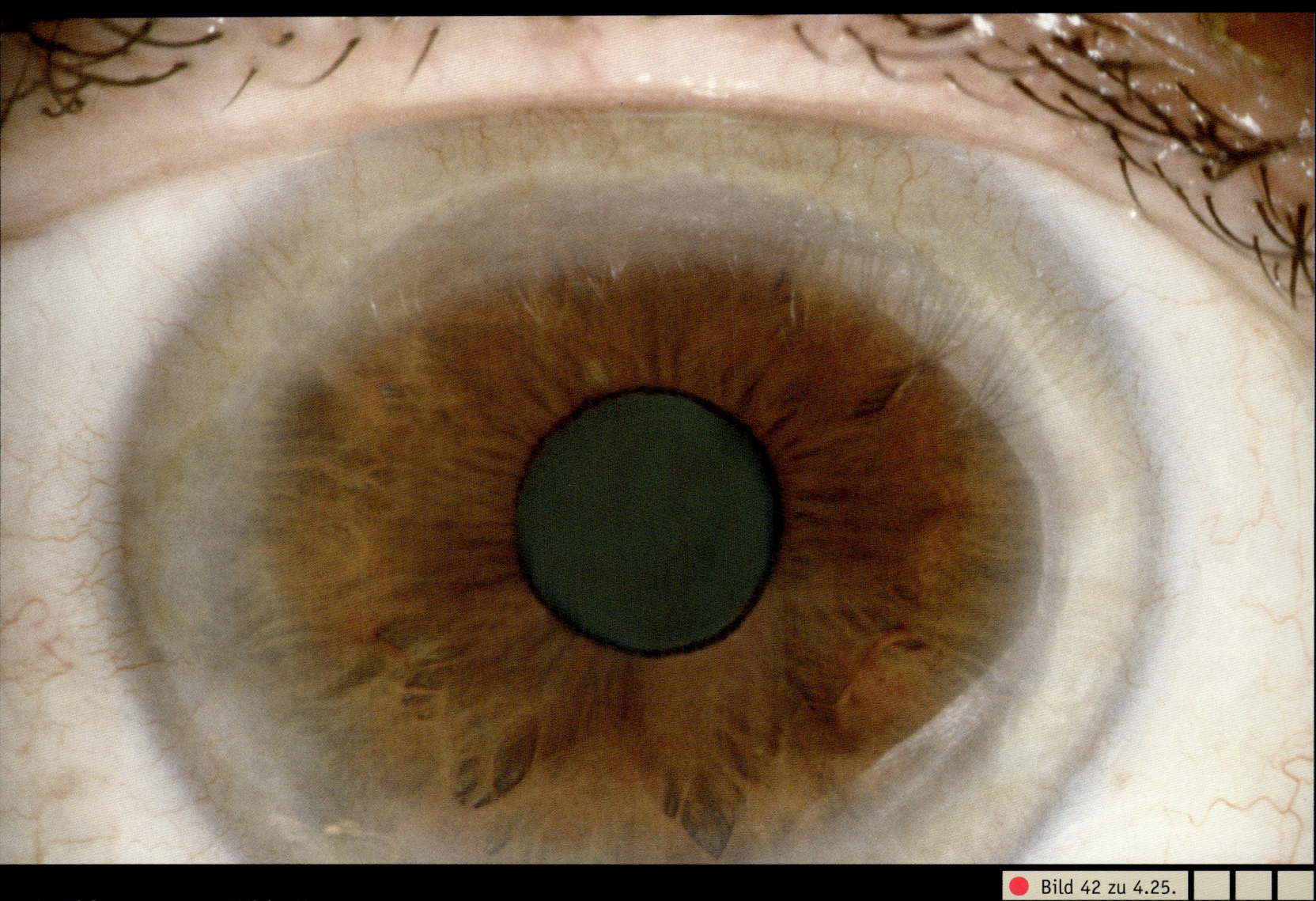

## 4.25. Ablagerungen (Bild 42)

Ein Fall von Chrysose, synonym Auriasis.

Es handelt sich um irreversible Ablagerungen von Goldpartikeln in der Kornea nach einer Goldtherapie bei Polyarthritis akuta generalisata (Archivbild von Herrn Josef Karl, München). Solche Goldablagerungen sind auch möglich in der Haut, in den Schleimhäuten und in inneren Organen.

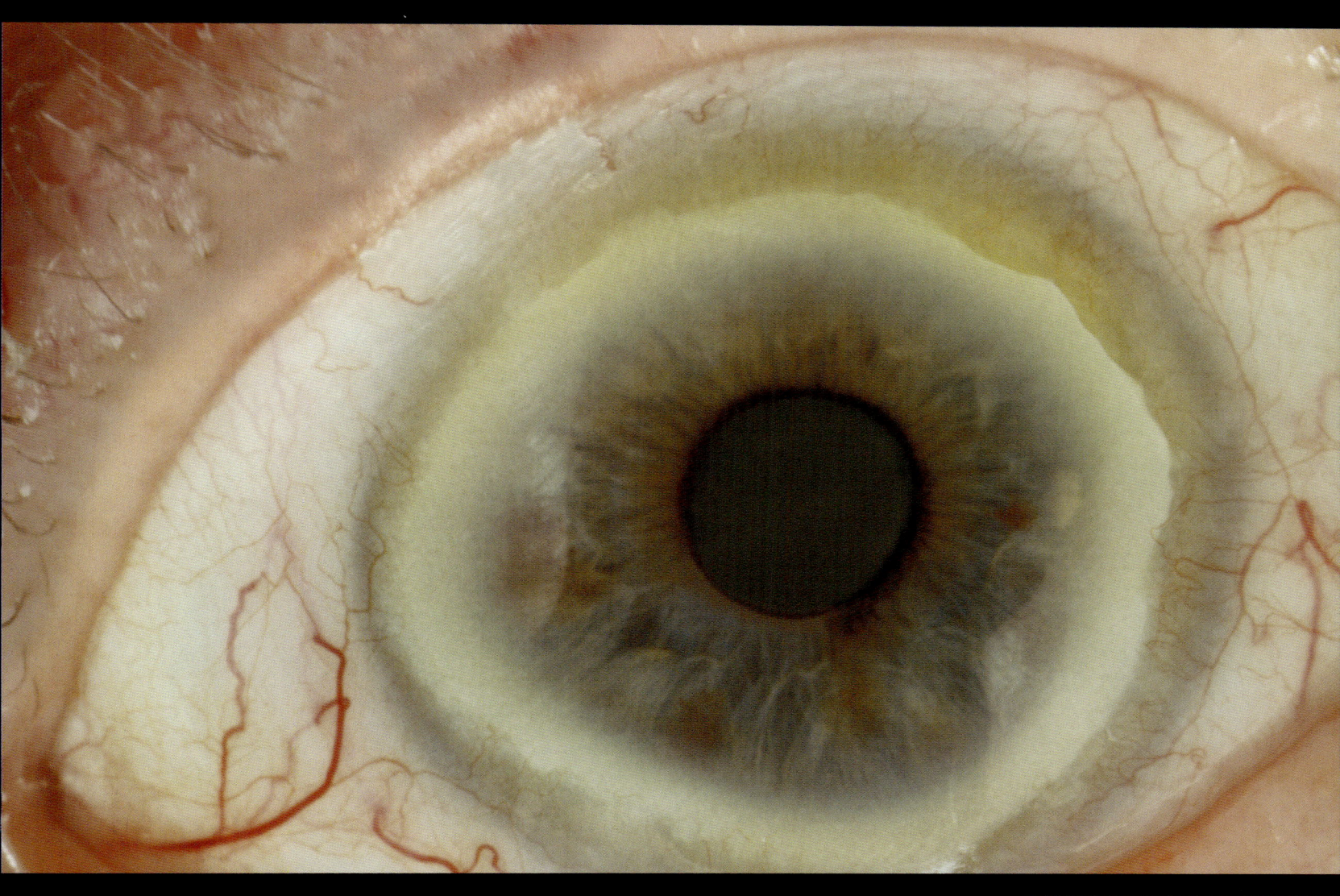

4. ERKRANKUNGEN — METHODIK – PHÄNOMENE – ERKRANKUNGEN

Bild 43 zu 4.25. ♀ 87 R

Bild 43:

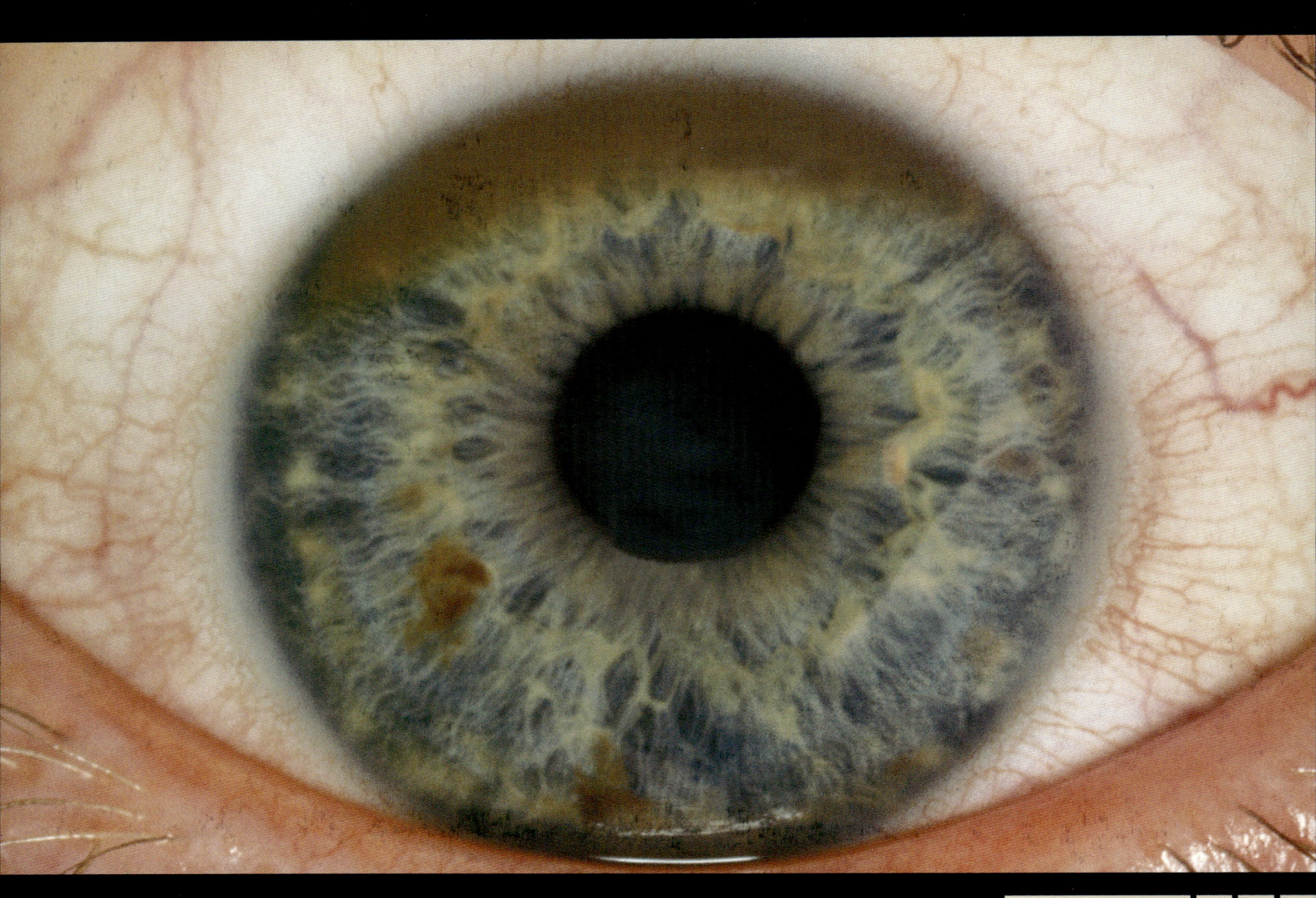

METHODIK – PHÄNOMENE – ERKRANKUNGEN 4. ERKRANKUNGEN

Bild 44 zu 4.26. ♀ 22

Bild 44: Patient weiblich, 22 Jahre.

## 4.26. Kayser-Fleischer-Kornealring

Morbus Wilson, hepatolentikuläre Degeneration.
Es handelt sich um eine Stoffwechselerkrankung mit rezessiv autosomalem Erbgang. Im Zentrum des Geschehens steht eine abnorm hohe Kupferspeicherung, vor allem in der Leber, im Gehirn, in den Nieren sowie in der Kornea. Unbehandelt kommt es zu schweren degenerativen Prozessen im Gehirn, zur Leberzirrhose und zu Tubulusschädigung der Nieren.

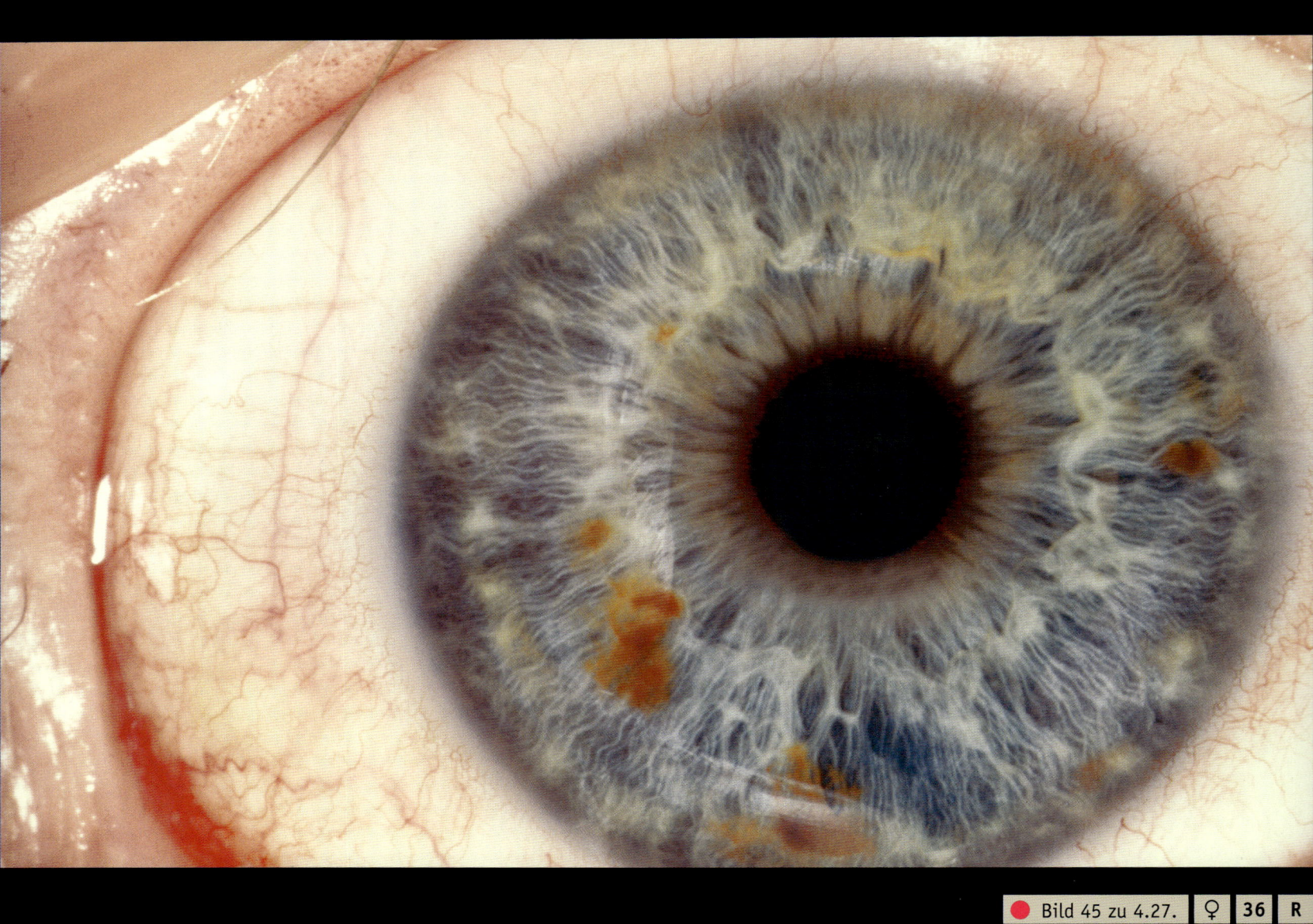

METHODIK – PHÄNOMENE – ERKRANKUNGEN 4. ERKRANKUNGEN

Bild 45 zu 4.27. ♀ 36 R

Bild 45: Patient weiblich, 36 Jahre, 14 Jahre später.

## 4.27. Morbus Wilson, hepatolentikuläre Degeneration

Die Patientin wurde mit Metallcaptase (D-Penicillamin) zur Kupfermobilisation und mit Kaliumsulfid zur Hemmung der Kupferresorption therapiert. Nach Jahren kam es zu Unverträglichkeitsreaktionen auf Metallcaptase und die Therapie wurde umgestellt auf Zinksulfat. Das Verschwinden des Kayser-Fleischer-Ringes darf wohl als Zeichen erfolgreicher Behandlung angesehen werden.

Bild 46 zu 4.28.

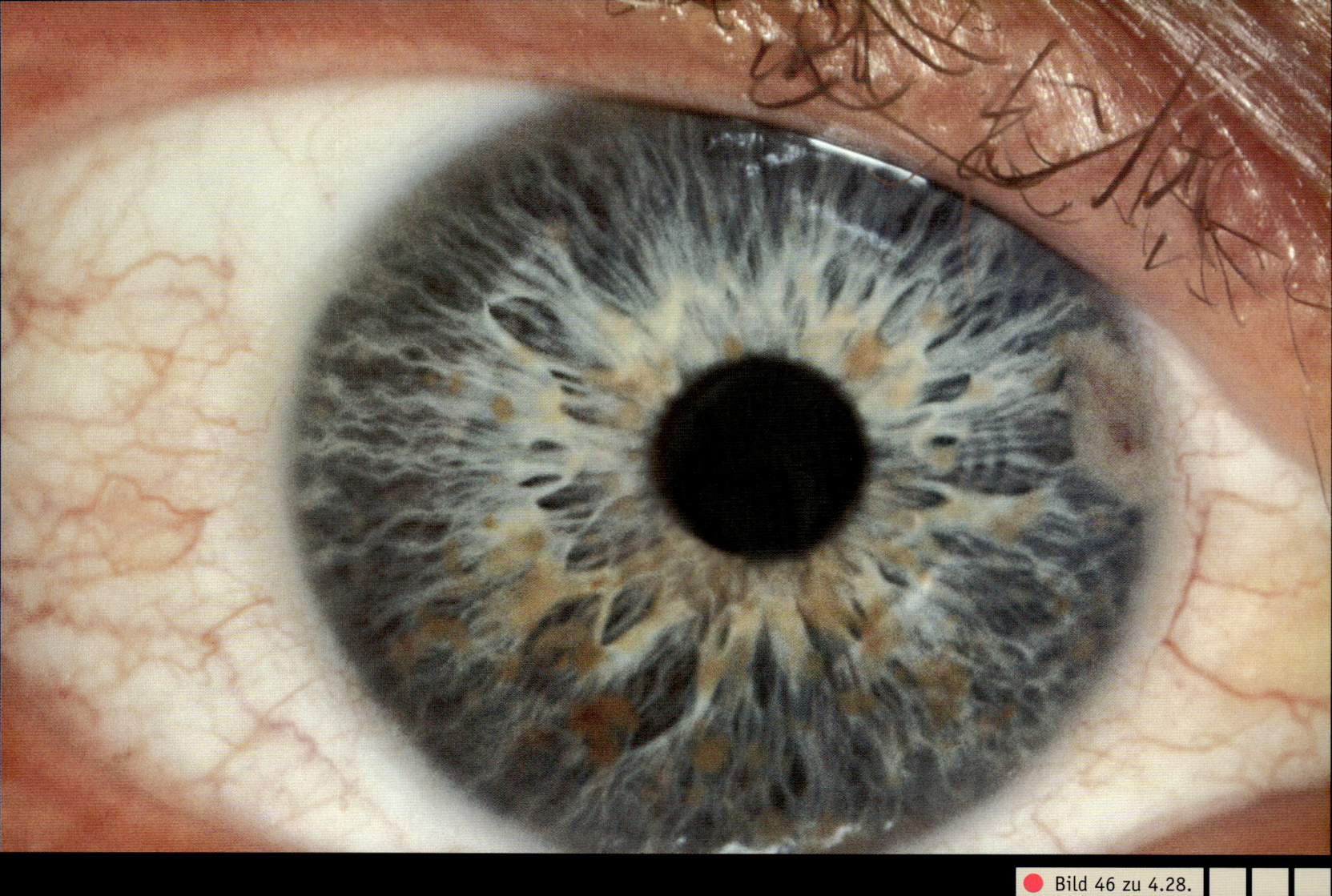

Bild 46:

## 4.28. Neurofibromatose bzw. Morbus Recklinghausen, autosomal-dominant erblich

Man unterscheidet den peripheren Typ 1 (ca. 85 %) vom zentralen Typ 2 (ca. 15 %). Beim Typ 1 finden sich über den Körper verteilte Neurofibrome der Hautnerven, Café-au-lait-Flecken, Knochenanomalien, neurologische Reizerscheinungen, und nur der Typ 1 hat die Lisch-Knötchen in der Iris.

Es handelt sich um gelb-bräunlich pigmentierte Spindelzellen, um melanozytäre Hamartome.

Diese Lisch-Knötchen sind ein sicheres Zeichen für Neurofibromatose Typ 1.

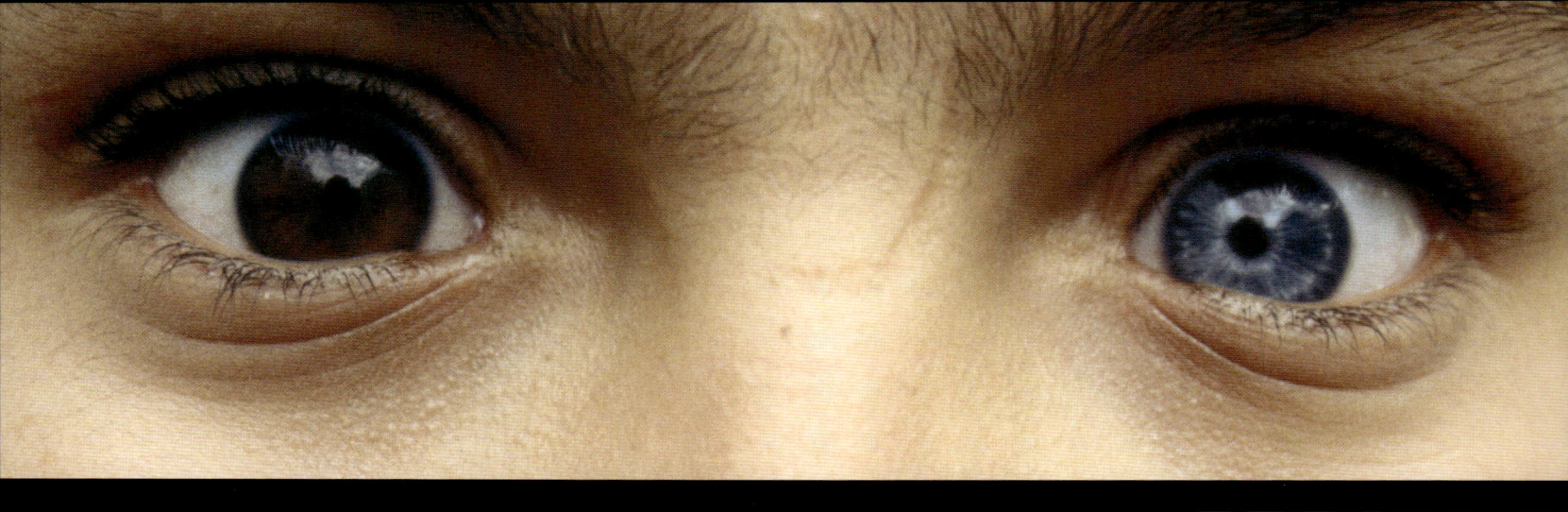

Bild 47 zu 4.29. ♀ 12

## 4.29. Iris Bicolor

Die Iris »Bicolor« ist ein relativ seltenes Phänomen.

Bei diesem 12jährigen Mädchen sehen wir rechts eine hämatogene Grundkonstitution und links zeigt sich eine lymphatische Iris mit exsudativer Diathese. Die Tophie leuchten hell vor der dunklen Hautzone. Der Lehrer der Iridologie, Josef Deck, pflegte zur Iris »Bicolor« zu sagen: „Zwei Seelen wohnen ach in meiner Brust."

## Literaturangaben

- Taschenatlas der Augenheilkunde, Prof. Dr. med. Fritz Hollwich, 1987

- Augenheilkunde, Prof. Dr. med. Fritz Hollwich, 1974

- Erkrankungen des äußeren Auges, Chandler / Sugar / Edelhauser, 1997

- Lehrbuch der klinischen Ophthalmologie, Jack Kanski / Manfred Spitznas, 1987

- Auge und Allgemeinleiden, Prof. Dr. med. Karlernst Schrader, 1985

- Augenheilkunde im Kindesalter, Prof. Dr. med. Hans Pau, 1978

- Ophthalmotrope Phänomenologie, Josef Angerer, 1977
  Auge und innere Medizin, Tischendorf / Meyer / Spraul, 2004

- Iridologie 1, Informationen aus Struktur und Farbe, Hauser / Karl / Stolz, 1998

- Handbuch der Augendiagnostik, Josef Angerer, 1953

- Augendiagnose, Jürgen Rehwinkel / Sigolt Wenske

- Repertorium der Irisdiagnose, Joachim Broy

- Die genetische Information in der visuellen Diagnostik, Band 2, 4, 7, Dr. Anton Markgraf

# Index

## A

Abbauerscheinungen 109
Abdomen 15
Abdunklung 74
Abflachung 44
Abflachung, partielle 44
Abflachung, Zerebrale 56
Ablagerungen 218, 219
Absprengsel 143
Adaption 58
Adaptionsanomalien 52
Adaptionsstörungen 33
Aderhaut 117
Akkomodation 115
Albuminurie 23
Allergiegefäßbildungen 23
Altersstar 122
Amylase 30
Anamnese 13
Anfälle, epileptische 101
Angerer, Josef 84, 85, 86, 92, 98, 107, 109, 119, 133, 139
Apoplex 76, 85
Arbeitsfähigkeit 27
Arcus lipoides cornae 217
Arcus lipoides senilis 217
Arteria hyaloidea 117
Arthritis 167, 213
Asthenie 27, 50, 95
Asthenikerring 15, 85, 95
atonischen 48
Atrophie 84
Aufhängelamellen 114
Aufhellung 60
Aufhellung, perifokaler 72
Augenbecherspalte 197
Augenbindehaut 117
Augenkammer 117
Augenmuskellähmung 172
Augenmuskeln 117
Augentropfen 152
Aulus Cornelius Celsus 159
Auriasis 218
Auskultation 17
autosomal-dominant 225
Axenfeld-Anomalie 215

## B

Balance 47
Bandscheibenproblemen 44
Basalmembran 178
Basisblatt 28
Bauchspasmen 105
Beck, Thomas 96
Beine 103
Belastung, hypophysäre 48
Belastung, tuberkuline 165
Bicolor 226
biliäre 28
biliärer Typ 56
Bindegewebe 30, 84
Bindegewebsmembran 163
Bindehautmelanome 189
Bindehautmelanose 189
Bindehauttumore 187
Binokular 20
Biochemie 37, 54
Blepharitis 177
Blinder Fleck 117
Blockaden 35
Blutdruck, erhöhter 102
Blutwerte 30
Bowman-Membran 157, 177
braunrot 97
Brechungshypermetropie 181
Brechungsmyopie 199
Brennweiten 19
Broy, J. 84, 105, 110

## C

Calziummangel 118
Cataracta coronaria 130
Cataracta matura 114, 122
Cataracta stellata et coronaria 120
Cataracta tetanica 118
caudal 37
Cerebellum 60
Cerebralbereich 74
Chagrinierte Linse 141
Chandler 211
Cholesterineinlagerungen 115
Cholesterinestern 217
Cholesterinsternchen 139
Choroidea 117
Christbaumschmuck-Katarakt 134
Chrysose 218
Claudius Galenos von Pergamon 159
Colitis ulcerosa 213
Colon 70
Conjunktiva 74, 117
Conjunktivalbereich 60
Conjunktivalgefäße 80
Conjunktivitis 60
Cornea 117
Coronarbereich 68
corticale Asthenie 50
CRP 72
CRP Wert 68, 74
CT 17

## D

D-Penicillamin 223
Darm 58
Darmsymptomatik 58
Deck, Josef 10, 226
Defekten, spinal-segmentalen 58
Defektzeichen 68, 70
Degeneration, hepatolentikuläre 221, 223
Depigmentation 184, 185
Depression, reaktive 27
Dermoid 160
Descementmembran 178
Diabetes 35, 121, 133
Diabetesbelastung 37
Diagnostik, Neurologische 12, 39
Diathese 22
Diathese, dyskratische 77
Diathese, exsudative 22, 80, 226
Diphenazin 118
Disposition 22
Disposition, neurogene 95
Disposition, vegetativ spastische 40
Dominanz 22
Dr. Dr. Schimmel 76
Durchblutungsstörungen 28
Dysfunktion 48
Dysfunktion, endokrine 48
Dysmenorrhöe 35

## E

Edelhauser 211
eingeengte 50
Einlagerungen 74, 139
Eintrübungen 114
Ektasie 199
ektasierte 48
Ektoderm 23
Ektropium uvae 193
Embryotoxon 215
endokrin 35, 48
Endoskopie 17
Engpupille 42
Entrundung 37
Enukleation 195
Enzephalomyelitis diseminata 62
Enzymatische 23
Episkleritis 211, 213
Epithel 157, 160
Epitheloedem 173
Epithelstipping 171
Erethikerring 86
Ernährungsumstellung 23, 58
exzentrisch 56
Exzision 191, 207

## F

Familienanamnese 14, 23
Farbintensität 112
Fermente 120
Fermentschwäche 28
Fibrae zonulares 117
Flügelfell 157
Fremdpigmente 76
Fungizide 118
Funktion 58
Funktionsdiagnostik 12, 46
Funktionsprüfung 17
Funktionsstörung, thyreo-cardiale 72
Furchen 56
Furchen, radiäre 40

Furchen, zirkulären 44

## G

Galle 30
Gallengries 139
Gallensteine 139
Geburtstrauma 178
Gefäßbildung 44
Gefäßdiagnostik 12, 80
Gefäßinjektionen 173
Gefäßplexus 211
Gefäßstauungen 23
Gefäßumwandlung 74
Gefäßzeichen 35
Gefäßzeichnung 23, 60
Gehirnerschütterung 101
geistig retardiert 64
geistig behinderten 32
Gelber Fleck 117
Gelzustand 143
Gen-Mischtyp 56
Genetische Regulationsdiagnostik 76
Genmischkonstitution 22, 28, 77
Genmischtyp 62
Gerontoxon 217
Gewebe, bradytrophes 114
Gichtschüben 37
glandulär 35, 37, 48, 60
Glaskörper 114, 117
Glaukom 13, 42, 124
Gleichgewichtsstörungen 44
Glukosegehalts 120
Goldpartikeln 218
Goldtherapie 218
Grauen Stars 130
Greisenring 110
Größe 46
Größenordnung 47
Großpupille 40
Grundkonstitutionen 22
Grundregulation 30
Grüner Star 42, 124
Gynäkologisch 33

## H

Halswirbelsäule 98, 103
Hamartome, melanozytäre 225
hämatogen 22, 54
Hautring, dunkler 58
hepatotrop 30, 76
Herbizide 118
Herde, entzündliche 62
Herget, Prof. 76
Herpes Zoster 171, 172
Herz-Lungen-Schilddrüsen-Sektor 15
Herzauskultation 17
Herzinfarkt 74
Herzinsuffizienz 68
Herzlakune 68, 69, 72
Herzneurose 91
Herzsektor 74
Herzstörungen 68
Heterochromie 78
Heterochromie, sektorale 79, 92, 191
Heterochromie, zentraler 40, 60
Hinterkammer 183
Hinweisdiagnostik 10
Hippokrates 159
Hirnlakune 37, 60
Hirnsektor 27
Hollwich, Prof. Dr. med. Fritz 193, 199, 201
Homocystein 72, 68, 74
Hormonsystem 35, 37
Hornhaut 117
Hornhautektasie 201
Hornhauttransplantation 179
Hornhautulceration 169
Hornhautzentrum 157
HWS 103, 109
HWS-Beschwerden 102
HWS-Bereich 60
Hyaloidkanal 117
hydrogenoid 22
Hydrophthalamus 201
Hyperämie 209
Hypercholesterinämie 23
Hyperemisierung 50
Hyperlipidaemie 23, 35
Hyperthyreose 35
hypertrophen 110
Hyperurikaemie 35
Hypocalcaemie 118
Hypophysenschwäche 35
Hypophysenzeichen 37

## I

Imbalance 58
Immundefizienz 28, 30
Immunsystem 37
Implantieren 184
Imprägnationen 74
Individualkonstitution 14, 22
Inspektion 17
intraspinalen 44, 62
IPPAF 17
Iridektomie 161, 183, 195
Iridologie 10
Iridozyklitis 167
Iris 117
Irisanalyse 14
Irisanamnese 16, 23
Iriskrause 15, 23, 33, 35, 46, 50, 52, 54, 58
Iriskrause, aufgehellte 64, 78
Iriskrause, durchbrochene 68
Iriskrause, eingeengte 50, 58
Iriskrause, ektasierte 48
Iriskrause, nicht strukturierte 52, 56
Iriskrause, Stark pigmentierte 62
Iriskrause, Struktur der 52
Irismikroskop 14
Irisphänome 68
Irisstruktur 35
Iriszeichen 68
Iris Bicolor 226
Iritis 143, 167, 172

## K

Kaliumsulfid 223
Kammerwasser 117
Kanski 189
Kapselsack 183
Karl, Josef 18, 80, 218
Karunkel 203
Karzinom, onkozytäres 203
Katarakt 115, 120, 121, 177, 183, 184
Kayser-Fleischer-Kornealring 221, 223
Keimblättern 30
Keratitis 171, 172, 175, 177
Keratoglobus 199, 201
Keratokonjunktivitis skrofulosa 177
Keratokonus 201
Keratoplastik 179
Kinderheilkunde 37
Kinderlähmung 86
Kleinhirn 44
Kleinpupille 42
Knochenanomalien 225
Koch'schen Anomalien 48
Koch'scher Faden 15
Koch'sche Zeichen 165
Kolobom 197
Koloskopie 17, 30
Kongestion 211
Konjunktiva 23, 27, 35, 44, 157, 187, 205, 207
Konjunktivale Zyste 202
Konjunktivitis 175, 177, 209
Konstitution, lymphatische 80, 95
Konstitutionsdiagnostik 12, 21, 22
Konstitutionstyp 27
Kontraktionsfurchen 28, 33
Kontraktionsfurchen, zirkuläre 54
Kopf 103
Kopf-Hirn-Region 15
Kopfschmerzen 98
korallenrot 96
Kornea 157, 172
Kortikosteroiden 121
Kortisonkatarakt 121
Krampfringe 33
Kranzstar 130
Krausenbereich 60
Krausenrand 165
Krausenzone 162
Krebsvorsorge 30
Kretschmer, Prof. E. 95
Kreuzbeingegend 103
Kreuzungsphänomen 28
Krypten 68
Kryptenblatt 28
Kunststofflinse 148
Kupfermobilisation 223
Kupferresorption 223
Kupferspeicherung 221

## L

Lähmung, spastische 86
Lakunen 68
Lakunenbildung 35
Lamina fusca 211
Leber 30
Leber-Gallesystem 28, 30
Leberpfortaderstauung 198
Leberstaketen 205
Leberzirrhose 205, 221
Lederhaut 117
Leitgefäß 78
Lendenwirbelsäule 103
leptosom 95
Lichteinfall 20
Lichtimpuls 39
Lichtquellen 20
Liddefekt 197
Lidspaltenfleck 207
Limbus 160, 205, 207
Linse 15, 117
Linse, Chagrinierte 141
Linse, Spalte in der 143
Linsenbetrachtung 119
Linsennaht, y-förmige 132, 143
Linsenphänomene 114
Linsenrand 114
Linsenstern 114, 132
Linsenstoffwechsel 120
Linsenvorderkapsel 167
lipämisch 60, 70
Lipase 30
Lipidstoffwechsel 217
Lipoproteinbelastung 35
Lipoproteineinlagerung 23, 30
Lipoprotein 74
Lisch-Knötchen 225
Literaturangaben 227
Lokalanästhetika 20
Lumen 167
Lupe 18, 119
Lupus erythematodes 213
LWS 103
LWS-Bereich 60
Lymphadenitis, chronische 177
lymphatisch 22, 25, 35, 50, 52, 60, 68, 70, 72, 78, 86, 226
Lymphe, dyskratischen 177

## M

Macula lutea 117
Magen-Darm-Zone 15
Magen-Darmpassage 30
Magnesium 115, 153
Markgraf, Dr. med. Anton 92, 133
Maßliebcheniris 35
Matrixbelastung 35
Matrixforschung 30
Matrixfunktion 37
Megalokornea 199
Melanin 30, 189
Melanimpregnationen 33
Melaninpigment 196
Melaninpigmentation 70
Melanintumor 191
Melanom, Malignes 193, 195
Membrana pupillaris 163, 165
Mesenchym 30
mesenchymal 60
Mesenchymdiagnostik 12, 30
Mesenchymstruktur 37
Metallcaptase 223
Metallring 181
Methodik 10
Migräne 40
Migränebelastung 40, 56
Migräneerkrankung 40
Mikrolithiasis 139
Mikroskop 18, 86, 118
Milz 72
Minderbelastbarkeit, Zerebrale 27
Minderbelastbarkeit, zerebrale 50
Miosis 13
Mischkonstitution 28
Morbus Bechterew 167, 213
Morbus Behçet 213
Morbus Crohn 213
Morbus Recklinghausen 225
Morbus Reiter 167
Morbus Wilson 221, 223
Motorik 44

MRT 17
MS 62
Mydriasis 40
Myosis 42
Myotonie 121

## N

N. opticus 117
Nachtblindheit 153
Nahrungsmittelunverträglichkeit 48
nasalen 54
Nävi 187, 189, 190
Nebennierenschwäche 35
Nephropathie 23
nephrotrop 76
Nervenbahnen 44
Nervensystem 37, 52
Nervus trigeminus 171
Netzhaut 84, 117, 199
Neuritis nervi optici 172
Neurodermitis 58, 121, 179
Neuroepithel 161, 162
Neurofibromatose 225
neurogen 25, 50, 70, 72, 86
Neurolappen 92, 161
Neurosering 85
Neutralfetten 217
Nieren 221
Nierenausscheidungsstörungen 133
Nierenentgiftung 23
Nierengefäße 133
Niereninsuffizienz 76
Normalgröße 54
Noxen, Endogene 23

## O

Obstipation 48
Ödem 209
Ohrensausen 98
Organdiagnostik 12, 68
orthopädischen 44
osteochondrischen 109
Osteochondrose 107
Osteogenesis 214
osteopathische 44
Ozonschicht 118

## P

Palpation 17
Pankreaslakunen 37
Pankreassektor 23
Pankreatitis 23
Pankreopathie 23, 35
pankreotrop 76
Pannusskrofulosum 177
Parasympathikus 42, 47, 60
Parenchymquellung 173
Parenchyms 199
Parenchymstabilisierung 37
Pars caeca 84
partielle Abflachung 44
Pentachlorphenol 118
Perkussion 17
Permanentstress 62
Pestizide 118
Phenoziadin-Derivate 118
Phosphorlipiden 217
Pigmentblatt 84
Pigment, solitäre 78
Pigmentation 23, 64, 67, 72, 76
Pigmentation, perifokaler 70
Pigmentblatt, ektodermales 161
Pigmentepithel 84
Pigmentnävus 187, 190
Pigmentverlust 184
Pinguekula 207
Pischinger 30
Polstar 136
Polyarthritis 143, 218
Polypose 70
Präventivdiagnostik 10
Prolaps 107
Prostataerkrankungen 35
psycho-vegetativer 33
Psychogenetik 47
Psychopathie 92
Psychopharmaka 27
psychosomatischen 48
Pterygium 157, 159
Pupillarrand 84, 85
Pupillarrand, verdickte 91
Pupillarsaum 50, 84, 112, 190
Pupille 15, 39, 84, 117

Pupille, enggestellte 42
Pupillenrand, hypertrophen 110
Pupillenrand, partiell abgebaute 107
Pupillenrand, partiell hypertrophe 98
Pupillenrand, partiell total abgebauten 110
Pupillenrand, verdickte 86
Pupillenrand, Verdickter 87, 88, 89, 90
Pupillenrandphänomene 107
Pupillenreflexe 19, 39
Pupillensaum 15, 39, 95
Pupillenstarren 39
Pupillenvergrößerung 40

# R

Reaktion 39
Reflexfeld 90
Reflexfeld, cerebro-spinales 90
Regenbogenhaut 117
Regulation 58
Regulationsdiagnostik, genetische 12, 76
regulationsgebunden 22
Regulationsmuster 58
Regulationsstarren 58
Rehwinkel, J. 92, 110
Reizdarmsyndrom 50
Reizfasern 58
Reizradialen 196
Reizradiären 40, 68, 78
Reizzeichen 68
Retina 117, 181
Ridley, Harold 183
Rückenschmerzsyndrom 44

# S

Sarkoidose 167, 213
Sauerstoffaktivierung 27
Sauerstoffmangel 74
Sauerstoffversorgung 120
Sauter, Prof. H. 143
Schädigungen, cerebrospinalen 103
Schilddrüse 72
Schilddrüsenbelastung 37
Schilddrüsenstörungen 76
Schilddrüsenüberfunktion 91
Schlemm-Kanal 117

Schmerzsyndrom, cerebrospinalen 76
Schmerzsyndrom, prämenstruell 56
Schmerzzustände, abdominale 60
Schnabel, Rudolf 84, 92, 119, 133, 139
Schneegestöber 133
Schüssler Biochemie 37, 54
Schwalb'scher Grenzring 215
Schwalbe-Linie 215
Schwindel 98
Segmentlehre 103
Sehloch 117
Sehnerv 117
Sektor 23
Sektor, pulmonalen 165
Sektorale Depigmentation 185
Sekundärglaukom 172
Selen 115, 153
Sensibilitätsstörungen 62
Silikose 165
Sklera 23, 44, 74, 117
Sklera, Verfärbungen der 214
Skleritis 175
Skleritis, noduläre 213
Sklerodermie 121
Skrofulose 177, 179
Solitärpigment 23, 78, 165
Spaltlampe 20, 118
Spastik, abdominale 56
spastisch 33
spinal- segmental 58
Spindelzellen 225
Spitznas 189
Spondylitis ankylosans 167
Star 93
Star, grauer 114, 115, 130
Star, grüner 124
Starbrille 148
Staroperation 148
Sternenhimmel 139
Stoffwechselanomalien 23
Stoffwechseldiagnostik 12, 74
Störungen, psychosomatischen 48
Störungen, hepatogene 205
Strahlenbändchen 117
Strahlengänge 20
Strahlenkörper 117

Straup, Prof. Dr. med. 195
Stressabbautherapie 58
Stressgefäßbildung 27
Stressgefäße 74
Stroma 84, 193
Stromaanordnung 25
Struktur 46
Strukturzeichen 68
Sugar 211
Summation 68
Sympathikus 42, 47, 60
Sympathikus-Parasympathikus 33
Synechie 167, 169
System, zerebro-spinales 44

# T

Tenon-Kapsel 209
Tetanie 121
Tinnitus 102
Tophie 226
Toxoplasmose 167
Trabeculum corneosklerale 215
Transaminasen 30
Transversale 72
Trauma-Lappen 92
Trauma-Pupillenrand 98
Trichlorphenol 118
Triokular 20
Trübung 120
tuberkulinbelastete 48
Tuberkulose 165, 167
Tubulusschädigung 221
Tumor 189, 203
Tumor, vaskularisierter 203

# U

Übersäuerung, mesenchymale 72
Übersäuerungsdiathese 52, 68, 72
Übersäuerungsring 74
Übersäuerungstendenz 68
Untersuchung, laborchemische 17
Urogenital-Trakt 15
Uterussektor 33
Uvealgewebe 111
Uvealsaumes 92
Uvealtumore 193

# V

Vakuolen 143
Vakuolenkatarakt 143
Varizen 198
Vaskularisation 97
vegetativ spastisch 33, 56
Verdickung, partielle 98
Verkrampfungsneigung 28
Verkrampfungstendenz 54
Verlaufsform 23, 46, 58
Verlaufsform, Bizarre 60
Verlaufsform, kleinzackige 78
Versteifung 102
Vitamin A 118, 153
Vorderblatt 84

# W

Wachstuchlinse 141
Wegener-Granulomatose 213
Weichteilrheumatismus 23
Wenske, S. 92, 110
Wirbel-Pupillenrand 107

# Z

Zahnrad-Pupillarrand 85, 107
Zeichenadditionen 15
Zeichenlehre 68
Zeitfaktor 68
Zerebellumbereich 44
Zerebralsektor 40
zerebro-spinal 44, 52
Ziliarfeld 15
Ziliarkörper 117
Ziliarzone 162
Zink 115, 153
zirkuläreFurchen 40
ZNS 64
Zona ciliaris Zinni 117
Zoomoptik 18, 19
Zoster-Keratitis 173
Zoster ophthalmicus 175
Zystadenom 203
Zyste, Konjunktivale 202
Zytostatika 118

# Grundausbildung Iridologie

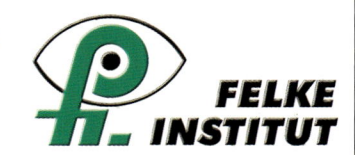

**FELKE INSTITUT**

## Lehr- und Kursplan

- Grundlehrgänge
- Aufbaulehrgänge
- Praxistraining
- Prüfung
- Fachtagungen

**Grundlagen 1** Iridologie
**Grundlagen 2** Iridologie
**Grundlagen 3** Iridologie
**Grundlagen 4** Iridologie

**Aufbaulehrgang 1** Iridologie
**Aufbaulehrgang 2** Iridologie

**Praxistraining 1** Iridologie

**Prüfung** Zertifizierung

Felke Institut ▪ Postfach 10 05 62 ▪ 70829 Gerlingen ▪ Tel. 0 71 56 - 92 77 44
E-Mail: info@felke-institut.de ▪ Internet: www.felke-institut.de

---

**Fundierte Ausbildung ist wichtiger denn je**

Fordern Sie noch heute unser umfangreiches Informationsmaterial zur Grundausbildung Iridologie sowie über Fachtagungen und Lehrbücher an.